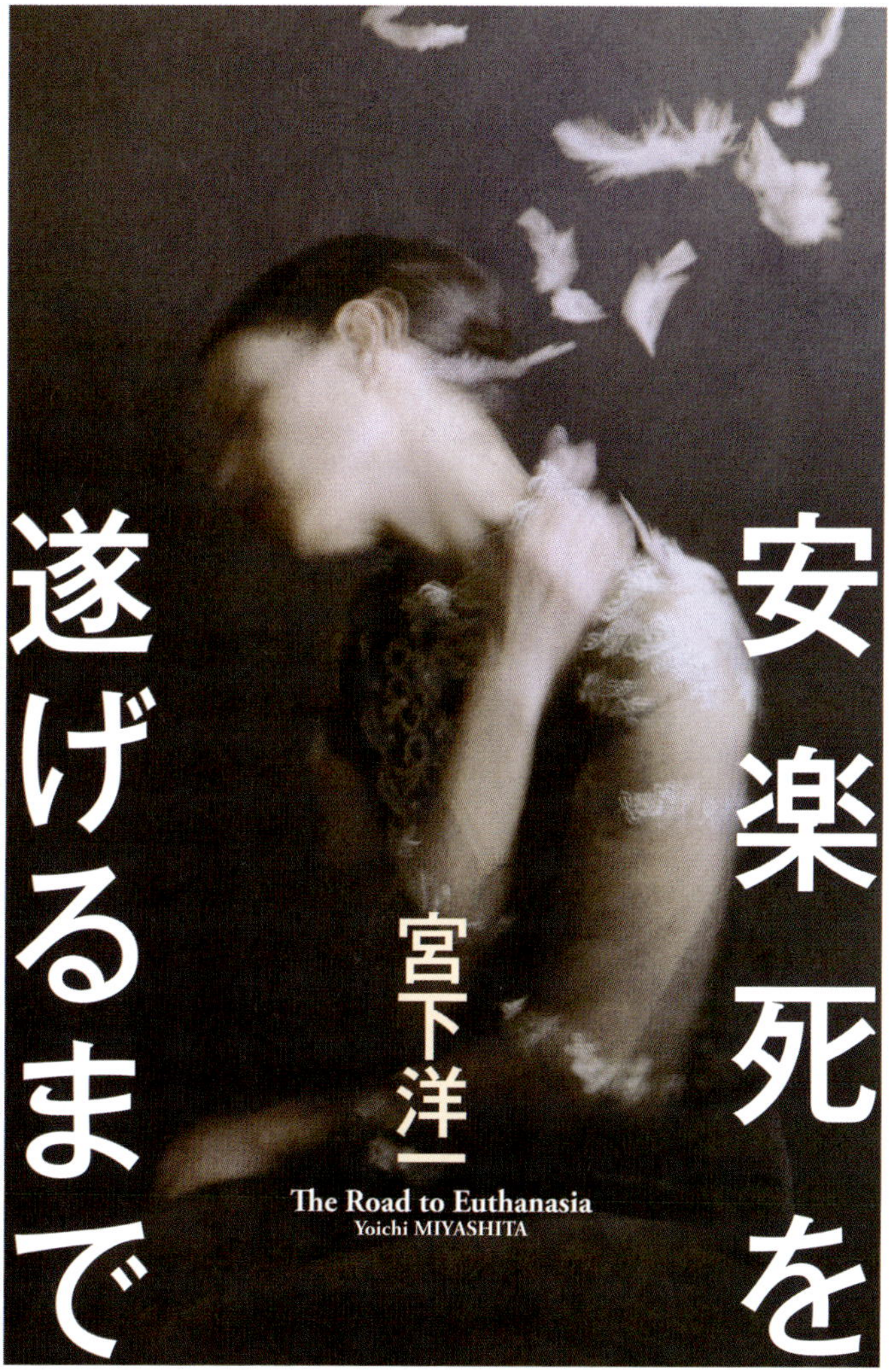

小学館

安楽死の証言者たち

スイス
Switzerland

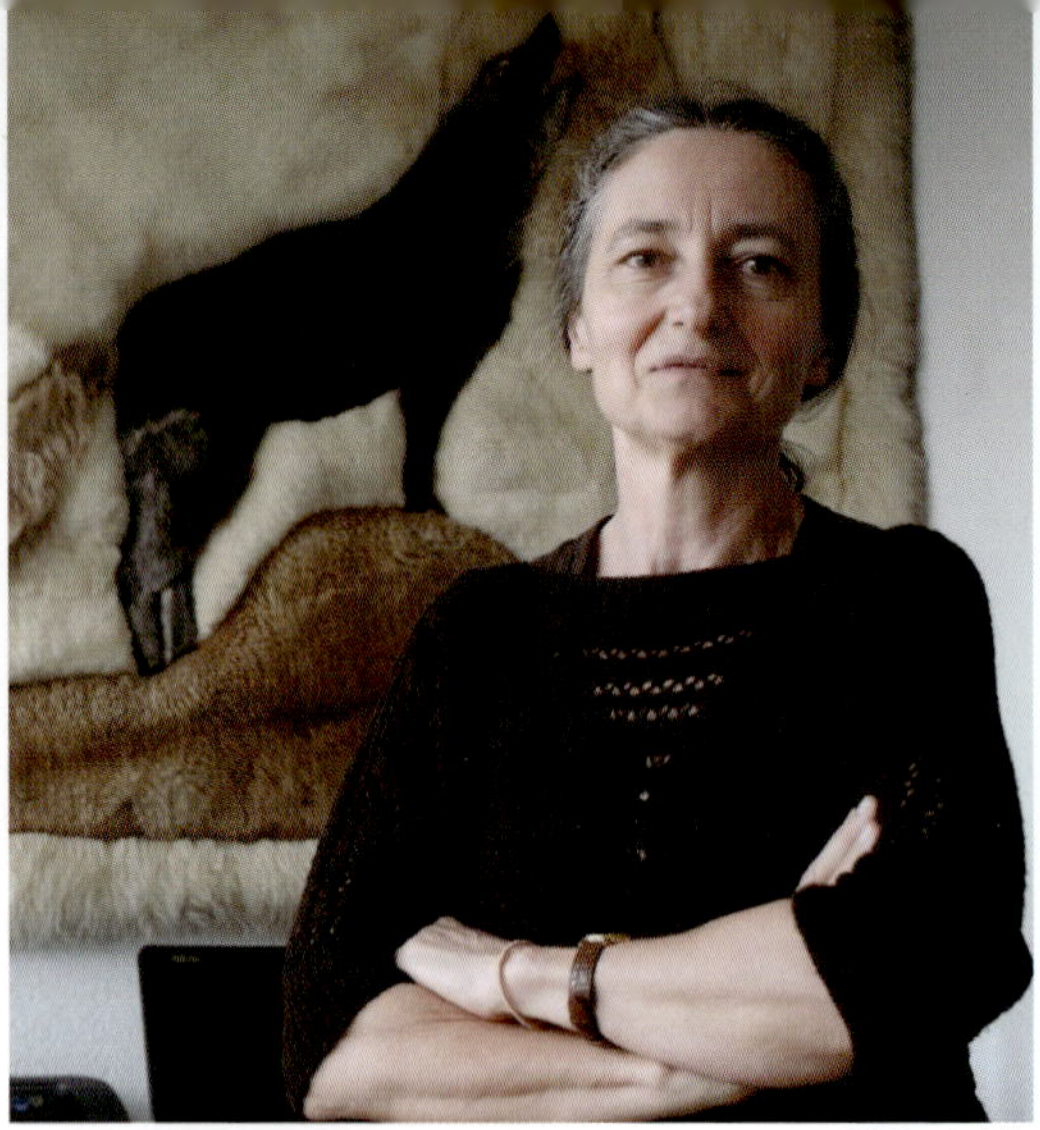

©Philippe Lavieille

エリカ・プライシック／スイスの自殺幇助団体ライフサークル代表。脳卒中で、寝たきりとなった父の自殺幇助を契機に、この世界に足を踏み入れる。この1年で80人の「旅立ち」を手助けし、国外希望者も受け入れる。

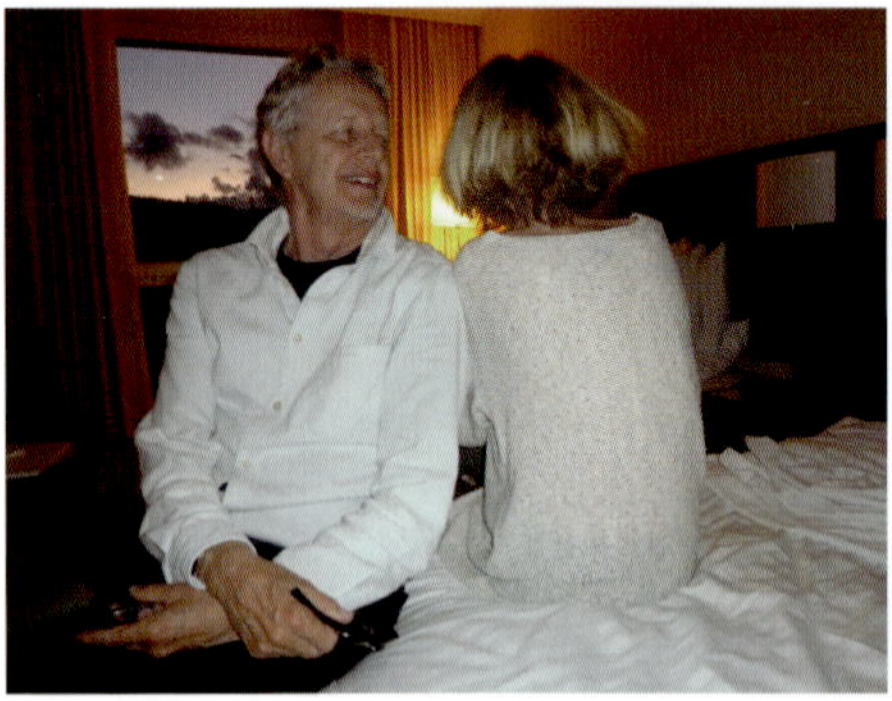

ヨーレル・ブンヌ（右）と夫アンデルス・ユーブリンク／スウェーデン人のブンヌは膵臓癌を患い、余命半年と宣告される。自国では安楽死が認められておらず、スイスを訪れた。この16時間後、医師の助けを得て絶命した。享年68。

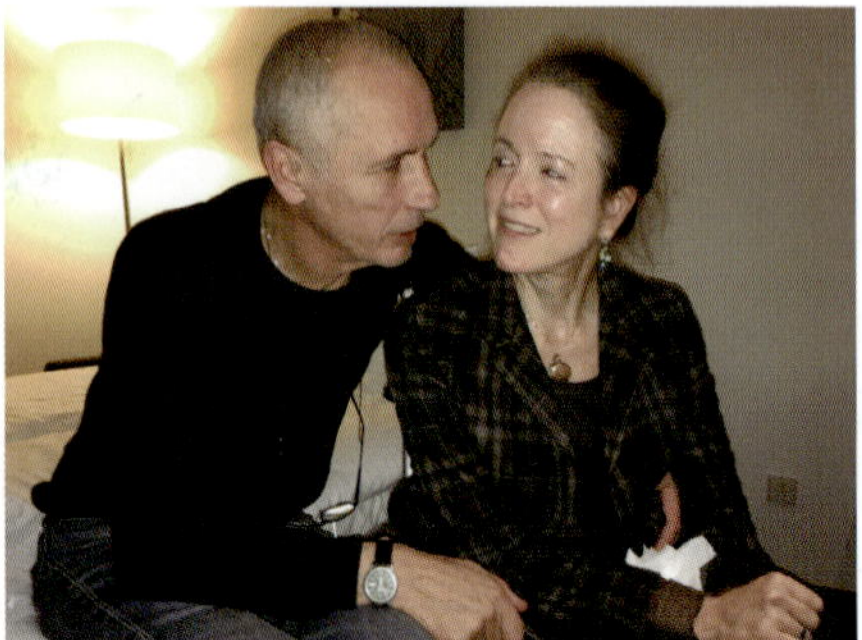

サビナ・ツェリカス（右）と恋人ブルーノ・ヘルマン／CAを務めていた31歳の時、脳幹梗塞で体の自由を失う。以後、22年間のベッド生活。自殺幇助前日、サビナはブルーノに「希望を抱いて生きてほしい」と言い遺す。享年53。

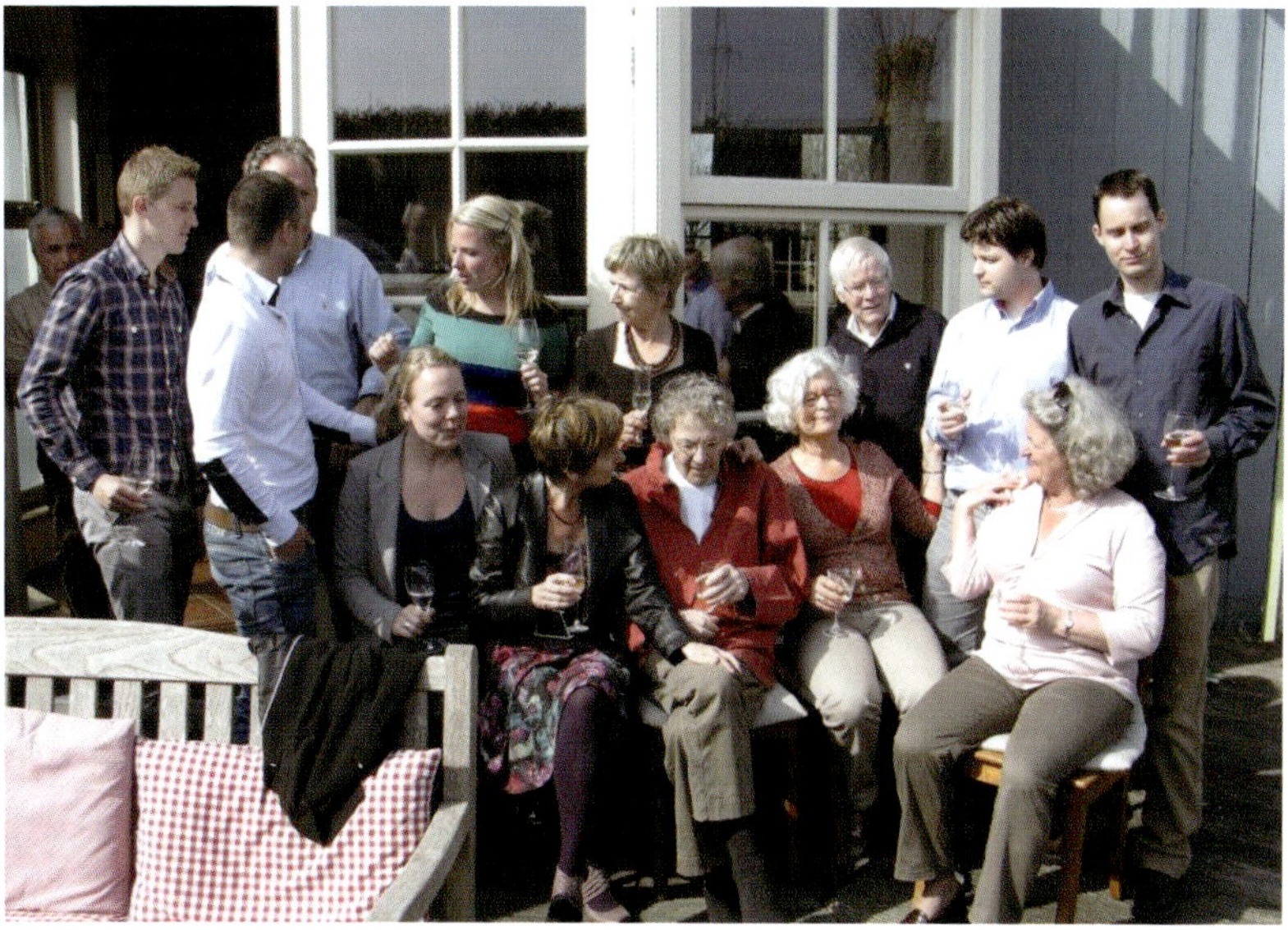

オランダ
Holland

ウィル・フィサー（前列中央の赤いカーディガンの男性）／扁平上皮癌を患い、安楽死を決意。実施当日に、友人や家族を集めたパーティを行い、別れの挨拶をした。撮影の1時間後、この世を去る。享年66。

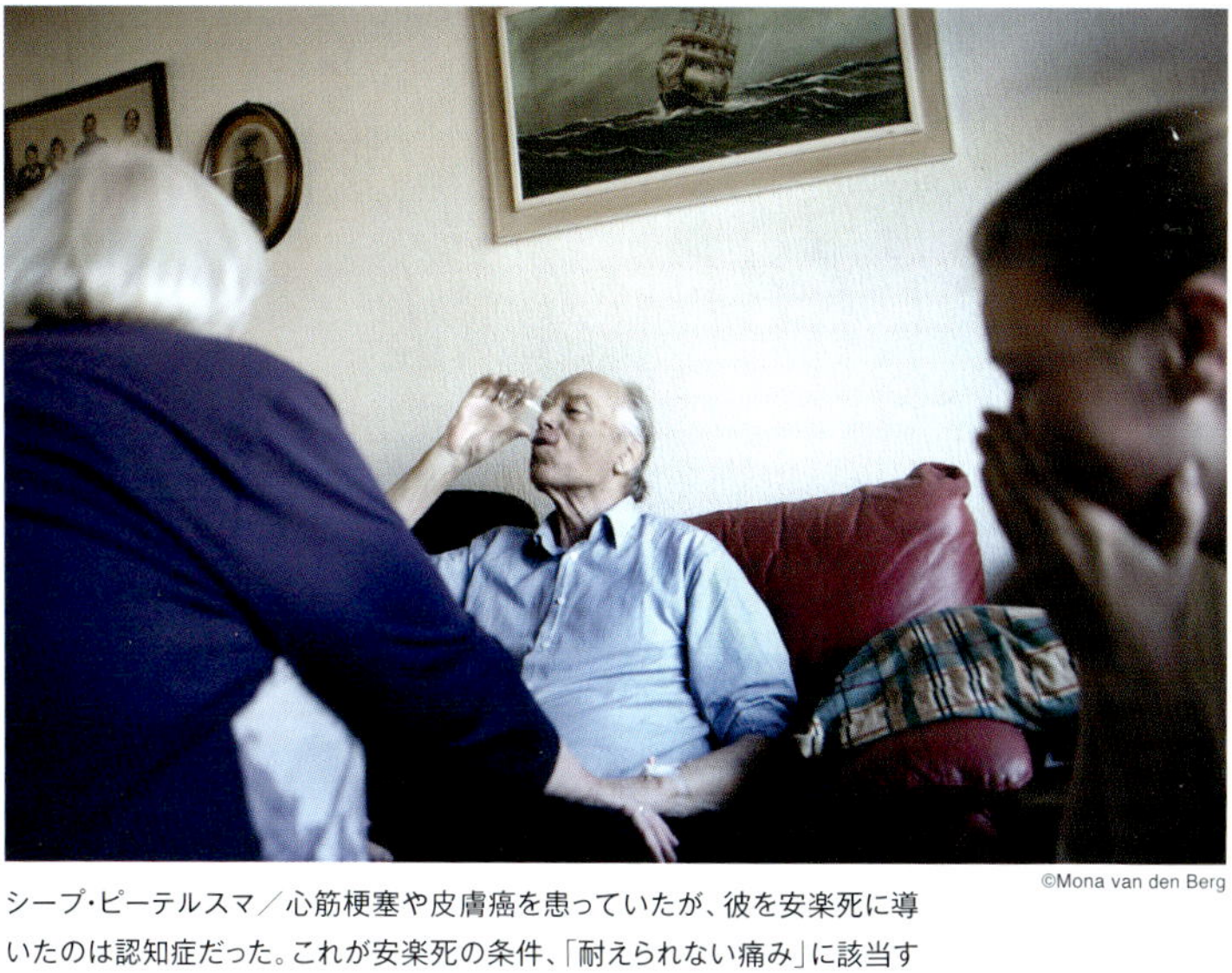

©Mona van den Berg

シープ・ピーテルスマ／心筋梗塞や皮膚癌を患っていたが、彼を安楽死に導いたのは認知症だった。これが安楽死の条件、「耐えられない痛み」に該当するか否かが議論になる。写真は、家族の前で致死薬を飲んだ瞬間。享年79。

スペイン Spain アンドレア・ラゴ・オルドニェス（右）と母エステラ・オルドニェス／生まれた時から難病を背負う少女が、親の強い要望からセデーションによって絶命。享年12。スペインで安楽死が許されていないこともあって大きく報じられた。

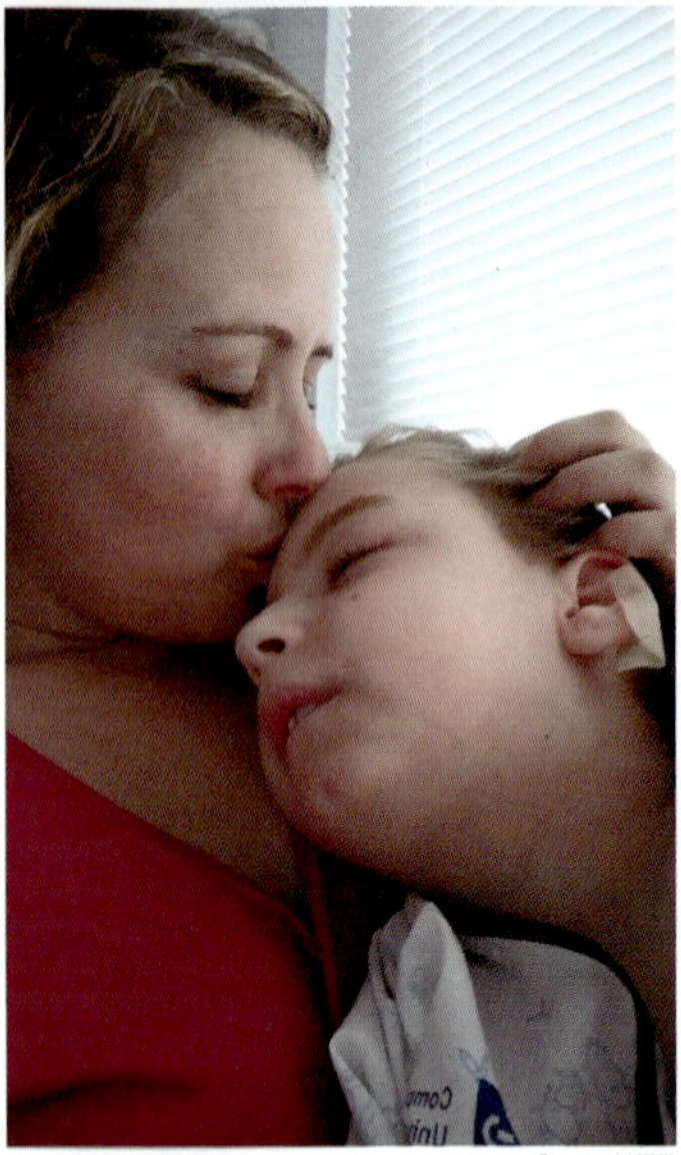

「interviú」提供

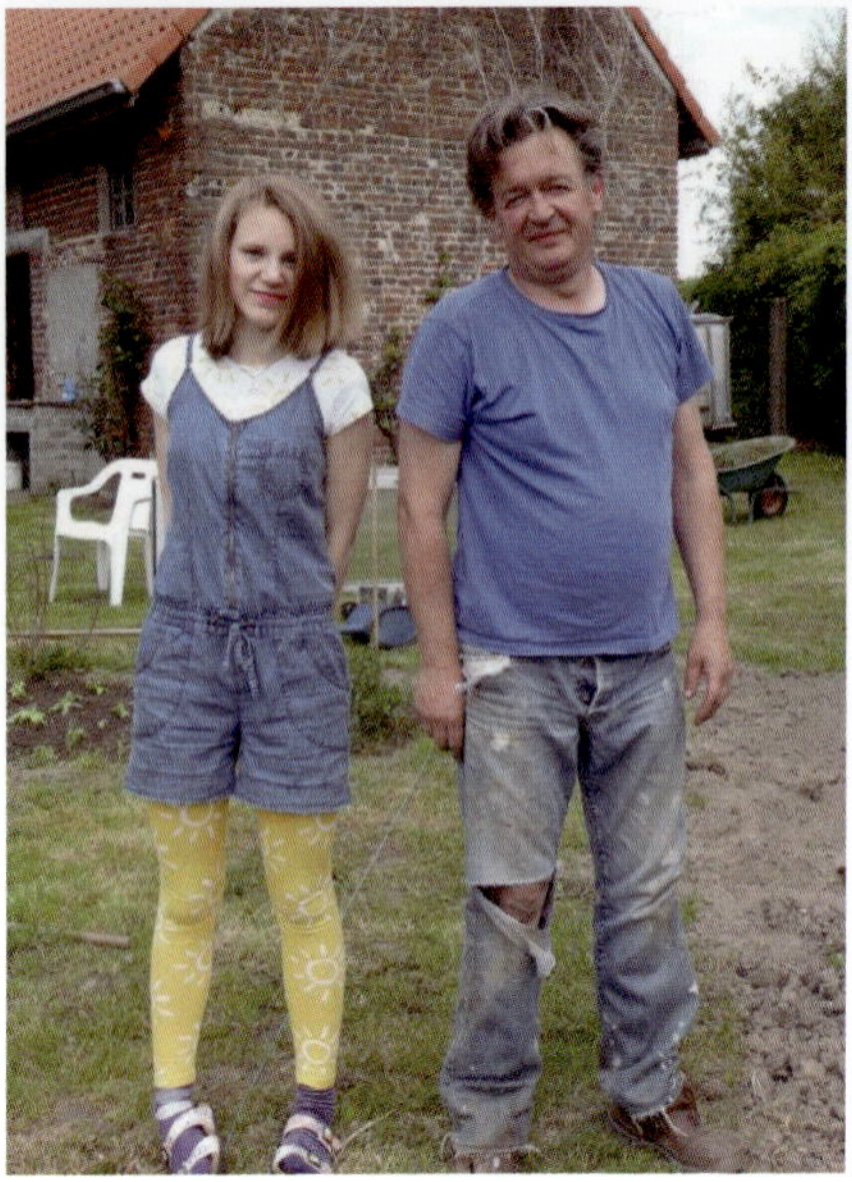

ベルギー Belgium クン・デプリック（右）と義理の娘セリーナ・デブランデル／長く精神疾患を患っていたクンは2013年、安楽死を遂げる。享年49。当時14歳だったセリーナは、深い事情を知らないまま、クンを見送る。17歳になったセリーナは今、何を思うのか。

日本 Japan 須田セツ子／「植物状態」の患者に筋弛緩剤を投与した行為を巡り、2002年に殺人罪で起訴される。一審では、懲役3年執行猶予5年の有罪判決。その後、最高裁まで争うも有罪判決は覆らなかった。

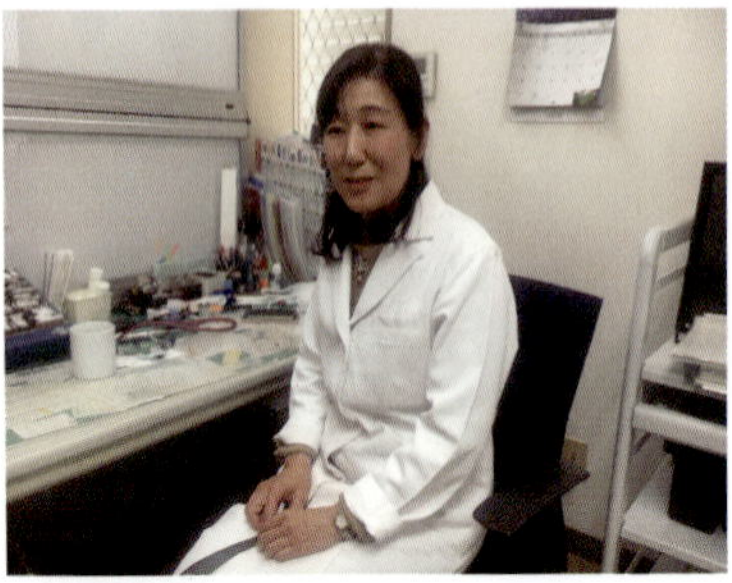

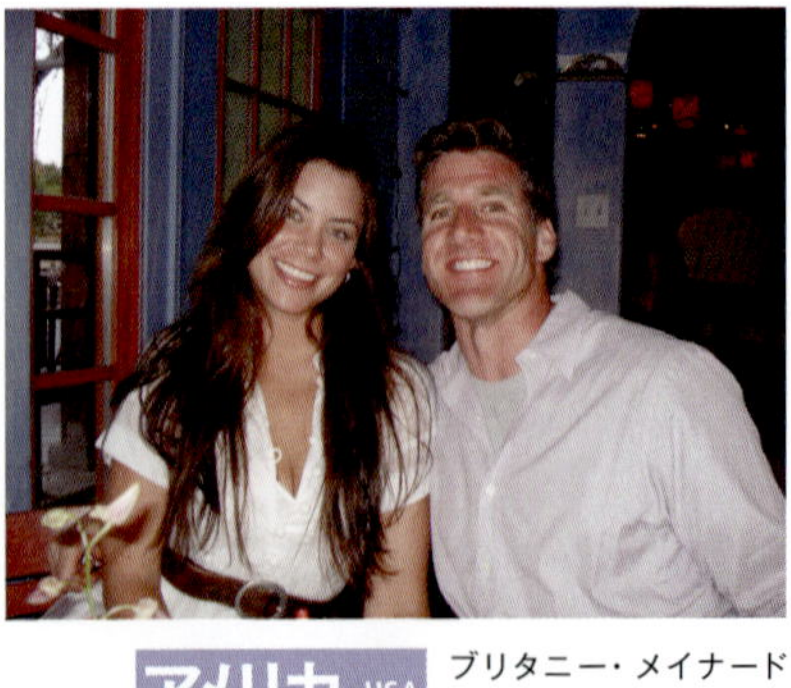

アメリカ USA ブリタニー・メイナード（左）と夫ダン・ディアス／ブリタニーは脳腫瘍を患い、余命半年と宣告される。カリフォルニア州から、尊厳死法が存在するオレゴン州に移住。その決意をYouTubeに投稿した。2014年、この世を去る。享年29。

プロローグ

「ドリス、用意はできていますか」

「ええ……」

突如、英国人老婦の青い瞳から大粒の涙がこぼれ落ちた。右手に握っていたくしゃくしゃになったティッシュで目元を拭い、震えながら振り絞った声で、こう囁《ささや》いた。

「うう、ごめんなさい。こうなることは前々から分かっていたというのに……」

30度ほどリクライニングしたベッドに仰向けになった老婦に、女性医師のプライシックが、「大丈夫よ」と微笑み、質問を始めた。

「名前と生年月日を教えてください」

「ドリス・ハーツ（仮名）、1934年4月12日」

「あなたはなぜ、ここにやって来たのですか」

「昨年、癌が見つかりました。私は、この先、検査と薬漬けの生活を望んでいません」

「検査を望まないのは、あなたがこれまで人生を精一杯生きてきたからですか」

「ええ、私の人生は最高でした。望み通りの人生を過ごしてきたわ。思い通りに生きられなくなったら、その時が私にとっての節目だって考えてきましたから」

「私はあなたに点滴の針を入れ、ストッパーのロールを手首に着けました。あなたがそのロールを開くことで、何が起こるか分かっていますか」

「はい、私は死ぬのです」

「ドリス、心の用意ができたら、いつ開けても構いませんよ」

この瞬間、老婦は何を思い浮かべたのだろうか。人生の終幕か、それとも、10年前に死別した夫との天国での再会か。わずかに息を吸い込むと、自らの手でロールを開き、そっと目を閉じた。

プライシックは、老婦に向かって、「もう大丈夫よ、もう少しで楽になるわ」と呟《つぶや》いた。

15、16、17秒……、そして20秒が経過した時、老婦の口が半開きになり、枕にのせられていた頭部が右側にコクリと垂れた。まるで、テレビの前でうたた寝を始めたかのようだった。

2016年1月28日午前9時26分。スイス北西部・バーゼルのとある小さなアパートで、プライシックによる自殺幇助《ほうじょ》が終了した。

私は、老婦から3メートルほど離れたソファに腰掛け、一部始終を見届けた。筆を止め、ノートを閉じ、最後にボイスレコーダーの電源を切った。妙に重く感じた腰を上げ、息を引き取った老婦のほうへ数歩、近寄ってみる。

ほんの数分前まで、笑顔でスペイン旅行の思い出を語っていた彼女の顔を覗き込んだ。完全に息が止まっている。苦しみながら、自然死を遂げたのではない。今、ここで、彼女は自らの血液に毒を流し込み、「他人に見守られながら自殺」したのだ。

――私は、黙ってソファに腰掛けている場合だったのか。思いとどまるよう、説得すべきだったのではないか。

死の直後、犯行現場に居合わせている気分に襲われた。結局、私は、彼女に何もしてあげられなかった。見殺しも同然の状態で、私は老婦の横に呆然と立ち、ただ祈りを捧げ、自らへの「罪滅ぼし」を演じていた。

ドリス・ハーツ、享年81。もう、帰らぬ人となってしまった。

私がドリスの最期に立ち会うことになったきっかけを語るには、プライシックとの出会いに遡《さかのぼ》らなくてはならない。

2015年11月、世界の安楽死と自殺幇助の現場を巡る準備を始めた私は、手始めにスイスの大手自殺幇助団体をあたった。世界中の著名人が最期を迎えるために訪れる「ディグニタス」や、スイス国内最大級の「エグジット」の2団体に取材申請書を送ってみた。

しかし、2週間経っても返信がなかったため、急遽、他にも類似する協会や団体がないか、ネット上で検索を繰り返した。すると、控えめな規模ではあるが、運用や組織形態が「ディグニタス」に最も近い「ライフサークル」というグループがあることを知った。

ライフサークルの代表を務めているのが58歳のエリカ・プライシックというホームドクターだった。彼女の返信は早く、私に、ある一つの条件を提示してきた。

「私が書いた本をまず読んでから、取材に来てください」

その本のタイトルは、『Dad, you are allowed to die（お父さん、死んでもいいのよ）』。表紙写真は、地中海かどこかの日没直前の浜辺で、空には鮮やかな虹が輝いている。彼女のホームページ（https://www.lifecircle.ch）で、この本を注文する際、正直、新興宗教めいたイメージを思い浮かべてしまった。

本はすぐに届いた。私はそれを一晩で読み終えてしまった。彼女はなぜ、自殺幇助の世界に足を踏み入れたのか。そのきっかけが「父親の死」であったことを同書で打ち明けている。

プライシックの母親は、出産中に脳出血で息を引き取り、以来、父親は7人の子供たちを男手一つで育て上げた。そんな父親が77歳になった2000年、脳卒中で倒れ、その後遺症で右腕と右足の自由を失ってしまう。

〈父の娘で、ホームドクターでもある私は、ついに彼の願いを叶えるためのサポートを始めました。初めて、人の最期を手助けしたのです。私の義務は、医者として、生命を維持することだったのですけれど。（中略）この経験が私の将来にどれほど大きな影響を与えることになるのか、この時はまだ理解していませんでした〉

82歳になると父親は、歩くのもままならなくなった。この頃はまだ、生活に大きな支障はなかったが、その後、二度の脳卒中に襲われる。会話もできず、寝たきり生活になった。ある朝、彼女は、父親が寝床で錠剤をすべて飲んで自殺を図った現場を目撃した。一命は取り留めたが、この日から、彼女の「最期」に対する考えに、大きな転機が訪れることになる。

〈人は、ここまでして生きる必要があるのでしょうか。なぜ死にたくても、死ぬことができないのでしょうか〉

医師ならば、父親を生かさなくてはならない。そんな矛盾する思いとジレンマを乗り越えた末、会員登録すれば、自殺幇助の申請が即可能なディグニタスに問い合わせた。2005年5月、彼女がついに、もう旅立ちたいという父の願いを聞き入れた時、涙が止まらなかった。その日は、暴風雨だったという。

〈今日は大切な日よ。自分で決めたんですものね〉

そう語る彼女の手を、父は優しく握った。彼女は、涙を隠そうと朝食の用意を始めた。馬好きだった父は、白い馬が疾走する絵の入ったクッションを頭の下に挟み、ソファに腰掛けた。彼女をはじめ、ディグニタスのスタッフが立ち会う中、致死薬を口に流し込んだ。彼は、最期の眠りにつく前に、「ワイン！」と声を上げた。苦い薬で人生を終えるのではなく、大好物の赤ワインを一口啜《すす》って息を引き取ったのだ。

〈私はしばらく、父の死を整理できず、不安な気持ちで一杯でした。でも、幸せな死だった

と改めて感じるようになると、家族も納得できるなら自殺幇助は間違ってないのではないか、と思うようになりました〉

以来、彼女はディグニタスのスタッフとして、11年までの6年間、様々な病を患う各国の安楽死希望者を時には海外出張で診察し、団体の規定に反していないと判断した患者についてはスイスで自殺幇助を行ってきた。11年にライフサークルを設立。私たちが知り合うまでの4年間で、彼女の手により、国内外の患者150人が自ら希望した死を遂げるに至った。

彼女には、「死を手助けする」ことへの特別な理念がある。世界各国から激励されることもあれば、自己嫌悪に陥るほどのバッシングを受けることも多々ある。ただ、彼女の理念やこの仕事を始めた動機を知っている人は、スイス国内にもあまりいない。

私は彼女の手引きによって、「安楽死の世界」へと導かれていった。

前もって言っておく。私は、死ぬのが怖い。死を意識して生きる高齢者でもなければ、難病患者でも末期患者でもない。「死」とは何なのか、正直、よく分からない。いや、まったく分からない。

私は現在、日本では「厄年」と称される41歳。アメリカ、フランス、スペインといった国々で生活を始めて23年が過ぎた。だからといって特別なわけではない。おそらく、大半の日本人が私と同じような感覚を持ち、死を意識することなく、日々、暮らしていると思う。

身内の死を経験していないなら、なおさらだ。

私の家族の話をする。膵臓《すいぞう》癌を患い67歳で亡くなった母方の祖父以外、みな長生きした。母方の曾祖父母と祖母、父方の祖母（祖父は終戦2日前に戦死）もみな、90歳前後まで生きた。

私が子供時代に育ってきた環境――長寿県・長野という県民性も影響しているのだろうが――においては、老人たちは健やかに暮らし、やがて衰え、寝たきりになり、そして死んでいった。記憶を辿る限り、膵臓癌だった祖父と、２０１４年に自転車で国道を渡った際に交通事故死した母方の祖母以外は、全員が老衰による「自然な死」を迎えていた。みな身体に不調を感じても自宅で寝起きし、死ぬ直前に医師の世話になり息絶えた。

自宅よりも病院で最期を迎える患者の数が逆転したのが１９７０年代半ばだという。その頃を境にして、日本では、医師に対する信仰が篤くなっていった。90年代にはほぼ現在と同じで8割が病院で死を迎える状況となっている。いつしか医療ドラマも、患者が救われる物語が前提となった。日本でも欧米諸国でも、人は半世紀前のように簡単には死ななくなった。いや、死ねなくなったと言ったほうが正しいのだろうか。

本書で紹介していく安楽死や自殺幇助とは、自然な死を迎える前に、医師の手を借りて死期を早める行為である。スイス、オランダ、ベルギー、ルクセンブルク、アメリカの一部の州と、ここ最近ではカナダでも患者は自らの意思で死を選択することができる。それは「自然な死」ではない。

死ぬことが怖い私は、死ぬ寸前まで生きられる可能性を信じたい。もちろん、死にたいほどの苦痛に苛《さいな》まれたこともなく、数ヵ月後に死ぬと宣告されたわけでもない。だから、そうした病を患う人々の思いを分かち合うことは、本質的にできない。取材開始前は、この思いが強く、私は、安楽死に対して懐疑的だった。

膵臓癌の祖父は、死亡する10日前、私の母に向かって「生きたい」と呟いたという。人間なら誰しも「生き続ける可能性」を信じるべきではないか。こうした思いが、そもそもの根底にあった。それが、日本人であるからなのか、私の性格がそう判断させているからなのかは分からない。だが、取材を重ねるうちに、その思いは何度も揺らいだ。

安楽死に興味を抱くきっかけとなったのが、私が取材拠点とするバルセロナのスペイン人パートナーだった。彼女はよく、「私がもし末期癌なら、躊躇《ためら》わずに安楽死したい。それが私の尊厳ある死だと思うから」と真顔で言い、その後、「あなたはどうしたい」と尋ねてくるのだった。

彼女は、バルセロナの特別養護老人ホームに勤務する傍ら、末期癌患者の緩和ケアも行う看護師（現在は、在宅医療の看護師を兼任）で、ほぼ毎日のように、老人や癌患者を看取っている。終末期の患者が、法制度が整っていないがために安楽死できず、病棟から飛び降り自殺を図った話や、自殺衝動を起こすほどの激しい神経痛に苦しめられている患者の話を聞いた。しかし、「あなたはどうしたい」と訊かれても、すぐに答えを見つけることはできなかった。そんな優柔不断な私を眺め、彼女は言った。

「誰もが安楽死してよいとは思わない。でも、状況によっては、安楽死を認めて、死なせてあげてもよい人たちがいると思う」

なぜ、彼女はそう言い切るのか。後述するがスペインでは安楽死が認められていない。だが、近年、法的に安楽死を容認しようとする声が高まりつつある。いや、欧米全体の傾向を見ても、安楽死の是非を巡る議論が活発化している。

海の向こうの私の母国・日本では、そうした声が表面化することはあまりなかった（潜在的にそうした安楽死を望む人々が数多くいることが後に分かるのだが）。宗教や文化的要素は、安楽死の是非にどう影響するのだろう。私は、以前にも増して、安楽死に興味を抱いていった。

こうして、およそ二年に亘る安楽死を巡る取材が始まった。死を翌日に控えた患者たちに会い、彼らの絶望や願望を胸に刻み、翌朝の安楽死の瞬間にも立ち会ってきた。遺された家族や実際に処置した医師にも話を聞くなか、私の死生観は覆《くつがえ》されていった。

あなたの余命が一ヵ月だとしたら、苦しむ姿を家族に見せたいか。それとも、自らの判断のもと安らかな死を迎えたいか。あなたにとって尊厳のある死に方とは何か。

いつかはやって来る「最期」について私と共に考え、大切な人との対話に繋げてもらえれば嬉しく思う。

目次

第6章

殺人医師と呼ばれた者たち［日本］ 281

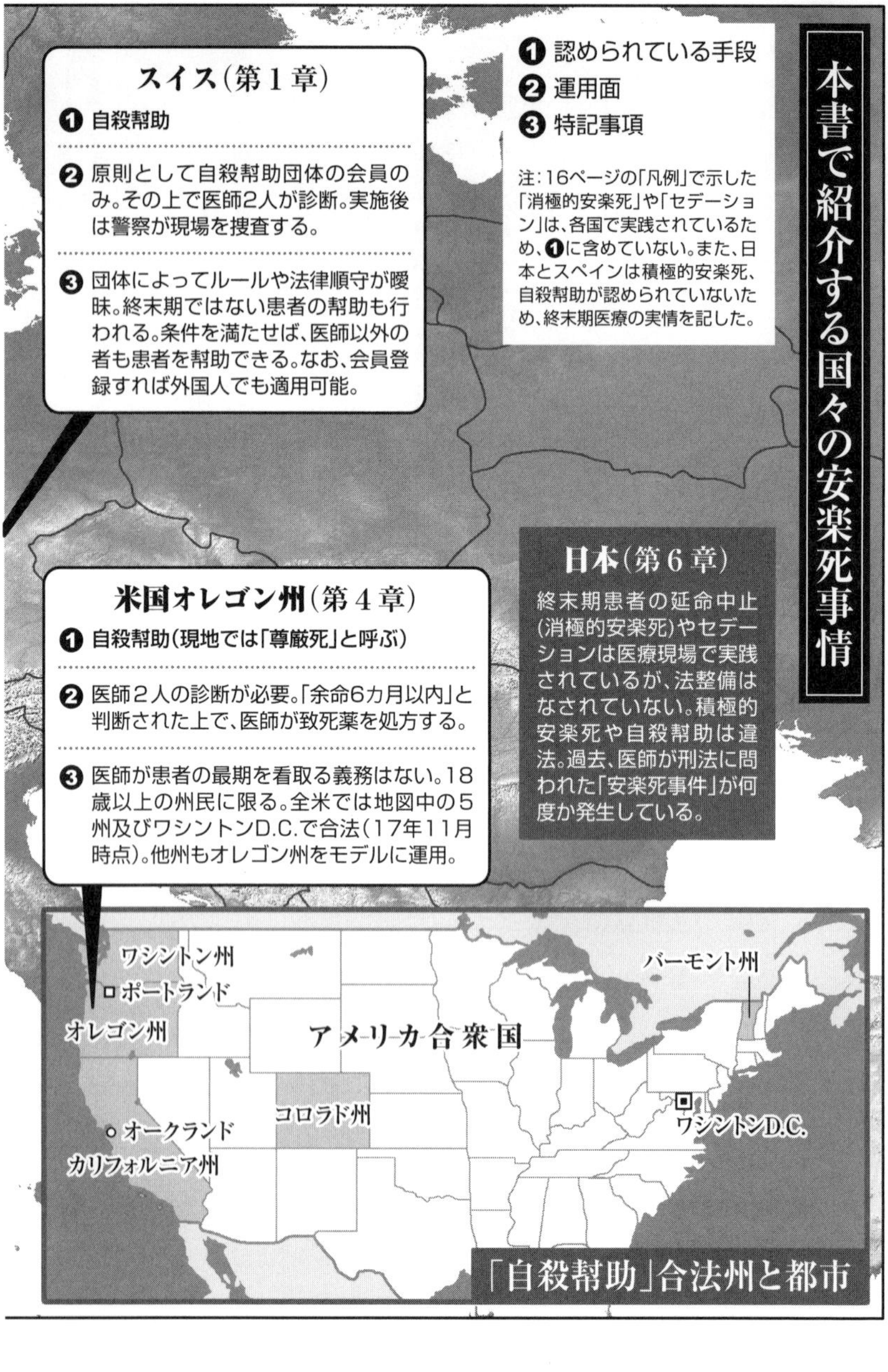
本書で紹介する国々の安楽死事情
❶ 認められている手段
❷ 運用面
❸ 特記事項
注：16ページの「凡例」で示した「消極的安楽死」や「セデーション」は、各国で実践されているため、❶に含めていない。また、日本とスペインは積極的安楽死、自殺幇助が認められていないため、終末期医療の実情を記した。
スイス（第１章）
❶ 自殺幇助
❷ 原則として自殺幇助団体の会員のみ。その上で医師2人が診断。実施後は警察が現場を捜査する。
❸ 団体によってルールや法律順守が曖昧。終末期ではない患者の幇助も行われる。条件を満たせば、医師以外の者も患者を幇助できる。なお、会員登録すれば外国人でも適用可能。
日本（第６章）
終末期患者の延命中止（消極的安楽死）やセデーションは医療現場で実践されているが、法整備はなされていない。積極的安楽死や自殺幇助は違法。過去、医師が刑法に問われた「安楽死事件」が何度か発生している。
米国オレゴン州（第４章）
❶ 自殺幇助（現地では「尊厳死」と呼ぶ）
❷ 医師２人の診断が必要。「余命6カ月以内」と判断された上で、医師が致死薬を処方する。
❸ 医師が患者の最期を看取る義務はない。18歳以上の州民に限る。全米では地図中の５州及びワシントンD.C.で合法（17年11月時点）。他州もオレゴン州をモデルに運用。
ワシントン州
ポートランド
オレゴン州
アメリカ合衆国
バーモント州
コロラド州
ワシントンD.C.
オークランド
カリフォルニア州
「自殺幇助」合法州と都市

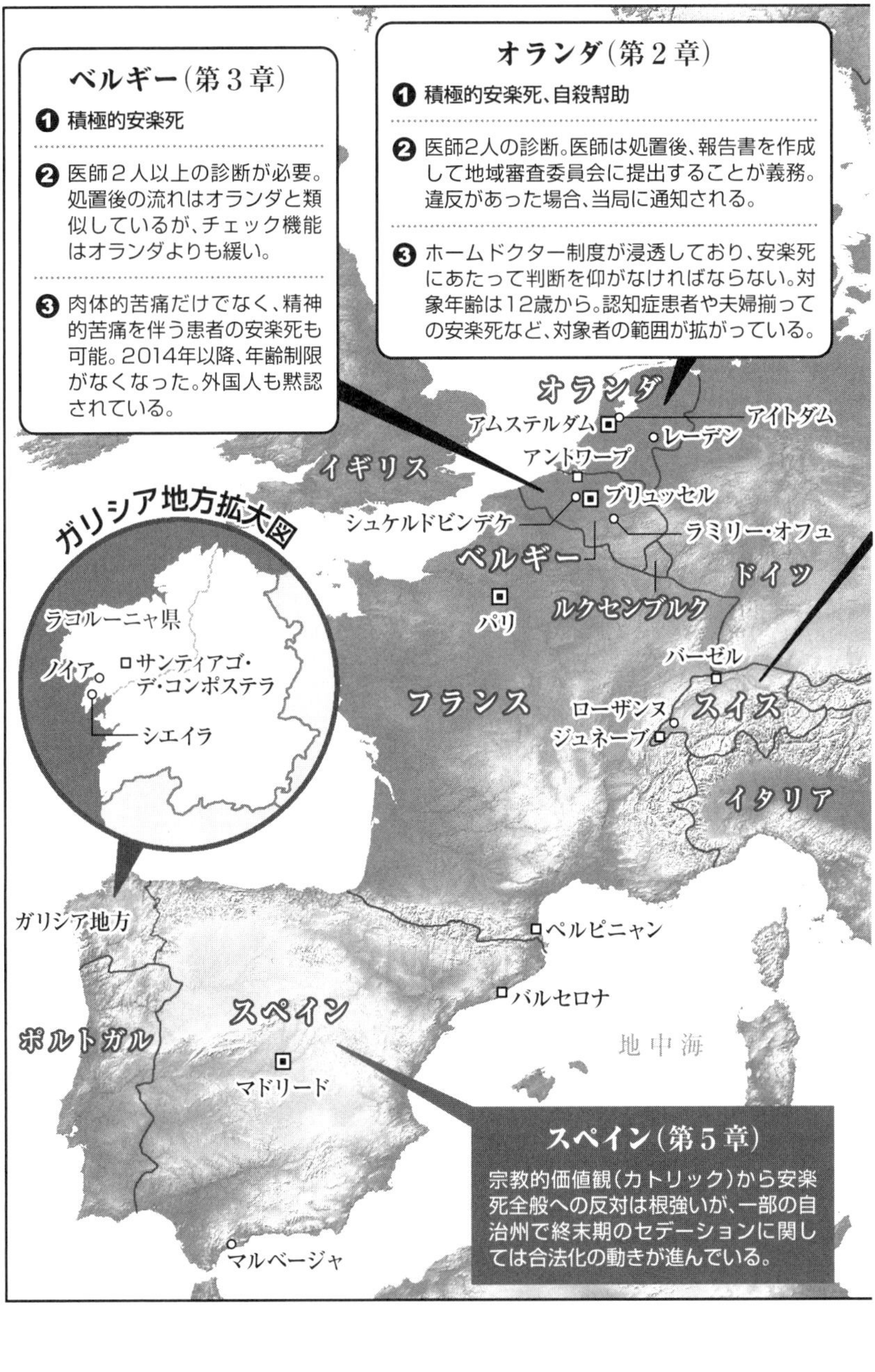
ベルギー(第3章)
❶ 積極的安楽死
❷ 医師2人以上の診断が必要。処置後の流れはオランダと類似しているが、チェック機能はオランダよりも緩い。
❸ 肉体的苦痛だけでなく、精神的苦痛を伴う患者の安楽死も可能。2014年以降、年齢制限がなくなった。外国人も黙認されている。
オランダ(第2章)
❶ 積極的安楽死、自殺幇助
❷ 医師2人の診断。医師は処置後、報告書を作成して地域審査委員会に提出することが義務。違反があった場合、当局に通知される。
❸ ホームドクター制度が浸透しており、安楽死にあたって判断を仰がなければならない。対象年齢は12歳から。認知症患者や夫婦揃っての安楽死など、対象者の範囲が拡がっている。
オランダ
アムステルダム
アイトダム
レーデン
アンドワープ
イギリス
ブリュッセル
シュケルドビンデケ
ラミリー・オフュ
ベルギー
ドイツ
パリ
ルクセンブルク
ガリシア地方拡大図
ラコルーニャ県
ノイア
サンティアゴ・デ・コンポステラ
シエイラ
バーゼル
フランス
ローザンヌ
スイス
ジュネーブ
イタリア
ガリシア地方
ペルピニャン
バルセロナ
スペイン
ポルトガル
地中海
マドリード
スペイン(第5章)
宗教的価値観(カトリック)から安楽死全般への反対は根強いが、一部の自治州で終末期のセデーションに関しては合法化の動きが進んでいる。
マルベージャ

凡例

・本書で「安楽死」と記した場合、「（患者本人の自発的意思に基づく要求で）意図的に生命を絶ったり、短縮したりする行為」を指す。

・次に安楽死の種類を明確にしておく。右に記した広義の安楽死は、（1）積極的安楽死、（2）自殺幇助、（3）消極的安楽死、（4）セデーション（終末期鎮静）の四つに分類される。

・（1）の積極的安楽死とは、「医師が薬物を投与し、患者を死に至らせる行為」となる。

・（2）の自殺幇助は、「医師から与えられた致死薬で、患者自身が命を絶つ行為」を指す。

・（3）の消極的安楽死は、「延命治療（措置）の手控え、または中止の行為」を意味する。多くの国々で臨床上見受けられる。日本でも老衰患者の胃瘻《いろう》処置や、末期癌患者の延命措置などで、これに該当する行為が取られる。ただし、これらを規定する法律はない。

・（4）のセデーションは、「終末期の患者に投与した緩和ケア用の薬物が、結果的に生命を短縮する行為」である。国によっては「間接的安楽死」と呼ばれることもある。たとえば末期癌患者に薬を投与し、意識レベルを下げることで苦痛から解放するとともに、水分・栄養の補給を行わず死に向かわせる医療措置などがある。通常は緩和ケアの一環として行われ、大半は「安楽死」と結びつかない。

・専門的には、狭義の安楽死として（1）の積極的安楽死のみを指すことが多い。本書でも自殺幇助と差別化して記す場合などには、「安楽死」という用語を（1）の意味で使用している。

・安楽死という用語は、国によって尊厳死と同一視されたり、差別化されたり、まちまちだ。混乱の原因は、各国の尊厳死協会などが使用する「Death with dignity」という表現、つまり「尊厳死」（直訳すれば、尊厳を持って死ぬ）の解釈に差違があるからだ。スイスやオランダでは、前述の（1）や（2）で死に至らせることが「患者にとっての尊厳死」との認識がある。アメリカは逆に、安楽死と尊厳死を同一視することを嫌う。その一方で、日本で言われる尊厳死は、前述の（3）に近い。本書では、アメリカの事情を説明する場合を除き、「尊厳死」という言葉は使っていない。

・インタビューは、オランダと、ベルギーのフランデレン地域での英語取材以外は、現地語で行い、通訳は介していない。

・本文中の肩書き・団体名、年齢は、取材時点のものを使用している。文中の敬称は略した。

・為替レートは1ユーロ＝132円、1ドル＝112円、1スイスフラン＝115円で計算している（17年10月時点）。

第1章 安楽死の瞬間［スイス］

あなたの職業を教えてください

スイスの自殺幇助団体「ライフサークル」の代表であるプライシックと巡り会わなければ、本書は生まれなかっただろう。

その出会いは、「2016年1月21日午後2時以降」という曖昧《あいまい》な約束から始まった。まだ数通のメールをやり取りしていただけで、電話番号を教えてもらっていなかった。患者の診察で問題でもあったのか、午後6時を回っても連絡が取れなかった。スイスまで無駄足を踏んだ気がしてがっかりした。ところが、翌日以降の取材計画の練り直しを余儀なくされていた午後7時、電話が鳴った。

「どこにいますか。今夜8時以降なら会えますが、バーゼルの郊外まで電車で来てくれますか。今、忙しくて長く話せません。では、8時にオーバービル駅に来てください」

バーゼル中心部から路面電車に乗ること30分。指定された駅のすぐ真横にあるレストランに入り、数分待つと、駐車場に白い車でやってきた女性が目に入った。身長160センチほどの華奢《きゃしゃ》な女性で、ブルージーンズの上に赤いアウタージャケットを引っ掛けていた。シルバーグレーの三つ編みを後ろに束ねた髪からは、古風、かつ凜々しさを感じる。

私は内心、「やれやれ、もうこんな時間になってしまった」と呟いていた。私が、細いしなやかな彼女の手を軽く握って挨拶をすると、彼女がニコリと笑って言った。

「さあ、乗って。私の自宅まで行きましょう」

この時は約束にルーズな女性なのだろうと思っていたが、後に彼女ほど約束に忠実な人間は珍しいことを知ることになる。マイナス6℃と冷えたその夜、真っ暗なバーゼル郊外を十数分車で走り、一軒家の広がる住宅街に入った。ここから数キロ先に行けばフランス領だと、彼女は説明した。

3階建ての大きな一軒家だった。日本では、そう簡単に手に入らない石造りの立派な建物で、芸能人の住まいのような趣だった。しかし、周りを見ると、それ以上に高級感溢れる家屋が点在し、煙突から上る煙がなんとも贅沢で羨ましかった。

彼女は、家の前に車を止め、車庫をくぐり抜けて2階にある玄関まで上がるよう、私に言った。ブーツを脱ぎ、きれいに掃除されたリビングに入ると、90歳は超えていそうな老人二人がドイツ語のドラマを見ていた。ちなみに、バーゼルはチューリッヒ同様、ドイツ語圏で、同じスイスでもこの後に紹介するローザンヌやジュネーブはフランス語圏となる。

老人たちの横では、家政婦らしき50代くらいの女性がほうきを手にして床のごみを集めているところだった。まさか、この老人たちも、いつかプライシックの手でこの世を去るのだろうか。ふと考えてしまった。

「彼らは、私の夫の両親ですよ。老人ホームではなくて、ここで生活させています」

プライシックがそう言うと、外のテラスに、尻尾を振って彼女に近寄る犬が見えた。下半身がほとんど動かない白い日本犬のようだった。「アキータ」と、彼女が呼んで窓を開けると、犬が喜んでその足元に頭をこすりつけてきた。「秋田犬で、名前はアキータっていうの。もう16歳になるのよ」と、彼女が犬の背中を撫でながら言った。

キッチンにあるコーヒーメーカーにカプセルを差し込み、私にコーヒーを淹れ、彼女は自らのカップに紅茶を注いだ。

さっきの電話では忙しそうでしたが、患者さんたちと打ち合わせでもあったのですか？

とりあえず、そう問いかけ、まずはどんな女性か知ろうと思った。疲れた表情で彼女は熱々の紅茶を啜ると、驚くべき答えを返してきた。

「男性の死を幇助していたんです」

この時点では、彼女の具体的な職務を理解していなかった私は、あっさりそう言った彼女の言葉を疑った。無表情のまま「自殺を手伝った」と言うのである。

早速、私がノートとボイスレコーダーを鞄から取り出すと、彼女は、話を続けた。

「とても良い死に方でしたね。彼は末期癌のドイツ人患者で、プロのピアニストでした。結婚はしていなかったようですが、大切な友人たちに見守られながら息を引き取りました」

まるで、病院で自然死する患者を看取ったかのような口調なので、いまいちピンとこない。まず頭の中で、はっきりさせるべきことがあった。

あなたの職業を具体的に教えてください。

「ホームドクターとして働いています。様々な病気を持つ人々の診察を彼らの自宅で行います。老衰状態の老人は、介護施設に送らずに自宅で介護してもらい、そのまま、自宅で最期を迎えてもらうようにしています。今日も、末期癌の高齢者二人がそれぞれの自宅で、苦しまずに亡くなりました」

この手の話は、日本でも昨今、議論されている「病院で死ぬか、自宅で死ぬか」の話であろう。プライシックは、老人を薬漬けにして病院で死なせることに反対する医師であることは、何となく分かった。しかし、自殺幇助の仕事はどうなのか。

スイスでは、積極的安楽死は違法だが、自殺幇助は特定の要件が満たされていれば、「違法に当たらない」とされる。スイス刑法によると、第114条では、嘱託による殺人は違法と記され、5年以下の懲役、または罰金が科される。これはつまり、積極的安楽死を禁じていることになる。ただし、それに続く第115条には、「利己的な動機」(たとえば金銭目的)

がなければ、自殺への関与に違法性を問わないという条項が存在している。すなわち、合法としているのではなく、「不可罰」（罪に問えない）と解釈できる。

彼女は、スイスの安楽死事情を、次のように整理した。

「オランダやベルギーやルクセンブルクでは、医師が致死薬を入れて注射を打つ（積極的）安楽死が許されていますが、スイスで私がそれを実行すれば刑務所に送られます。ここでは、点滴に入った薬を、患者自らがストッパーを開いて血液に入れ、自殺をするのです。私は、その手助けをしますが、私がストッパーを開けたら犯罪です」

スイスでは、この他にも、終末期患者に対する「セデーション」が認められている。セデーションとは、たとえば残りの命が通常1、2週間に迫ってきた末期癌患者に薬を投与し、耐え難い痛みを鎮静させるとともに人工的に昏睡状態に陥らせ、死に向かわせることである。意識を落とした後、水分や栄養を与えないため、3〜7日間で死に至る。

ちょうどこの取材を行っていた頃、フランスがついに終末期患者に対するセデーションを合法化するとのニュースがあった。同国は、これまで自然死以外の方法を断固反対する立場を取ってきた。

「私もセデーションを行いますが、基本的には反対です。癌を患っている認知症患者は、知覚や意識が低下しているので、この手段が使われます。ただ、彼らに何が起きているのか私には分からない。モルヒネを打っても、痛みが消えているのか、本当のところは分かりません。医者は痛みがないだろうという期待を抱くしかないのです」

安楽死や自殺幇助には反対する国でも、フランスのようにセデーションなら許可するのは、患者が緩やかに死んでいく過程が自然死に近いと考えるためだろう。これを「スローな安楽死」と呼ぶ専門家も多く、多くの国で議論の渦中にある。そのためか、彼女は、むしろ自殺幇助のほうが、患者本人も納得する死を迎えられると信じている。

「家族や友人に前もってきちんと別れを告げることができますから。何よりも、患者自身がストッパーを開けて死を遂げる。父の死以前は、緩和ケアの道しか頭にありませんでしたが、父が自殺幇助を受け、私も幇助するようになり、こうした死に方のほうが、患者も家族も納得できて良い別れになる、と思うようになりました。今は、正しい手段だと考えています」

良い別れ

終末期の患者たちは、常に同じ質問をするという。「先生、どんな死に方が理想でしょうか」。毎回彼女は、「まずは症状が進行するまで待ってみてはいかがですか」と、同じ答えを返すようにしている。

こうして患者は症状が進んでいくまで自ら様子を見る。苦しみが深刻なものになるに従い、どのように最期を迎えるべきかを、自ずと理解していく。

「2週間前、ある喉頭癌患者を看取りました。彼女は、自殺幇助を好まないタイプの女性でした。私はなにも勧めず、彼女の意向で、『万が一のことがあれば、私がセデーションを行いますよ』とだけ伝えました。でも、死期が近づいた頃、彼女は言いました。『先生、もう耐えられない。自殺幇助をお願いできますか』と。そして、緩和ケアで徐々に死に向かう方法を取らず、私の幇助で安らかに逝きました」

最終的に自殺幇助を選んだこの女性は54歳。プライシックは、「美しい死」だったと表現した。長男がその母親を腕の中に抱き、長女がベッドの横に座って見届けた。母親は死を前に、悔いが残らないようすべてを語り尽くした後、ストッパーを開けて自らの命を絶ったという。彼女の言葉に置き換えれば、「周囲の誰もが納得した平和な死」ということになる。

緩和ケアを行っても、痛みが取れないこともあり、かえって苦痛が長引いてしまうこともあることを、プライシックは理解していた。しかし、一度も幇助を勧めることはなかった。患者本人の決定を待ったのだ。自殺幇助が容認されているからといっても、それを無理やり患者に押し付ける危険性を弁《わきま》えている。

この話を聞いて、ライフサークルでは、無闇《むやみ》に自殺幇助が行われているのではないことを知った。自殺幇助に適した人もいれば、そうでない人もいる。医師がしっかり患者の特徴を見極めた上で、幇助への手を差し伸べる。もちろん、プライシックがそうだからといって、他の関連団体の医師がそうしているとは限らない。

「あそこにいる義父のルネーは90歳で、体内出血があり、食事もほとんどとらないため、もうすぐ逝くと思います。私と夫のマーカスは、彼が老人ホームではなく、ここで死ぬことを望んでいます。彼を介護しているあの女性は、ライフサークルのスタッフです」

ライフサークルには、プライシックの「最期」に関するイデオロギーが大きく反映している。年会費は50スイスフラン（日本円約5750円）で、実際に自殺幇助を選ぶと外国人の場合は1万スイスフラン（約115万円）、スイス国籍なら4000スイスフラン（約46万円）かかるという。

患者の4分の3にあたる外国人のほうが割高なのは、火葬や遺体搬送などで様々な費用が発生するためだ。1回の自殺幇助にあたり、同会に残るのは、わずか1000スイスフラン（約11万5000円）。その残った資金は、老人ホームへの寄付金に回しているという。

ライフサークルの会員患者は、医師の判断次第で自殺幇助を受けることができる。しかし、死期を早める必要がない人間も、時にはいる。彼女は思い出したように、こんなエピソードを挙げた。

「さっき話したピアニストの患者ですが、彼は4年前に会員になりました。すぐに幇助を求めてきました。でも、私は、まだ彼は長く生きられると判断したんです。ちょうどその頃、彼は本を書いていたので、書き続けるよう勧めました。そして、上梓された本に彼はサインをし、先ほど、私にプレゼントしてくれたんですよ。もう4年間、生き続けたことに喜びを感じていました」

ライフサークルは、「可能性がある限り、長生きしてもらうこと」をモットーに活動を続けている。これがディグニタスやエグジットとの大きな違いであると彼女は主張する。

日本人患者はいるのか

この4年間で彼女の手により旅立った150人の中でも、特に印象深い患者がいる。熱湯をカップに注ぎ、2杯目の紅茶を飲みながら語り出す。

「ノルウェー出身のオウラです。2013年末、まだ42歳だった彼は、筋萎縮性側索硬化症（ALS）を患っていました。妻と子供たちとは7年間、別居状態で、この病気のことを家族は知らなかったんです。とりわけ、彼の症状の悪化はあまりにも早かった。私は彼に、家族に病気のことを告げて、最期のお別れをしたらどうですか、と話しました。彼は当初、拒否していましたが、その後、妻に電話をしました。すると、彼のホスピスに彼女が駆けつけ、毎日、介護するようになったんですよ」

ALSとは全身の神経が冒され、体の自由が失われていく難病であるが、直接、生命の危機に瀕することはない。この男性が自殺幇助による死を選んで良かったのかと、私はこの段階では疑っていた。彼女は淡々と話を続ける。

「この世を去る前日のことです。彼は、生まれてから一度も行ったことのない動物園に行きたいと言いました。夫婦で入園し、空腹のためレストランで食事をとるなど、ゆっくり園内を巡っていました。すると、いつの間にか夜10時になり、閉め出されてしまったんです。翌朝、彼は死ぬ前に私に言いました。『最高の思い出になりました。これで幸せに死ねる』と。彼が死亡すると、妻がしばらくベッドから離れず彼を抱きしめていました。とてもすてきな光景でした」

週に一人のペースで外国人患者を幇助するという彼女に訊いてみたいことがあった。

日本人を幇助したことはありますか?

この質問が来ることを分かっていたかのように、私を見つめ、フーンと苦笑いをした。

「重度の肺疾患に苦しみ、私の幇助を求めていた70代のスイス人患者がいました。彼の恋人は、50代の日本人女性でした。彼女は2、3カ月に一度のペースで、日本から彼のもとを訪れてきました。ある時、体調の悪い彼女が日本で検査をした結果、末期の胃癌だと診断されたのです。何とかスイスに戻ってきましたが、今度は日本に帰れる状態ではなくなり、私に自殺幇助を求めてきました。だけど、英訳された日本の診断書が私の手元になかった。結局、スイスの村で自然死しました」

プライシックによると、ディグニタスに勤務していた頃も、日本人が自殺幇助を求めて申請してきた例はないという。その理由について、英語による申請、自国医師の診断報告書の提出といった登録手続きがあまりにも面倒で骨の折れる作業だからと、私は聞いたことがあった。彼女にそれを問うと、苦笑しながら言った。

「日本人に限らず、世界中どこの患者にとっても大変な作業ですよ。香港、オーストラリア、カナダ（取材時点では違法）など、遠くの国からたくさんの患者がやってきます。私の場合、月に1、2回の頻度で外国人患者を診察するために国外に赴くこともあります。しかし、これからは注意しなければならないでしょうね。安楽死や自殺幇助に反対する欧州連合（EU）諸国が敏感になっているんです」

スイスは、イタリア、ドイツ、フランスと国境を接するが、これら3カ国はいずれも安楽死・自殺幇助が認められていない。

ドイツでは、15年12月に刑法が改正され、「業務としての自殺の支援」が禁じられることになった。自殺幇助の機会を供与、仲介したものは、3年以下の自由刑（自由を剝奪する刑）、または罰金刑が科される。「業務として」という文言は、スイスの自殺幇助団体を念頭に置いたものだ。近年、自殺幇助を目的として、ドイツ人がスイスに渡航するケースが増加していた。その仲立ちをしていたドイツに支部を置くディグニタスなどの団体に、当局は神経を尖らせている。

なぜ、スイスでは自殺幇助が許されるのか。

「それは、人が自分の生死を決定することは、ヒューマンライツ（人権）の枠に入るとされるからではないでしょうか。他の国では、個人が人生の結末を決めることができないこと自体、私には不思議でなりません」

しかし、彼女の考え方を法的に容認するのは、世界基準からすると、ほんの数カ国に過ぎない。むしろ異端だ。英国の主要紙は、彼女の自殺幇助をバッシングし、患者が「殺された」という表現を多用する。

「ある英国人癌患者の自殺幇助を行う2日前、サンデータイムズ（英紙）は、『老いを恐れて死を決意』との見出しを打ちました。私が、病気を持たない人々も幇助しているかのように、読者は思ったでしょう」

以来、プライシックは、メディア取材の対応に敏感になっているのだと、私に話した。どのメディアも誤った記事を掲載し、彼女を「殺し屋」と決めつける取材が多かったという。後々、取材を受けたことを後悔するばかりで、メディアに嫌気がさしていた。

私は、そんな彼女に正直な気持ちを伝えた。

「安楽死や自殺幇助の知識はまだ、ほとんどありません。ただ、人間の最期のあり方については、あなたの考え方に同感できる部分もあります。余命が短く、死期が迫っているのであれば、死に方を自分で選んでもいいのではないのか、と」

プライシックの本に刺激されたこともあったのだろう。彼女は、真剣な目で私の話に耳を傾けていた。ペンを横に置き、相手の目を見つめ、私も真剣な表情で続けた。言い方に少しでもブレが生じれば、彼女への取材はこれが最初で最後になりかねなかった。

「この取材を今後、数ヵ国で進めるにつれて、私の考えに変化が出てくることもあるでしょう。あなたが行う自殺幇助についても、反対する国を取材していく上で、疑念が生まれてくるかもしれません。日本で違法なのも、それなりの理由があるはずです。だからこそ、私は、想像するだけでなく、実際、患者に話を訊き、あなたが行う自殺幇助の現場にも立ち会いたい。死の瞬間を、私自身が肌で感じたいのです」

私は、患者が自殺幇助を受ける現場を、この目で見る必要があることを主張した。彼女の表情は、「それは難しい」と物語っているようだった。どのメディアも同じことを彼女に要求し、実現したことがほとんどなかったからだ。

夜10時を回り、クタクタな様子の彼女が、紅茶を飲み干すと、やっと口を開いた。

「あなたには、いろいろな人を取材して、中立な立場で執筆してもらいたいわ。世界には、私だけでなく、たくさんの医師や患者がいるんですもの」

意外な反応だった。何かを約束したわけではなかったが、含みを持たせる言葉だった。お互いに微笑むと、彼女は続けた。

「あなたの望みが叶えられるよう、努力しますね」

翌朝、ローザンヌに行き、その翌日には一旦、バルセロナに戻った。そのままサッカー取材でスペイン北部のビルバオに飛び、その日のうちにスペイン総選挙取材で、今度はマドリード入りした。安楽死、スポーツ、政治とテーマの切り換えに四苦八苦していたこの日、プライシックから次のメールを受信した。

〈明日、バーゼルに来ることは可能ですか〉

それが何を意味するのか、私は瞬時に察知した。すぐに返信し、翌朝、再びスイスのバーゼルに飛ぶことを決めた。ジャーナリストとして、「現場」に立ち会えることの興奮がないといったら嘘になる。だが、それ以上に、人が生きるか死ぬかの瞬間に、赤の他人が本当に立ち会って良いのか、と答えのない問いを何度も反芻《はんすう》していた。

夫のラブレターを持って死に臨む

2016年1月27日午前10時、プライシックとともに、高齢の患者が滞在するホテルを訪問した。ホテルの関係者たちは、自殺幇助により死亡する滞在客を好まないため、我々がどういった目的で滞在客（患者）に会うのかは知らない。

私は、プライシックにこう切り出した。

あなたは、この周辺では既に顔が知られているのではないのですか？

すると、彼女は車から茶色い革のアタッシェケースを取り出し、微笑みながら答えた。

「私のことを知っている人は、あまりいません。こんな小さな体だし、目立ちませんよ。このホテルも初めてだから、支配人も私が何をしている人間か想像もできないでしょう。いいのよ、普通に部屋に上がって行きましょう。そして友達のように接するのよ」

部屋のドアをノックすると、長身で金髪ショートヘアの女性が内側から顔だけを覗かせ、ドアを開けた。

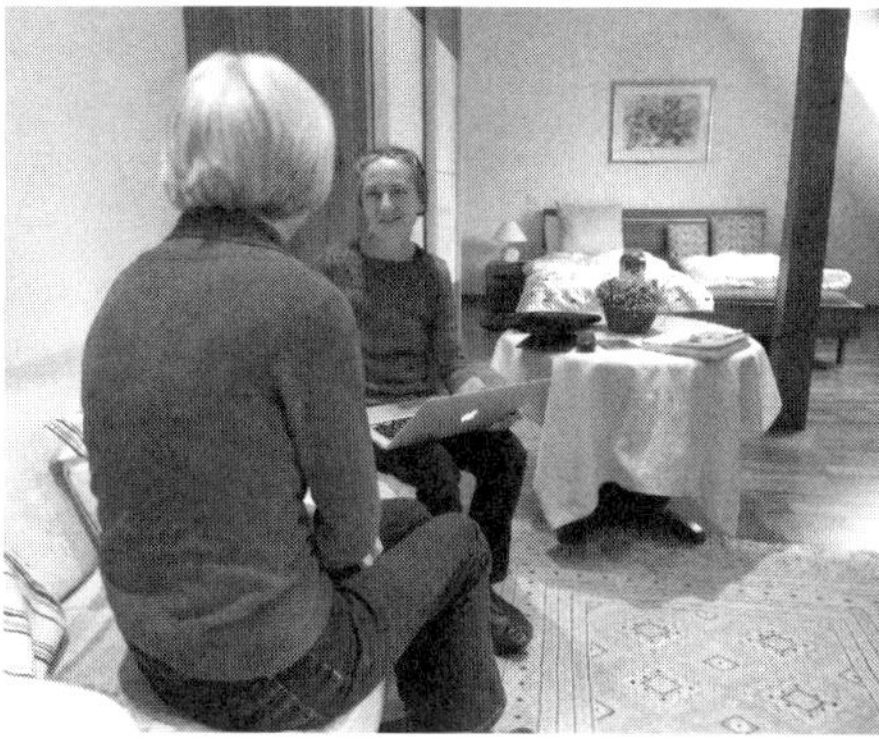
プライシック（奥）の診察を受けるドリス。

「ハイ、ドリス、ハウアーユー？」

プライシックが両腕を広げ、老女と抱擁を交わした。

ドリス・ハーツ、81歳、英国人。

私は、こういう状況に直面したのは初めてで、普段口にする「ハイ、ハウアーユー？」を気軽に発していいものかどうか、戸惑った。すると、本人からその言葉を問いかけられ、「イエス、ファイン」と、反射的に答えてドアを閉めた。

スイスの片田舎にあるこぢんまりした小さなホテルだった。2階のドリスの部屋はコテージ風の味のある造りで、ツインベッド1台、テレビ1台が置かれていた。窓越しには緑が茂る広大な牧場が見渡せる。車や電車や飛行機の騒音もまったく聞こえない。唯一、階下でホテルの従業員がカタコトと足音を立てている。ベッドの横には、彼女が持ってきた高齢者専用の大きなボタンの携帯電話が一つ。他に目につくものは、開かれたスーツケースだけだった。その他、すべての荷物は、イギリスの自宅で処分したのだろうか。

私は黒衣《くろご》に徹し、目立たないように部屋の隅に腰掛け、ノートに二人の会話を記録した。プライシックは、緊迫した空気を和《なご》ませるためか、ドリスと二言三言やり取りをした後、すぐに真剣な表情になり、彼女に質問を始めた。

「報告書を読む限り、あなたがこの死を選んだのは、腫瘍が見つかる以前でしたね」

ドリスは、力のない握りこぶしを口元に運び、爪を噛み始めた。緊張している様子ではあるが、彼女の意志は明確だった。

「今から2年前、腫瘍が見つかる前に肺炎で入院したことがきっかけでした。医師が駆けつけ、私をワイト島(英国南部)から、メインランド(英国本土)にヘリコプターで運びました。心筋梗塞の疑いがあったんです。気がつけばお金も洋服もないまま、病院に一人残されていました。この時から、私を老人ホームに送り込む準備が始まったんです。老人ホームは、私の居場所ではありません。他人に体を洗われたり、食事を与えられたりするのは我慢できない。この時はひたすら拒絶しましたが、次に同じことが起きたら私は施設に入れられてしまうでしょう」

この英国人老婦には、子供がいなかった。頼りにしていた夫は、約10年前、夫婦で香港を旅行中、体調が急変し、その6週間後に79歳でこの世を去った。病気一つしないタフな男性だったが、ヘビースモーキングの習慣を改善できず、肺癌が彼を襲ったのだった。

老婦との英会話をドイツ語に翻訳してパソコンに打ち込むプライシックが、質問を続ける。

「なぜ今が、人生を終える時だと思っているのか、教えていただけますか」

「私は、これから先、健康状態が改善される見込みはありません。いつ、また大きな出来事が起こるのか分かりません。おそらく自力で家に帰れることはないかもしれませんから。私はもう81歳ですし」

81歳——。日本人の感覚からすると、あと10年は生きられるような気もする。見かけで判断しても、もうしばらく生きていてもいいのでは、と言いたくなる。しかし、この固い意志を貫く背景には、彼女の家族環境も影響していた。

「もし私に子供がいれば、違った最期を選んだかもしれません。でも現実には、私の世話をしてくれる人は誰もいません。家には、家政婦さんがいますが、本当に信用できるのかさえ分かりませんので」

「老人ホームに対する悪いイメージがありますか」

「何度か訪問したことがあります。毎日、薬を与えられる生活で、そこまでして生かされることが人間の生き方なのでしょうか。私は、そうは思わないのです」

自殺幇助を適用してよいかを見極める最後の診察となるため、プライシックの目には力が入っていた。「いつもそんなに痩せていたのか」「癌の症状はどうか」「親友はいるのか」……。訪れる死を意味あるものにするためにも、質問が繰り返されていく。

「癌には療法がいくつかありますが、医師から説明は受けましたか」

「はい。受けましたが、私がそれを望んでいないのです。もし私が満足のいく人生を送ってこなかったら、多分、もう少し長生きしようと思うかもしれません」

この発言を聞いたプライシックの指がパソコンから離れ、初めて私のほうを向き、「今のフレーズを聞きましたか」と、目を細くして尋ねた。これまで、自殺幇助を手がけた患者たちの多くが、共通のフレーズを口にするのだという。

「私が満足のいく人生を送ってこなかったら、もう少し長生きしようと思うかもしれない」

ドリスは、81年間が「良き人生だった」と再度、口にした。すると、急に彼女の目から涙が溢れた。そして、こう続けた。

「これからは、頂点に達した人生が衰退に向かうだけです。せっかく良き人生だったものが、体の衰弱によって失われてしまう。それだけは避けたいの」

老婦は、この時、最愛の夫を思い出し、声を詰まらせた。肺癌で化学療法を繰り返し、ホスピスで最期を迎えたという。急変後の夫が苦しみ続けた6週間を支えてきた経験からか、薬漬けの病院生活は望まないのだと言い切った。

「これから先、私は苦しんで生きるだけ。幸福なまま逝かせてほしいの」

私は無言を貫いていいのか。本当にこのまま死なせていいのか。死は怖くないのか。未練はないのか。まだ元気ではないか。様々な言葉が私の脳裏を駆け巡る。

だが、知識不足の段階で、私の思いを、24時間以内に死を迎える女性にぶつける自信などなかった。ただただ、プライシックの行いが正しいのだと信じたかった。

この取材を始めてから、ドリスは死別した夫を思い出して涙を流したことを除けば至って平静で、自らの死に対する恐怖や人生への後悔を見せていなかった。

プライシックは次に、これは重要な点になると念を押した上で、こう訊いた。

「家族がいないと言いましたが、あなたの死の決意は誰からも強要されたものではない。それは確かですね」

「はい。時には、お金（保険金）目当ての問題もあるようですね。でも、それは十分承知しています。誰にも強要されていません。そして、さっきも言いましたが、もし家族がいたら、別の死の選択肢があったかもしれません」

質疑応答は、およそ40分間で終了した。プライシックがアタッシェケースに資料を詰め込んでいる間、ドリスが私のブーツを見て「いい靴ね」と褒めた。私をまっすぐ見て、にっこり笑っている。診察は終わり、私が会話を交わせるのだとすれば、この瞬間だった。このまま部屋を出てはならない。この1時間を通して、私にはどうしても訊きたいことがあった。

ドリスさん、ずっと大切にしていた私物か何かを持ってきましたか？

彼女は、「イエス」とだけ言い、スーツケースに向かった。腰をかがめ、今にも破れそうなふたつの黒いナップサックを取り出し、両腕で抱きしめた。立ち上がってこちらを振り向くと、青い瞳から大粒の涙がこぼれ落ち、頬を濡らした。

「これ、夫が死ぬまで30年間、私に書き続けてきたラブレターなんです。この数百枚が私の唯一の宝物なの」

死ぬための四条件

ホテルを出て、車に乗り込むと、プライシックが昼食をどうかと自宅に誘った。家に着くと、まず彼女の仕事部屋に通され、膨大な資料の山を見せてくれた。すべてがライフサークルの書類で、自殺幇助を求め申請を行った患者たちの健康診断書や「死願書」だった。

「ドリスさんの診断報告書を今すぐに作って、弁護士に送らなければならないんです。彼が目を通し、問題がなければ、明日の自殺幇助決行の許可を出します。私の経験上、ドリスさんが拒否されることはないでしょう」

自殺幇助が許可されるかどうかは、どのような基準で審査されるのか。

まずは、患者が次の条件を満たしている必要があるのだという。

（1）耐えられない痛みがある。
（2）回復の見込みがない。
（3）明確な意思表示ができる。
（4）治療の代替手段がない。

この四条件は、微妙にニュアンスこそ違えど、他の安楽死容認国でも概ね共通している。これについては、プライシック自ら、患者との面談によって直接審査する。患者は、必要最低限の英語を話せなくてはならない。では、プライシックの許可が得られたとしよう。

次にライフサークルに属さない（利益関係のない）第三者の医師の診断が求められる。診断書に嘘がないかや、病状の深刻度などについて、これも直接診断される。

仮に、この医師が条件を満たしていないと判断すれば、患者の申請は許可されない。この二人の医師が同意すれば、あとは生命倫理分野に強い弁護士の許可を待つのみとなる。ドリスは、この段階だった。

後述するが国家として自殺幇助を合法化したわけではないスイスでは、こうした手順を各々の団体が規定している。審査には、医師たちの私情が入る余地が大きい。つまりプライシックが四条件を満たしていると強く主張すれば、続く医師や弁護士への圧力になるだろう。この緩い審査ゆえ、諸外国からスイスに末期患者が多く集まる。「自殺ツーリズム」などと批判される所以《ゆえん》だ。

昼食の席に着くと、元料理人だったという彼女の義母がホワイトソースを使ったパスタをテーブルに置いた。94歳になる彼女の夫がしっかり嚙み砕けるように長めに茹でている。彼らの食べる量はほんの少しだったが、家で暮らす老夫婦と笑顔を交わして食べる昼食は、特別で楽しかった。食後、私は、彼女と共に秋田犬のアキータを散歩に連れ出した。彼女の口調も、この頃になると、前よりも少し砕けてきた。

プライシックはここで、ドリスがある薬について質問したことを、話題にした。

ドリスは「処方箋のいらない、メキシコの致死薬が通信販売されていて、それを試そうと思ったことがあります。でも、苦しんで死ぬこともあるという話を聞いて諦めたんです」と言っていた。プライシックは、それについて説明した。

「彼女が口にしていたのはメキシコが世界中に輸出している危険な薬。数百ドルもして、ボトルを2本も飲まなければならないのに、胃が焼けて、吐き気を催し、死ねないこともあるの。私が使うのは、15グラムのペントバルビタール・ナトリウム。これなら、苦しまずに安らかに死ねるのよ」

この薬は鎮静麻酔薬で、患者の状態や薬の使用量によっては無呼吸や心停止を引き起こす。

彼女は、森の細道を悠々と歩くアキータを見ながら続ける。

「ヨーイチ、私の願いはずっと変わっていないわ。いつか、私が外国人を助けなくていい日が来てほしい。それには、世界の国々が死に対する考え方や対処法を変えなければならないの。まだ先は長いでしょうけど……」

その日の夜、バーゼル中心部にあるホテルのベッドに横たわり、ふと考えた。

――老婦も同じように、今頃は寝床に入っているのだろうか。それとも、さすがに今夜は、寝付けないだろうか。

彼女は翌朝、81年間の人生に終止符を打ち、薬を飲んで永遠の眠りにつくのだ。

最期の日

1月28日午前8時半、プライシックの兄ルエディに車で連れられてきたドリスは、車窓から私に笑顔で手を振ってくれた。反射的に、私も手を振った。黒いコートを羽織ったドリスが、車から降りると、私のほうに向かってくる。

私は、ホテルからここに来るまでの道のりで、迷っていることが一つあった。「グッドモーニング」が正しい表現か否か、だった。まずは相手の挨拶を待つことにした。

「ハイ、グッドモーニング! ハウアーユー?」

ドリスが、にっこりと笑って、こちらにやって来る。

「グッドモーニング」と、結局、つられて返答した。少し安心して、老婦の笑顔を見つめながら手を差し出した。死を迎える現場に到着したにもかかわらず、この落ち着きようは、何なのか。彼女の年齢の半分にも達していない私の死生観では、計れそうもない。

バーゼル市内にあるこのアパートは、ルエディが以前、フォトスタジオとして利用していた40平米ほどの小さな物件だが、この頃は外国人患者に自殺幇助を行う部屋になっていた。

部屋の中は、長方形の木製テーブルが1台、真ん中に2メートルほどの木製本棚、その後ろにオレンジ色のソファ、その3歩先にリクライニングベッドが置かれている。入り口の左奥、ベッドの前には小さなキッチンがあり、ネスプレッソのコーヒーメーカーとミネラルウォーター2本がある。ベッドカバーは、白地ベースに赤と黄緑の水玉模様のデザインで、部屋全体がイケア製品で装飾されたようなイメージだ。真冬のバーゼルは氷点下に達することが多いが、室内は暖房が心地よく行き届いていた。

ドリスがコートを脱ぎ、ハンガーにかけた。この日の服装は、黒いズボンに白、グレー、ピンク3色のボーダーセーター、そして黒いハーフブーツという若々しい装いで、81歳とは思えない。ルエディが室内で、探し物をしている中、老婦は私に近寄り、真顔でこう言った。

「あなたが来てくれて、本当に嬉しいわ。あなたの本がすばらしいものとなって、私の死について、たくさんの人たちに考えてもらえたら嬉しいわ。そしていつか、（安楽死を巡る考え方に）少しでも変化が訪れることを願っているわ」

このすぐ後に起こるドリスの死に立ち会う私は、この一言の重みを噛み締めた。彼女は、この出会いと別れを、わずかでも無駄にしないでほしいと願っている。しかし、また例のジレンマが私の頭をよぎる。

――彼女をこのまま死なせてよいものか。

老婦は、数十年前に夫と旅行したスペイン・カタルーニャ地方の思い出を語り始めた。「すばらしい気候とおいしい料理が忘れられないのよ」と笑顔で言う。この笑顔は一体、どこから来るのか。死を覚悟した人間にも、恐怖はあるはずだ。あと数十分もすれば、彼女は死んでいる。どうしても私には分からなかった。

プライシックが入り口のドアを開け、すました様子で入ってきた。老婦に朝の挨拶をすますと、お互いに微笑んだ。プライシックの様子は、普段と変わらない。まるで、老婦に明日、あさってがやって来るかのように。

二人は、書類に目を通し、最終の署名作業に取りかかった。私は『Declaration of Voluntary Death』(直訳は『自発死宣言書』)と書かれた誓約書を、横から覗き込んだ。これは、自殺幇助によりこの世を去る患者が、「自発的に死ぬこと」を意味するもので、医師や家族などから強要され「受動的に死ぬことではない」ことを誓うものだった。

テーブルの横には、小さなボトルがあった。これが自殺幇助に使われる致死薬である。ベッドの前で、ルエディがビデオカメラを高い位置に設置している。ライフサークルの規定として、患者が死に至るまでの一部始終を録画することが義務付けられている。この規定が曖昧であれば、自殺ではなく他殺(この現場では、プライシックかルエディか私が犯人)を疑われる可能性もあり、刑事事件に発展することもある。

書類のサインが終わるまで約20分。「さあ、ベッドにどうぞ」とプライシックが、老婦を奥に誘導した。何ともあっさりと勧めるものだと、私は動揺した。ドリスは、ソファに置いたスーツケースから、ラブレターの詰まったナップサックを取り出し、ソファの上に置いた。ルエディが点滴をスタンドにかけ、プライシックが老婦の左腕に針を差し込んだ。手首にストッパーを装着し、テープで固定した。

「この腕時計を外してもいいですか」と、プライシックは尋ねる。

「できたら、これを着けたままでお願いしたいのですが」と、ドリスが答える。

これですべて用意は整った。これからドリスにいくつかの質問をするため、ストッパーの操作に気をつけるようプライシックが注意を促した。ビデオカメラを背に、ベッドの前に移動し、彼女がドリスに向き合った。そして、プロローグに書いた質問が始まるのだった。

「ドリス、用意はできていますか」

「ええ……」

午前9時34分、プライシックが聴診器で心拍数を測り、死亡を確認した。苦しまず、安らかに逝ったドリスの頭部を、彼女は幾度となく撫で、「あなたは、なんてすばらしい女性だったのでしょう」と、老女の耳元で囁いていた。ここに来てから、わずか1時間足らずの自殺幇助。初めて現場を目にした私は、あまりにもあっけない他人の死に呆然としていた。

45分後、バーゼル市警察の男性2人が到着した。検視官の若い男性と女性も同時刻にやって来た。私は、パスポートの提示を求められた。死因が自殺であるという十分な証拠が見つからなければ、私も殺人罪で現行犯逮捕される可能性がある。

ルエディが、マックパソコンを開け、行われたばかりの自殺幇助の録画ビデオを警察官たちに視聴させた。彼らが正当な形でドリスが死亡したと判断すると、上司らしき年上の警察官が部屋の外に出て、携帯電話で警察署に連絡を入れているようだった。

検視官と警察官の4人が、もうしばらく死亡現場の確認を行う間、私はプライシックに誘われ、近所のレストランで朝食を摂った。彼女は、ラズベリーのヨーグルトと、カプチーノを2杯注文した。テーブルに着くと、彼女は不満そうにこう言った。

「あの警官、私のことが嫌いなのよ。さっき、アパートの外で、『また、独り身の老人が逝っちまいました』って上司に話していました。彼が来ると、いつもいい顔をされないんです。揉めたことはないけれど、こういう人もスイスにはいることを知っておいてね」

私が、プライシックに信頼を抱く一つの理由がある。それは、彼女をバッシングする自殺幇助反対派の人々や宗教団体、また、アパート周辺で彼女の活動そのものを嫌い、立ち退きを煽《あお》る人たちを決して批判しないことだ。

その上、私がこのテーマを偏った方向に導かないためにも、プライシックは常に、「必ず私に反対する人たちの声も取材してくださいね」と念を押す。彼女は、私の目を見つめて熱心に語りかけた。

「患者に接し、現場を見るのと見ないのとでは、伝える内容が大きく変わってくるはずです。私は、あなたがそこまで望むのであれば、自殺幇助の瞬間を肌で感じてもらうために、今後患者の許可を得るように努力します」

こうしたプライシックの人間性は、彼女の自殺幇助に対する取り組みにも反映されている。大手団体が会員（患者）の望みを叶える、つまり自殺幇助を行うことだけを目的とする一方で、彼女はその他にも死に至るまでのサポートや、死後の家族への配慮にも気を遣っていた。

エグジットを訪ねて

バーゼルから列車で2時間。ジュネーブとの間にある湖畔の町がローザンヌだ。ここにスイス国内最大の自殺幇助団体「エグジット」のフランス語圏本部がある。なお、地域によって異なる言語を採用するスイスでは、ほかにドイツ語圏の本部がチューリッヒにある。

プライシックに初対面した翌日の1月22日、私は、この団体を訪問していた。

長い口髭のジェローム・ソベル代表（63）が「ボンジュール」と言って、入り口の大扉を開けた。耳鼻咽喉科医を本職とするソベルにとって、エグジットの活動は副職となる。

エグジットは、1982年に誕生した世界初の自殺幇助団体だ。同団体を語ることは、スイスの自殺幇助にまつわる歴史を語ることにほかならない。

医学の発展により、死が遠い存在になっていった1970年代、延命治療が進歩したゆえに、世界的に「死ぬ権利」の是非が議論されるようになっていく。その伏線となったのはオランダのポストマ事件（1971年）やアメリカのカレン事件（1973年）だが、詳細は後章に譲る。延命治療への批判が高まっていたスイスでも81年に「死の自己決定権」会議が行われ、人間の最期を巡る議論が交わされた。翌82年1月23日、20人の有志によってエグジットが結成される。彼らが展開したのは、これまで医師が特権的に抱えていた治療の決定権を患者のもとに返す運動である。具体的には、「Directives Anticipées」（延命中止など、患者が希望する医療行為を記した指示書）に効力を持たせる運動だった。

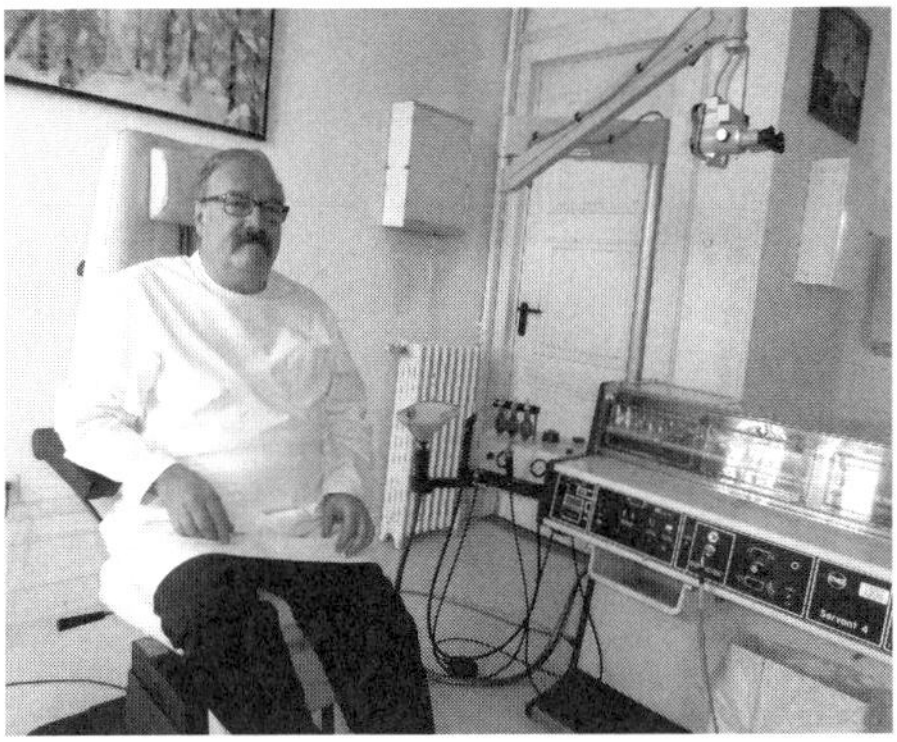
外国人への自殺幇助には反対の立場をとる（ソベル代表）。

スイスには自殺幇助に対する「明確な規定」が存在し

ない。過去数十年間、政府による法制化が何度か検討されたが、いずれも失敗に終わった。そこで既存の刑法の間隙を縫うように、自殺幇助は容認されうる、という解釈を導き出した。

２００４年になって日本の医師会にあたるスイス医科学アカデミーは、末期患者への幇助をガイドラインとして認めたが、自殺幇助が患者たちの「自己責任」のもと決行される慣習に変わりはない。ソベル医師は、「最期は患者本人が実行することが（積極的）安楽死との大きな違い。（金銭目的などの）利己的な動機が入り込む余地がないですから」と語る。

患者自身の判断が厳守される同国にあって、希望者は自殺幇助団体の会員であることが求められる。それは会員になって事前指示書の発行、つまりは重篤な病気の発症や事故の発生前から、終《つい》の選択を明示していなければ、患者本人の希望であることを証明できないからだ。

エグジットのフランス語圏本部の会員数は、２万４２２５人（２０１６年）で、男性が33・３％で女性が66・７％。16年に自殺幇助を受けた患者は２１６人だった。年齢層を見れば、最も多いのが51歳以上75歳未満で59％、次に75歳以上で33％、50歳未満は８％だ。未成年者は会員になれない。ちなみに、ドイツ語圏本部（イタリア語圏も所管）は、さらに会員数が多く、10万４２００人。16年だけで、７２０人の患者が自殺幇助で死亡している。

エグジットがディグニタスやライフサークルと異なるのは、「会員はスイス在住者のみ」という点だ。外国人患者を受け付けない。ライフサークルのプライシックは、そのために多忙を極めていた。彼女はよく、「外国でも自殺幇助が認められていれば、ここまで多くの患者を診る必要はない」と嘆いていた。

　これについて、ソベルは批判した。

「外国人を受け入れない理由の一つは、時間とエネルギーの消費が激しいこと。私たちは2万人超の会員を抱えています。この多くの人々の手続きが優先です。外国人を受け入れれば、パンクしてしまう。そして、もう一つの理由は、スイス国内であれば、私の知る医師と話をしたり診断書を見たり、また患者と個人的に自宅で話し合い、家族とも議論ができます。これができることで、自殺幇助の手続きがスムーズになる。これに対して、ディグニタスやライフサークルは、外国に足を運んでこの作業を行います。私の本職はここ（耳鼻咽喉科）にありますから、そこまでの労力は費やせないのです」

　自殺幇助の方法も異なる。エグジットの場合、患者は致死薬をコップで飲み干し、絶命を迎える。死亡までに約30分を要するという。プライシックのように強い致死薬を点滴で注入する方法なら、数十秒で絶命に至る。しかし、後者の方法は他団体では一般的でないようだ。

　次に費用の話になった。エグジットの会員は、年会費40ス

スイス：自殺幇助数の推移

ただし外国人は含まず

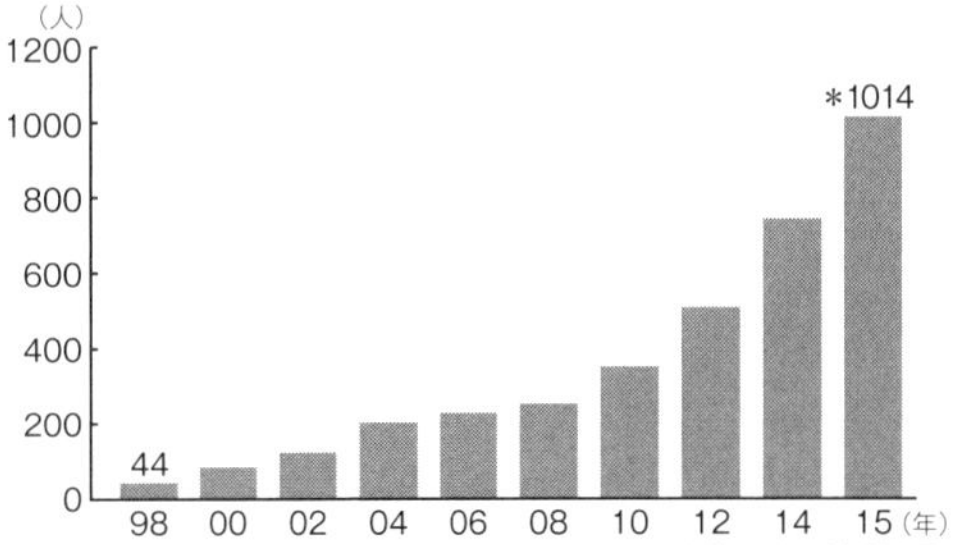

＊複数の幇助団体から集めた推定値

出典：スイス連邦統計局

イスフラン（約4600円）。退職者は35スイスフラン（約4000円）に下がるという。外国人にも門戸を開き、数千スイスフランかかるライフサークルやディグニタスとは、料金が大きく異なる。「会員であれば、自殺幇助はエグジットが無料で提供します」とソベルは強調した。

そもそも、なぜ彼はこの世界に足を踏み入れたのか。穏やかな表情が一瞬、険しくなった。

「私が医学生の頃、神経性の難病に長年、苦しんできた祖母が、私に死の助けを求めてきました。当時は学生だったため、何もすることができず、死ぬまで苦しまなければならない辛い状況を目の当たりにしたんですよ」

若き日の記憶が後に、彼に使命感を与えた。最後にソベルは、こう呟くように言った。

「苦しい最期を人々が迎えなくていいように、私は、死の手助けをしたいのです」

残された人生、あと16時間

「これだけは、はっきりと言えるわ。まさかこの年齢で死を迎えるなんて、考えたこともなかったって。これが唯一、今の悲しみかしら。だって、それまでは病気とは縁がなかったんですもの。けれど、死が怖いんじゃないのよ。この耐えられない痛みとともにじわじわと死んでいくことが、私には恐怖なの……」

２０１５年9月、スペイン南部のリゾート地・マルベージャで余暇を過ごしていた68歳のスウェーデン人女性、ヨーレル・ブンヌは突然、背中の痛みに襲われた。現地の病院で超音波検査を受けると、胆石が見つかり、除去手術には成功。しかしその後も痛みが悪化したため、ＣＴ検査を受けると、膵臓《すいぞう》癌だと分かった。余命はわずか半年と宣告された。

私がブンヌに面会したのは、ドリスが死去してから、ちょうど一週間後のことだった。バーゼル郊外にひっそりと佇《たたず》む高級ホテルの一室に、彼女は夫のアンデルス・ユーブリンク（72）と滞在していた。英国人老婦と同じ場所で、プライシックによる自殺幇助が翌朝に予定されていた。この瞬間から、彼女に残された人生は、約16時間。死ぬまでの時間が設定されているという違和感を、私はこの時も味わっていた。

今回はプライシックの付き添いなしで、この夫婦と3人だけで面会することになった。彼女から何の注意も受けていなかった。約束のホテルに少し早めに着いた私は、ノートに書き出した質問をチェックした後、受付に足を運んだ。ブンヌの友達であると偽り、フロントスタッフの了解を得ると、ベルマンが私をエレベーターに誘導し、カードでロックを解除した。

今度は一体、どんな患者が待ち受けているのか。前回と同じく、冷静に話すのだろうか。もし突如涙した際はどうする？　それぞれの状況に対し、どう対応すべきなのか。あまりにも同情した顔を作るのは嘘くさい。かといって平然とした態度を取るのも不自然だ。とにかく、自然な感情に身を任せよう。そう自分に言い聞かせ、ドアをノックした。

「待っていました」

夫のユーブリンクが穏やかな顔でドアを開けた。ドリスのホテルとはタイプが違う、大手グループ共通の、いわゆる「快適な部屋」だった。

ツインベッドの上には、痩せこけたブンヌが、膝を曲げて体を横に倒していた。重たそうに右手をこちらに出し、そっと握手を求めてきた。「はじめまして」という彼女の顔には微笑みがなかった。初めての挨拶でニコリともしない欧州人を、私はほとんど見たことがなく、居心地の悪い始まりとなった。

まずは、どこに腰掛けたらいいのか戸惑った。ベッドの手前だと、彼女が上体を起こさなくてはならず、もう一つのツインベッドに座れば近すぎる。窓際の椅子に腰掛ければ、反対に向き直してもらわなくてはならない。看護師なら、患者の体をさっと動かし、こんな些細なことに戸惑わないのだろうが。

「好きなところに腰掛けていいわよ。私は動くと激痛が走るので、この格好を維持したいだけなのよ」

ブンヌがそう言うので、結局、私は、ベッドの手前にある椅子を彼女の目線に合うようにずらし、腰掛けた。部屋の中は、スーツケースが2個あるだけで、まるで彼らは夫婦旅行に出かけてきたような雰囲気だった。ユーブリンクは、窓際にある椅子に腰掛けた。

ブンヌは、スイスのような取り組みが世界中に広がることを切に願っていると言って、実名報道を許可した。だが、写真だけは後ろ姿でと頼まれた。4カ月間で体重が60キロから43キロに激減し、「痩せこけて、醜くなった自分」を写してほしくなかったからだった。

無神論者

40年前、ブンヌとユーブリンクは知り合った。共に離婚を一度経験しており、産婦人科医同士だったため、お互いを尊重しあえた。アラブ首長国連邦やオマーン、スウェーデンの都市を転々としながら、仕事に明け暮れた。数年前に退職し、二人はスペイン南部アンダルシアのセカンドホームで、贅沢な時間を過ごすこともあった。

人生の大半をスウェーデンの医学界に捧げてきたブンヌだが、安楽死や自殺幇助を違法とする母国の方針については、まったく理解できないと嘆いた。

「私たちの国は、世界的に見ても福祉国家で、国民の生活が守られているはずなのに、人間の死については、まったく議論にもならない。宗教色の濃い国ではないですから、倫理的な問題でもないはずです。なぜ議論が進まないか理解に苦しむわ」

モルヒネを使用していたため、取材時の痛みは「10段階に分けると3」だと言った。しかし、翌朝、ユーブリンクは、「あなたが帰ってから朝まで痛みがあって、彼女は眠れなかったんです」と明かした。この時のブンヌの状態は、十数メートルを歩行することさえやっとで、食後は吐き気と腹痛に悩まされていたという。

死が予告されている人間を前に、インタビューをするという体験は、私の取材人生の中でも二度目である。一度目は1週間前だ。例外的な取材のため、失礼な質問を発するかもしれないと伝えた上で、ストレートに訊いていくことにした。

明日、本当に死んでもいいんですか?

死ぬ準備があるからこそ、わざわざスイスまでやって来たのだろうから、質問自体が馬鹿げていると思った。だが、自殺に臨む人間は、寸前に断念することだってある。

私の質問を聞き終える前に、ブンヌは、きっぱりと答えた。

「もちろんよ。私自身の死ですから。なぜ、あと何カ月も耐え難い痛みを我慢して生きなければならないのですか。耐え抜くことによる報酬でもあるのかしら。私は無神論者で、神や死後の世界だって信じていませんから……」

欧米で、安楽死や自殺幇助に反対するのは、多くの場合、宗教団体やキリスト教系の政治団体だ。なぜなら「神だけが、人がいつどのように死ぬのかを差配している」からで、自ら死を求めることは神の権威を奪うことと考える。ブンヌが再び語り出す。

「実は今朝、プライシックが問題になっている記事を新聞で読んだのよ。自殺幇助を行うアパート周辺の住民から苦情があるという話でした。どうやら立ち退きを強いられているようだわ。今後、工業地帯で幇助が行われるそうですが、それだけは避けたい。そんな死に方をするくらいなら、違う団体にお願いするわ」

プライシックとルエディが使用しているアパートは苦情が絶えないことを、二人からも聞いていた。しかしそれは、隣接する住民や飲食店のオーナーが「隣で毎週、人が死んでいるのが嫌」という心理的な理由だからだ。引っ越しは、翌月に行われることになっていた。

ブンヌが、プライシックの運営するライフサークルのメンバーになったのは、15年11月で、その3カ月後には、こうして希望が実現した。ただし、本来は16年1月14日に決行の予定だったが、事務的な問題の発生で彼女の順番が後回しになってしまったという。

「ライフサークルに送った書類を紛失したという連絡があったの。体調が優れないのに、スペインからわざわざスウェーデンに戻って診断書を再送しなければならなかった。プライシックへの信頼を失ったわ。この人に死を任せて大丈夫かしらって。最終的に私の順番は3月に回されたので、私は無理やりお願いして2月に早めてもらったのよ」

一日でも早く死を迎えたいという彼女は、ここから先、体調が回復することなどあり得ないことを、元医師として熟知していた。その願いは、彼女の表情を窺う限り嘘ではなかった。ただ、私を唖然とさせたのは、会員登録から2カ月で自死が可能という事実だった。

あなたは今、早く逝くことを望んでいるのですね？

「とにかく、この痛みから早く逃れたいの。臓器がどんどん破壊されていき、痛みだけが私の体を侵食していくんですもの。元医師として、どんな結末が待っているのか、十分に分かっているつもりよ」

ブンヌは、元医師として、そしてこの時は患者としても訴えたいことがあった。

「患者の痛みを和らげる緩和ケアが各国で主流になっていますが、私は、無意味だと思う。それは欺瞞《ぎまん》でしかない。この痛みを和らげることなんてできませんから。特定の癌には効果があることは知っていますけど、私の癌は、とても不愉快な痛みなのよ」

時刻は、午後5時半を回っていた。鮮明なオレンジ、赤、紫の夕焼けが窓辺に輝く中、夫のユーブリンクは、じっと妻の話に耳を澄ましていた。

薄手の白いセーターを身に着けているブンヌは、先ほどからほとんど姿勢を変えていない。背中と胃の辺りに痛みが走るため、腰の部分に枕を挟んでいる。優れない体調を承知しながらも、敢えて彼女に訊くべきことがあった。

子供はいますか？

「ええ、43歳の長女と、40歳の長男がいます」

このホテルに？

「いいえ」

では、スウェーデンに残っているということですか？

「はい」

ブンヌは、何も付け加えることなく、イエスかノーの単調な返事をした。親子関係に冷たい空気が流れている気がした。ドリスは、「子供がいたら違った決断をしていたかもしれない」と話していたが、ブンヌはどうなのか。

悲しくないですか？

「いいえ、私は大丈夫よ。子供たちもね」

彼女は、あまりにも冷静だった。小説やドラマの世界であれば、ここで涙を浮かべてもおかしくないだろうが、現実は違った。

「二人には、既にスウェーデンで別れを告げてきました。この決定は、私の個人的なものだと思っているんです。私の死に際を子供たちに見てほしくはない。夫だけに、私の最期の顔を見つめていてもらいたいの……」

夫婦は再婚だったことは既に述べたが、二人はブンヌが前夫との間になした子供だった。長男とは長年、疎遠で、顔を合わせる機会もほとんどなかったという。しかし、この死を選択したことを伝えると、長男は理解を示し、以前にはなかった母親へのサポートを始めたのだという。長女については、口にしようとしなかった。複雑な親子関係なのだろう。

私は、彼女の長男と同年齢で、母親もブンヌと2歳違いの70歳であるため、彼らが近い存在に感じた。私が同じ状況に置かれているとしたら、一体どのような決断ができるのか。もし、母親がこうして父親と一緒に外国のホテルの一室で、人生最後の一日を迎えているとしたら……。私は、それでも最期までそばにいてあげたい。死ぬ瞬間を看取ってあげたい。反射的にそう思うが、それは日本人的な家族観なのだろうか。

別れ際のジョーク

窓際に座って妻を見つめるユーブリンクにも、問いかけたいことがいくつかあった。彼女の病気を知った時、どんな思いでしたか？

スウェーデン人は男女とも、美男美女が多いと言われているが、彼も若い頃はハンサムだったのだろう。72歳とは思えない若々しさで姿勢も良い。話し方も上品で落ち着いていた。

「待合室で、膵臓癌だと聞いた時、単なる冗談だと思いましたね。私が嘘だと笑っても、彼女の表情は変わらなかった。それは、とてもショックでした。しかも、この病気はとにかく先が短い。どうしたら良いのか、分からなかった。元医師だから理解できるはずなのに、身近の人間だとそれができないことを知りました」

どうやって乗り越えたのですか？

「時間ですよ、ええ、時間。時間が私を苦しみから救ってくれたのです。でも、もっと長く一緒にいたかったなあ……」

ユーブリンクに背中を向けた状態のブンヌが、その瞬間、俯《うつむ》き加減で囁いた。それは、あまりにも小さなかすれた声で、彼にも聞こえなかったに違いない。

「私もよ……」

16時間後には独り身になるユーブリンクは、この先、どんな生活を描いているのかを尋ねた。翌朝には「過去の妻」になる運命を背負ったブンヌを前に、こんな質問を彼にするのは失礼だったかもしれない。だが彼は、素直に胸の内を語った。

「分からないですね。明後日の便でスウェーデンに戻ります。ですが、それから先のことは、まだ考えていません。というのか、考えたくないというのが、今の正直な気持ちです」

最後に二人の写真を撮らせてほしい、とお願いした。ブンヌは、前述したように正面写真を拒んだが、必死に上体を起こして、夫の肩に寄り添った。ユーブリンクが彼女を横目に微笑んだ。死にゆく人との最後の写真（口絵参照）で、笑っている。私は「その笑顔は？」と、またも不躾《ぶしつけ》な問いを口にしながら、自分の発言を後悔していた。

「いいのよ。私たちは、40年間、苦しい時も、いつも笑って生きてきたのですから。最後まで彼の笑顔を見たいわ」

ブンヌの声を耳元で聞いたユーブリンクの顔から、一瞬、笑顔が消えた。この男性は、本当に彼女を愛していたのだろう。

約束した1時間の取材時間が過ぎていた。二人だけの最後の時間を、私が奪ってはならない。ユーブリンクとは、彼女が「深い眠り」に就いた翌朝、朝食を一緒にとろうと約束した。

ブンヌには、写真や会話内容の使用を許可してもらうためのサインが必要で、私が誓約書を用意しておくと告げると、こう言った。

「明日はもう死んでいるから、サインできないわよ」

その言葉に嘘はないが、私は非礼にも、「ハハハ」と笑ってしまった。一瞬、間があったが、そのすぐ後に、彼女自身も微笑んでくれた。死を翌日に控えた人間のユーモアを聞き、改めて彼女の心の豊かさを感じた。私は、荷物をまとめ、彼らに別れを告げた。

「シー・ユー・トゥモロー」と、ユーブリンクが紳士的な表情で、滑舌良く言った。

一方で、ブンヌと私が会うことはない。彼女は、無表情で私に告げた。

「グッバイ」

「またどこかで会おう」

翌朝8時半、先日と同じアパートの中で、自殺幇助が行われた。夫婦の希望により、私は前回の老婦の時とは異なり、アパートの中に招かれなかった。最期を看取るのは夫のユーブリンクだけであってほしいという、ブンヌの願いはごく当たり前のものだ。

午前8時半から、私は、バーゼルの町中の喫茶店で時間を潰した。ドリスの現場が目に焼き付いているため、ブンヌが幇助を受けて死亡するまでの一連の時間経過が、私の頭の中で、分単位で浮かんできた。9時を過ぎた頃には、彼女がそろそろストッパーを開けるのだろうと想像した。

ユーブリンクは、自殺幇助をどう受け止めるのか。疲れがどっと押し寄せ、約束の朝食がキャンセルされることもあるかもしれない。あるいは、こういうことだってあり得るのではないか。ブンヌが幇助を断念し、まだ生きているということも……。

コーヒーを飲みながら、架空のシーンが頭をよぎっていた。すると、携帯電話が鳴った。

「ハイ、ヨーイチ、（自殺幇助が）終わりました。この前のレストランで待っているわ」

プライシックだった。いつもの溌剌《はつらつ》とした口調で、「無事に終えたわ」と言った。前日に会ったばかりの女性が、この世を去った。心の中で、ブンヌに祈りを捧げた。

——安らかにお眠りください。

プライシックが幇助を終えた後、必ず足を運ぶ行きつけのレストランに入ると、いつもと同じ席にいつもと同じ赤いアウタージャケットを着た彼女がいた。その横に、ユーブリンクの姿があった。特に表情の変わらない彼の様子を見て、少し安心した私は、こう切り出した。

すべてうまくいきましたか？

「すべてが本当にうまくいきましたよ」

やや疲れた表情でそう答えたユーブリンクは、手元にあったチョコレートケーキの残りを頬張った。落ち着きがあり、食欲も失っていなかった。彼がプライシックに話しかけた。

「妻があなたに知り合えて良かったと思っています。この死に方を選んだのも正解だったと、今は思っています」

彼女は、その日の夕方にスイス人男性の患者を幇助する予定があると言った。国内患者は外国人と異なり、自宅で行うことができる。その男性は、ブンヌと同じく膵臓癌を患い、自殺幇助ができなければ銃で頭を撃って自殺すると暴れているという。男性の伴侶に、最悪の光景を見せないためにも、彼女は、急遽、幇助の日程を早めたのだと説明した。

多忙なプライシックの一日がまた始まった。2杯のカプチーノを飲み干すと、席を立ち、ユーブリンクと私に挨拶をし、レストランを後にした。

私は、彼の顔を覗き込んだ。

どんな気持ちですか？

「私は大丈夫ですよ。こうなることを覚悟していましたから。突然、死んだわけではないですからね」

ストッパーを開けた時、彼はブンヌの手を握り、お互いに涙を流した。彼女が喉元に異変を感じた時、「これで最後よ」と、ユーブリンクを見て囁いたという。

ブンヌさんに最後、何と言いましたか？

「君は長い眠りに入るんだよ。楽しい人生をありがとう。またどこかで会おう。愛しているよ、と……」

前日に私がホテルの部屋を出た後、夫婦はスイスに来るまでの1カ月間の思い出を語り合ったという。アンダルシアでたくさんの友人を呼んでパーティをしたこと、二人で海辺を散歩したこと……。そしてブンヌはその夜、しみじみとこう語った。

「やっぱり、1月14日じゃなくて、明日（2月4日）まで延びて良かったわ」

彼には、もう妻がいない。彼の生活にも、大きな変化が訪れることだろう。スウェーデンの自宅にも、余暇を満喫してきたスペインのセカンドホームにも、ブンヌの姿がなくなる。

ユーブリンクは、精神的疲労を抱えている様子ではあったが、話し方や食欲を見ても、どこかの段階で自分なりの覚悟を固めていたのだろう。元医師に相応《ふさわ》しい態度が、見て取れた。

自殺幇助が行われたアパートまで、共に歩いた。道中、私は彼に尋ねた。

半年後、あなたにもう一度会って、話を伺いたいのですが。

ユーブリンクは言った。

「私が、まだ生きていればね」

それが何を意味するのか、はっきりとは分からなかったが、おそらく死というものは、そう遠い世界の出来事ではない、と実感していたのだろう。

頑張ってくださいね。

「ありがとう」

ブンヌが「眠る」アパートの前で、お互いに握手を交わし、半年後の再会を約束した。

チューリッヒからバルセロナまで飛行機で戻ると、夜遅くにもかかわらずサロンのテーブルで、いつものようにiPadを使って映画を見ているパートナーの姿があった。私が赤ワインのコルクを開け、二つのグラスに注ぎ、彼女に話しかけた。

オジェ（ねえ）、緩和ケアは無意味なのかな？

ブンヌの話を持ち出すと、彼女が画面のスイッチを切って、真顔で話し始めた。

「緩和ケアは、必ずしも、肉体的な痛みを和らげるためだけにあるんじゃないのよ。それは、精神的な苦痛を和らげる心のケアでもあって、患者本人だけでなく家族の心理的なケアも私たちの仕事なのよ」

ブンヌには精神的なケアが、なされていなかったってことかな。

「ええ。でも、膵臓癌の痛みは激しいし、緩和ケアを否定する気持ちは分かるわ。それに、痛みの感じ方は人によって異なるから。私は、それよりも、彼女が自分で決めた死というものを尊重するわ。それは誰も否定できないと思うのよ」

日本では、君みたいな考えは一般的ではないと思うけど……

「じゃあ、日本に行ったら、末期の患者さんに本音を聞いてみたらどう？　病院で生かされているだけということもあるんじゃないのかしら」

この頃の私はまだ、彼女の考え方に反論の余地さえなく、違和感を持つことすらなかった。

第2章 僕が死ぬ日にパーティをしよう
［オランダ］

合法化の道のり

スイスでは約1カ月の間、プライシックの行う自殺幇助の現場に立ち会ってきた。半ば圧倒されながらも、彼女がそれを「理想的な死」と呼ぶことには釈然としない思いもあった。もやもやした気持ちが、取材後数週間を経て、私の中には芽生えてきた。

2015年夏に熱中症で10日間、昏睡状態に陥ったことのあるバルセロナの友人と、同市内の喫茶店で会話をしている最中のことだった。

「ところで、医者が患者に注射をして安楽死させるのと、医者が患者を幇助して絶命させるのは何が違うんだ。医者が自殺を手助けするスイスのほうが、自らの手を汚さない分、やり方が汚い気がするね……」

スイスでは、プライシックをはじめとする医師たちが自殺幇助の優位性を語っていたが、この友人はそのやり方を「汚い」とまで言う。しかし、比較対象がない。私は積極的安楽死については、まだ取材を重ねていなかったからだ。オランダでは、医師が注射を打って患者の死を誘導するという「積極的安楽死」と、スイスで行う「自殺幇助」の両者が合法である。この二つを比較する意味でも、次の取材の舞台はオランダにしようと考えた。

まずは、オランダの安楽死合法化への道のりを振り返ろう（三井美奈『安楽死のできる国』、盛永審一郎『終末期医療を考えるために』参照）。

同国でその気運を高めたきっかけは、1971年に発生した「ポストマ医師安楽死事件」だった。脳溢血で倒れた実母に対して、娘であるポストマ医師が、200ミリグラムのモルヒネを打って死に至らせた。その後、警察に自首した。彼女が嘱託殺人で起訴されると、国民からの同情が集まった。母を苦しませず逝かせようとしたポストマを、なぜ罪に問えるのか、という声だ。これが安楽死運動の呼び水になった。

1973年、レーウワールデン裁判所で、ポストマは、禁固1週間執行猶予1年の判決を下される。ポストマの鎮痛剤投与は容認されたが、致死量のモルヒネを使ったことが有罪とされた。実刑を免れたのは世界でも驚きとともに受け止められた。

この年に「オランダ自発的安楽死協会」（NVVE）が設立され、刑法の改正、すなわち、「医師による自発的安楽死の実施を法的に容認」する社会運動が始まる。

さらに81年には、「オランダ国家安楽死委員会」と「検察庁長官委員会」の2委員会が設置された。政府は、「検察庁長官委員会の承認なく、医学的に実施された自発的安楽死の件を起訴してはならない」との指示を出した。ここで、安楽死は事実上、容認されたと言ってよい。その後も、後述するアルクマール事件（1982年）などが論争を巻き起こし、リビング・ウィル（生前に延命治療の中止などを宣言しておくこと）も普及していった。

93年には、遺体埋葬法改定案（安楽死を行った医師が自治体の検視官に報告し、最終的に検察庁長官委員会が起訴するか否かを判断するまでの手続きを定めた法律）が国会で可決され、政令で安楽死容認の法的枠組みとなるガイドラインも示された。これで従来の政府見解が明文化された。

そして2001年4月10日、オランダ議会上院は賛成62％で、「要請に基づく生命の終焉ならびに自殺幇助法」を制定した。いわゆる「安楽死法」である。それまでの法では、「積極的安楽死」「自殺幇助」を行った医師は「嘱託殺人罪」で送検されるが、ガイドラインに沿っていたなら、不起訴になるという内容だった。つまり医師は、一旦は容疑者扱いされてしまう。新たな安楽死法では、医師の保護が明確になり、要件を満たせば送検されないことになった。医師を送検する場合、検察に立証義務も生じる。

要件には「患者の安楽死要請は自発的」「患者の痛みは耐え難く治癒の見込みなし」「医師は患者の病状について情報を与えた」、その上で「医師と患者が共にほかの解決策がないという結論に至った」など六つを定めている。

同法の成立によって、終末期医療の選択肢として安楽死や自殺幇助が、公的に認められることになったのだ。ちなみに、安楽死の費用はすべて、健康保険でカバーされる。

オランダでは、安楽死の条件に患者が「終末期」であることを明記していない。その痛みも「肉体的な痛み」に限定していない。そのため、実施件数は少ないが認知症（16年141件、地域審査委員会調べ）や精神疾患（同60件）も、「耐え難い痛み」の範疇として検討される。また、適用年齢も12歳以上となっている（12〜16歳は患者の要請に加え、保護者の承諾が必要）。

このように世界初の安楽死法ながら、対象や運用面などの幅が広く、それだけ様々な問題が生じてきた。こうした議論を、長らくリードしてきたのがＮＶＶＥである。

ＮＶＶＥの会員は、現在、16万5０００人。年会費は、わずか17・5ユーロ（約２３００円）だ。安楽死法の制定から審査の元締めの役割を果たしてきたＮＶＶＥだが、ここは安楽死を望む患者の窓口にもなっている。

２０１２年３月に開設され、大きな話題を呼んだ「安楽死専門クリニック（Levenseindekliniek）」も、ＮＶＶＥがバックアップした。ここではホームドクター（オランダのかかりつけ医制度は後述）から安楽死を拒否された患者も無料で処置が受けられ、死を目的としているという意味でも世界初のクリニックだ。

私はまず、ＮＶＶＥの元理事長で、現在、50カ国に広がる「死ぬ権利協会世界連合」のエグゼクティブ・ディレクターでもあるロブ・ヨンキエール（71）に会うことにした。

全死因の4％が安楽死

首都・アムステルダム中心部のライツェ運河沿いにＮＶＶＥの本部はあった。運河を横切る橋の上には、何台ものカラフルな自転車が、町全体を装飾するアクセサリーのように寄りかかっている。ヨーロッパ各都市でも、公共交通機関を利用せず、レンタル自転車を颯爽と漕ぐ旅行者はオランダ人であることが多い。

何事に対しても合理的で無駄を削る一方、他のヨーロッパ諸国から見ても人間味溢れる生活を満喫している。このお国柄が「クオリティー・オブ・ライフ」（ＱＯＬ）に直結していると私は思う。安楽死法も、合理性を追求し、人間らしい最期を迎えたいという延長線上に構築されたものなのだろうか。

ＮＶＶＥの中は、白い壁で覆われた何の変哲もない無機質なオフィスだった。担当別に分けられた仕事場が数部屋と、小さな会議室がある。入り口には、この年の5月に開催される「死ぬ権利協会世界連合」主催によるフォーラム「安楽死２０１６」のビラが置かれていた。

受付の椅子に腰掛けている私の前に、長身で体格の良い男性が現れた。白髪・白髭に丸い黒ぶち眼鏡がよく似合うハンサムな人だった。一言も話さなくても、その人物の性格やキャリアが浮かび上がってくるような人が世の中にはいるが、ロブ・ヨンキエールはまさにそのタイプだった。落ち着いた優しい目つきで、権威を感じさせない。

NVEの理事長を2008年まで務め、安楽死合法化に大きく貢献したヨンキエールが、安楽死の世界に足を踏み入れたきっかけは何だったのか。

応接室に私を招き入れたヨンキエールは、コーヒーを飲みながら若き時代を振り返った。

「ライデン大学医学部の学生の頃から、患者の感情的な部分のケアについての議論を重ねてきました。72年にホームドクターになっても、私は患者の生き方に耳を傾け、患者の死生観を知ることが重要だと思って働いてきました。ちょうどその翌年の73年、ポストマ事件の判決が出て、国民の間で安楽死容認への気運が高まっていきます」

オランダ国内を驚愕させた、医師の娘が実母を安楽死させた事件だ。この事件が、彼の医師としての考え方に大きな影響を与えたという。以後、「尊厳ある死」とは何かを自問自答していった。若き医師だったヨンキエールは、70年代当時、患者が望む死を叶えようと、当時はまだ違法だった安楽死を「極秘で実行してきた」と明かす。

後述するが、日本でも現場医師の判断で、患者を絶命させた事件が発生している。医師たちは刑事訴訟の対象となり、その後も、職場復帰に苦しんでいる。実行してきた、とヨンキエールはさらりと言うが、法整備前のオランダで司法に問われることはなかったのか。

「安楽死を報告していませんから、取り調べを受けたこともありません。検察側も、それを黙認していました」

それは、「暗黙の了解」と言えるのか。オランダでは、ポストマ事件以降、複数の刑事裁判が行われ、その都度、司法側が医師の行為に寛容さを示してきた歴史がある。

1982年、北ホラント州の開業医が昏睡状態に陥った95歳の患者を安楽死させ、嘱託殺人罪で起訴される。意識を失う2年前、安楽死を求めるリビング・ウィルにサインしていた患者に対し、患者家族と相談した上で及んだ措置だった。医師は、すぐに出頭し、司直の判断を待った。83年、第一審のアルクマール地裁は、医師に無罪判決を言い渡した（アルクマール事件）。ポストマ事件より踏み込み、「患者の要請に基づき、適切な医学判断で行われた行為であれば免責する」ことを示した。同国の王立医師会でも、「無益な延命治療の自粛」方針を表明し、翌84年の最高裁判決でも、一審を支持している。

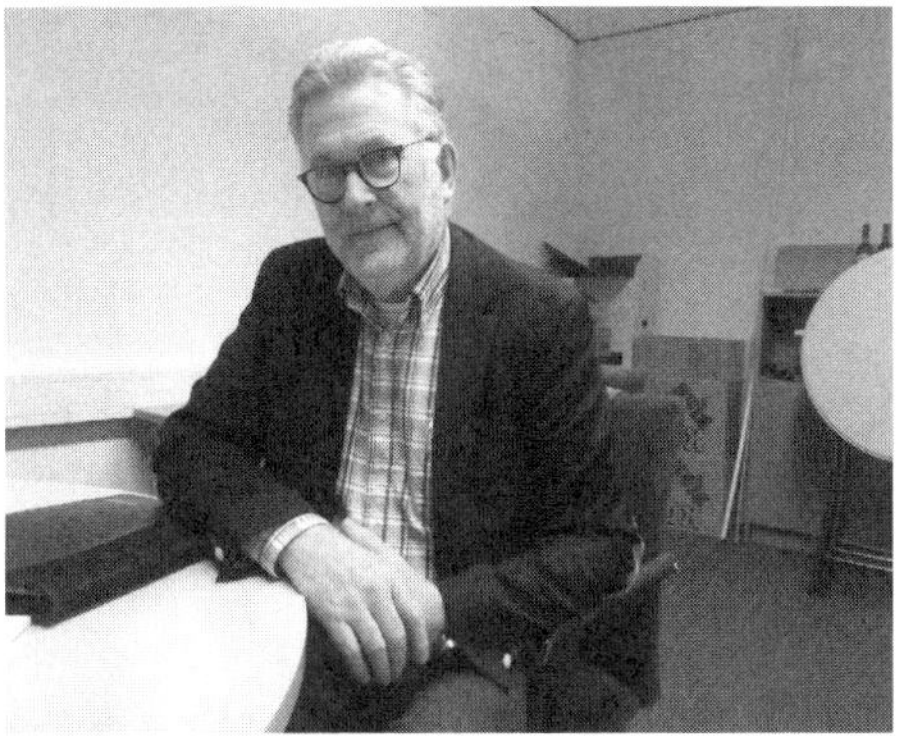
安楽死合法化に貢献したヨンキエール。

世界でも、オランダのように安楽死事件をきっかけに、「国民的論争」に発展した国は多い。だが、実際に制度改革には結びついていない。なぜオランダだけが？　この疑問を投げかけると、彼は、「いい質問ですね」と言って、次のような分析をしてみせた。

「その答えは、国民性です。オランダ人は、一般的に寛容な国民だと思うのです。問題が起きれば、それを解決することに全力を尽くす。問題自体はそもそも重要ではなく、解決に向けての話し合いを尊重します。そして、そこで得られた知見を受け入れていくのが、我々の文化として根付いていています」

私は、オランダ人と日本人は、勤勉で効率を求める国民という点では似ていると信じているが、改革を受け入れる気質においては違いがある。ヨンキエールは、日本にも尊厳死協会（1976年、「安楽死協会」として設立。83年に改称）があることに触れた上で、こう続けた。

「日本の医師たちは、医療現場で安楽死という用語を使うこと自体が憚《はばか》られ、終末期に（死期を早める可能性があるような）注射や薬を使うことさえ危険視されると嘆いていました」

私はまだ、日本の事情に詳しくない。彼の発言を頭の片隅に入れておく。

宗教の問題も、安楽死の考え方を左右するはずだ。オランダの場合、カトリック色の濃いイタリアやスペインとは違い、宗教による制約が少ない。それでも同じキリスト教国だ。オランダ中央統計局の調査（2015年）によれば、人口の24％がカトリック、16％がプロテスタントだという。こうしたキリスト教徒は、安楽死に関して反対することはないのだろうか。そこで、私は、宗教との摩擦について尋ねてみた。

彼は、やや首を傾げながら頷き、説明を始めた。

「宗教問題が起こることはほとんどありません。カルバン派のオーソドックス・プロテスタントの団体のみが『死は神が決めること』と考え、安楽死反対の立場を取っています。しかし、一般的なカトリック信者は、安楽死に対して肯定的な見方を示します。また、現在は無神論者の人口も増えています」

この見方は意外だった。一般的にカトリック信者にとって、神の決めた運命に反する死は許されないはずである。だが、オランダで、安楽死はさしたる問題になっていないようだ。

一方のプロテスタント信者は、教会ではなく、聖書を尊ぶ。聖書を通して自己と向き合うため、個人の決定を重視する傾向にある。プロテスタントを信仰する北欧諸国にノルウェーやスウェーデンなど人権大国が多いのも、そうした宗教観も関わっているとされるが、ここオランダでは安楽死に反対するプロテスタント団体があるという。

宗教観と死生観は密接な関係を持つと思っていたが、現代に至っては話はそう簡単ではないらしい。

続いてヨンキエールは、「もう一つ、注意していただきたいのは、安楽死がこの国の一般的な死に方ではないということです。安楽死は全体の3〜4％ですから」と念を押した。

日本人からすれば全体の死者数の数％を占めるだけでも、驚きなのだが。

オランダ：安楽死者数の推移

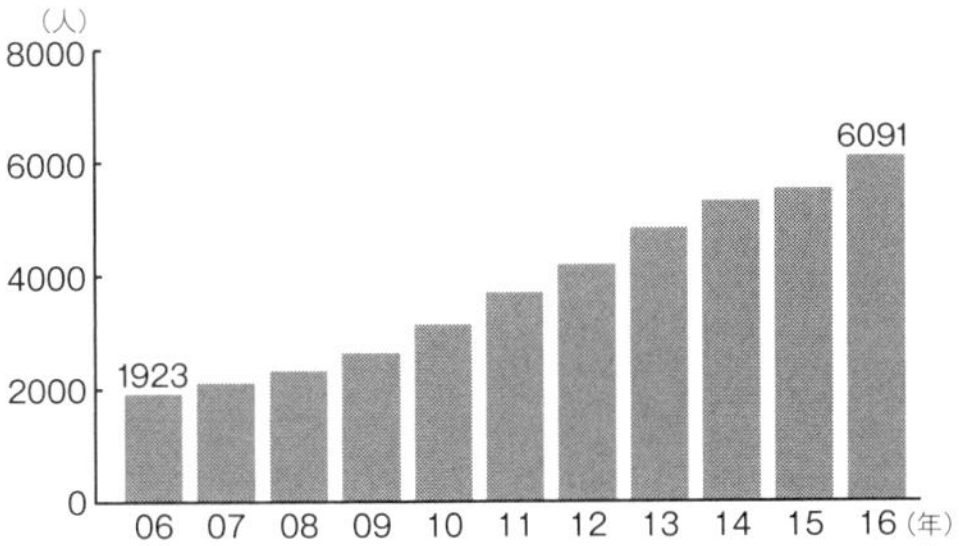

出典：「安楽死年次報告書」（オランダ・地域審査委員会）

ここで、具体的にどのようなプロセスを経て、安楽死が行われるのか訊いてみた。「私がオランダ人で、末期癌に罹患しているとしたら」という質問をすると、彼はすばやく医師としての見立てを語った。

「まずはあなたの癌が、回復の見込みがないものであることを確認した上で、あなたがこれまでに安楽死について、考えたことがあるか、知識を持ち合わせているか尋ねます。そして、あなたがそれを望んでいるのか、あるいは、いないのかを判断します。対話を重ね、あなたにとって理想の死に方が何か探していきます。オランダの法律では、安楽死の条件として、『耐えられない痛み』と『回復の望みがないこと』が記されています。耐えられない痛みは、患者が判断するもので、痛みというのは個人差があります。一方で、回復の望みがないかどうかは、患者ではなく医師が判断することです」

この患者と医師の対話が数週間から数カ月に亘って行われる。この段階で医師は、化学療法や緩和ケアなどを提案し、患者を最大限「耐えられる痛み」に持っていく努力をする。

オランダには「かかりつけ医制度」が根付いている。国民の多くは、居住地区のホームドクターを登録している。自宅などで開業している彼らは、患者にとって、緊急時を除くあらゆる診断や治療の入り口になる。専門的な検査や治療が必要な場合は、彼らの紹介を通して大学病院などの専門医を訪ねなければならない。

重篤な症状を持つ患者も、ホームドクターと最善の治療法を相談し、治療が見込めそうも

オランダ：安楽死の内訳(2016)

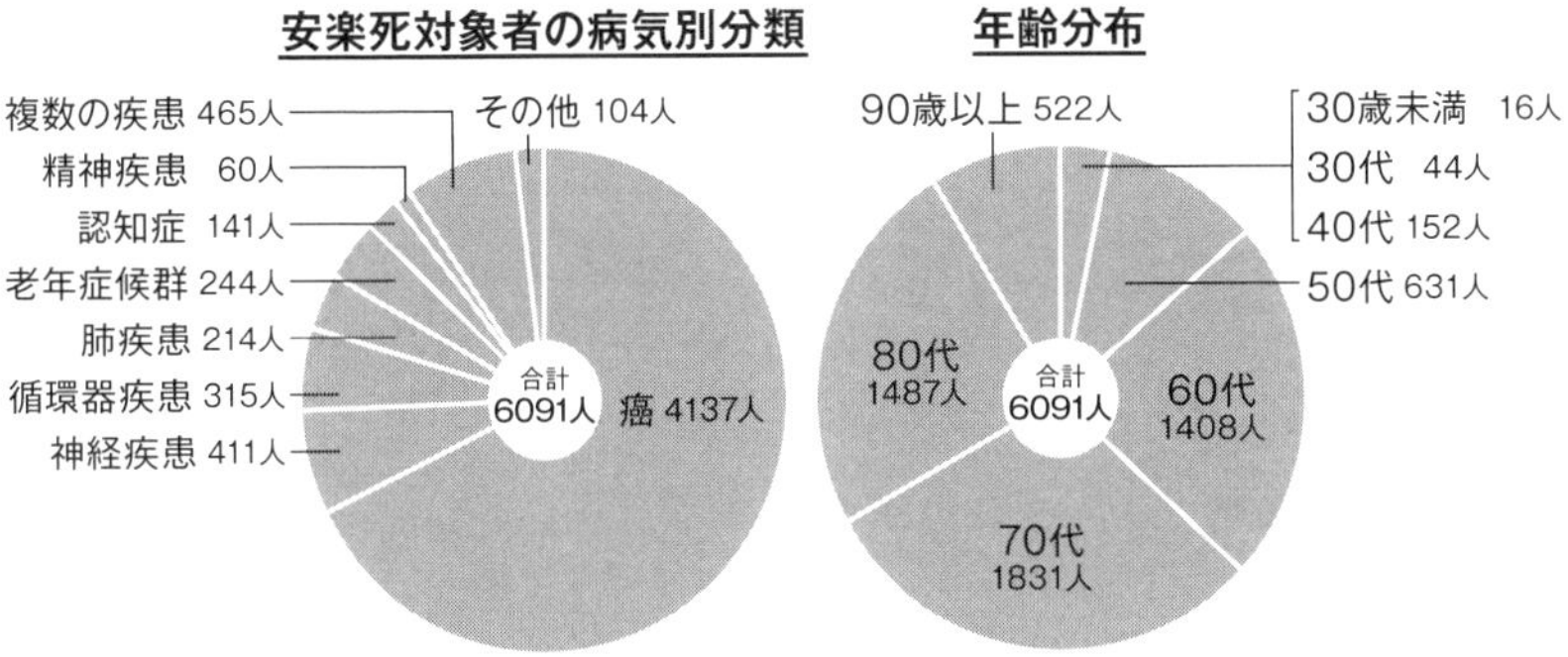

合計 6091人 | 男 3130人 / 女 2961人 | 積極的安楽死 5875人 / 自殺幇助 216人

出典：「安楽死年次報告書」(オランダ・地域審査委員会)

なければ、患者にとっての理想の逝き方を話し合う。そうして辿り着いた答えが安楽死だとしよう。

ただし、スイスと同様、この国でも一人の患者のケースを一人の医師だけで判断するのではなく、次の段階では中立的な立場にある医師が登場する。彼らはSCEN（オランダ医師会のサポートセンター。ホームドクターや専門医など約600名の医師からなる）から派遣された医師で、治療法について検討するのではなく、一人目の医師がどのような経緯で安楽死の合意に至ったのかをチェックする役割を持つ。彼らが正当と判断すれば、第一の医師に安楽死了解の報告書を提出するという流れだ。

実際に患者に処置するのは第一の医師、つまりホームドクターだ。安楽死の約9割が彼らによって実行される。

ただし、個人の信条として安楽死を忌避するホームドクターもいる。または患者が安楽死の条件に当てはまらないと判断する場合もある。それでも患者が希望するなら、安楽死クリニックに話が持ち込まれる流れだ。

スイスと異なるのは、オランダの場合、医師が安楽死を行う前に、弁護士による許可を必要としないことである。つまり、オランダは、医師に全権委託されている。安楽死を終えた後も、私が見てきたように、警察が現場を訪れることもない。唯一、怠ってはならないのは、医師が安楽死を報告することだけだ。

報告書は、国内に5カ所設置されている地域審査委員会（保健・福祉・スポーツ省傘下）に提出され、法学者、医師、生命倫理学者の三者に精査される。各分野3人ずつで計9人。この中に、神学者は含まれていない。ここで問題が発見されれば、刑事事件に発展するが、オランダでは、2002年の法制化以降、起訴されたケースはないという。

「地域審査委員会によって、医師が免許を剝奪されたという事例はありません。警告は、頻繁に起こります。警告というのは、致死薬の量を誤っていたり、正確な報告がなされていなかったりといった内容です」

地域審査委員会が2017年4月に発表した年次報告書によると、2016年に施された安楽死の件数は、6091件。前年比575件増で、自然死を含めると全体の死亡者の4%。

内訳は、積極的安楽死が5875件で、自殺幇助が216件だった。

なぜオランダでは安楽死が主流で、自殺幇助は少ないのか。

ヨンキエールは、「これは私見でしかないが」と前置きし、こう説明した。

「自殺幇助は、実際に行為に及んでから死ぬまでの時間が長いため、苦しみがより大きい。医師による安楽死のほうが早く、確実だからでしょう」

ヨンキエールによれば、積極的安楽死では、患者に睡眠剤を投与したあと、医師が筋弛緩剤を打つのが一般的だ。死に至るまでの時間は5分未満。多量の薬を飲んで自死する自殺幇助では、大半は数十分以内に絶命するが、まれに生死の境をさまよい数時間かかるケースもあるという。ヨンキエールの言う「苦しみ」とは本人だけでなく、患者を看取る家族の心理面も含んでいるのだろう。

逆に、それでも自殺幇助を選ぶ人たちがこの国にいるのはなぜか。これは私の見方だが、「自らの死を他人に頼らない」という個人の生き様が関わっているのではないか。最後まで、自分が自分の人生の責任を持って死ぬということだ。

また、致死薬を打てば、当然医師にも精神的ダメージを与える。その部分に配慮する患者もいると、各国の医療関係者は語っていた。

私は最後に、ヨンキエールに頼みたいことがあった。「安楽死専門クリニック」の取材だ。

だが、反応は芳しくなく、彼は言葉を濁し続けた。

このオランダ訪問から1カ月が経過しても「安楽死専門クリニック」の広報部長からは返事が来ない。NVVEからもプッシュを頼んだが、「多忙で、メディアの世話をしている暇がないと伝えてください」という返信があったという。嫌な予感がしていた。

3月下旬、ついにクリニックの広報からメールが届いた。

〈あなたの話は、いろいろな人から入っています。これまで、あなたの国から取材の依頼を受け、我々も努力してきたにもかかわらず、成果はありませんでした。これからは、我々の仕事に専念していきたい。ご理解いただきたい〉

冷たい文面だった。日本メディアに協力してもメリットがないということだろう。スイスのようにスムーズに物事が運ぶのも珍しいが何とも悔しい。一旦、私は諦めることにした。

出逢いは突然

オランダ中部の町・アメルスフォールトの中心部で、途方に暮れていた。焦ると物事は空回りする。とりあえず町中の静かな喫茶店で、オランダ人の好きなトマトスープを飲むことにした。見た目よりも甘みがあり、パルメザンチーズとバジルの相性がいい。じっくり味わっていた私の前に、二人の高齢女性が現れ、「おいしいかい」と、一人が笑顔で私に尋ねた。

隣の席に座った彼女たちは、しばらく世間話をしていたが、突然、私のほうを向いた。

「旅行中かなにか？」

「いえ、取材しているんです。安楽死の本を書いているもので」

彼女たちの国の安楽死について、アジア人が話し始めたことに興味を持ったようだった。

「この国の安楽死制度は、外国人の私から見て驚かされますが、あなた方はどう思いますか」と私は続けた。煙たがられる可能性もあるため、柔らかめに質問したつもりだった。しかし、意外にも白髪のアリダ・トゥーリン（79）が、いきなりこう言った。

「私はNVVEの会員で、安楽死を望んでいるのよ」

すると、もう一人の友人女性、プック・キールスマーカー（75）も言った。

「え、あなたも？　私もよ」

開いた口が塞がらなかった。今まで会ったのは医師や協会関係者ばかりで、市民に目を向けることを忘れてきたが、この現実は衝撃的だった。私は興奮気味に、問いかけた。

安楽死をした家族や友人はいますか？

アリダのほうは思い当たる節がなかったようだが、プックは「いるわよ」と言い、白ワインを一口飲んだ後、4年前の出来事を思い返した。

「あれは、天気の良い3月のことだったわ。長い付き合いで、とても仲の良い友人夫妻の旦那さんが愛煙家で顎の辺りに癌を患っていたんです。私たち友人と家族を合わせて30人くらいが、安楽死当日のパーティに招待されたんですよ」

パーティですか？

「ええ、盛大なパーティだったわ。彼の自宅の庭でビールやワインを飲んだり、食事をしたり、ワイワイと楽しく過ごしました。午後3時頃になると、旦那さんと奥さんが全員に挨拶をしました。最後に彼は私たちをビックリさせたんです。何をしたと思います？」

奥さんとダンスを披露したとか？

「いいえ、煙草を取り出して吸い始めたのよ。『これが最後の1本だ』と」

安楽死を遂げる人々は、悔いが残らないよう、事前に決めた行動を取ることが多いようだ。それにしても、なんと重い一服だろうか。隣のアリダも目を丸くして聞き入る。

「午後3時前になると、若い女性医師さんがやってきたの。彼女は、『安楽死の注射を打つのは初めてで、とても緊張してます』と、部屋に入る前に話していたわ」

オランダでは、ホームドクターであれば、最低一度は患者を安楽死させたことがあるといわれる。安楽死が許されるとはいえ、医師でも最初はこのようなナーバスな心境になったり罪悪感に苛まれたりするのだろう。プックの記憶が、次第に蘇っていく。

「旦那さんが亡くなる時、私は、庭で彼の愛犬を預かっていたの。犬も分かるのね。クンクン、泣くように鳴いていたわ」

私は、プックと連絡先を交換し、安楽死を選択した夫を持つ彼女の友人に会うことができるよう、協力してもらうことにした。

安楽死希望者たちの共通点

オランダ中部・ユトレヒトに住むプックが、私のホテルまで車で迎えにきた。こんな形で再会できることを感謝した。足の悪い老人が、トヨタのヤリスのハンドルを握り、友人の村まで飛ばした。アムステルダムから20キロほど離れた、エイ湖に面するダルゲルダムを通り抜け、洒落たレンガの一軒家が連なるアイトダム村に着いたのは、午後5時だった。

黒い愛犬ヤンセンの散歩から帰ってきたネル・ウェイル（63）が、私たちを自宅に招き入れてくれた。ブルーマリーンの瞳で見つめる彼女の表情は、どこか悲しそうだった。この取材を始めてからというもの、満面の笑顔で私を歓待する人なんていない。

コテージ風の住宅の横には、白雪姫の物語に登場する7人の小人が住むようなミニハウスが2軒あった。客室専用住宅なのだという。なんと贅沢な土地だろう。庭の前には堤防があり、そこからはエイ湖が見渡せる。アムステルダムとは打って変わって、空気が澄んでいる。水色の空に点々と散らばる羊雲は、オランダの巨匠たちが描いた天空そのものだ。

ネルは、自宅周辺で飼育されている乳牛のミルクを別に温め、私とプックに丁寧に仕立てた濃厚ミルクコーヒーを用意してくれた。３人が長い木製のキッチンテーブルを囲んで腰掛けると、未亡人は、亡き夫との出会いから安楽死までの経緯を３時間に亘って語り始めた。

「ウィルが、扁平上皮癌《へんぺいじょうひ》だと分かったのは、彼が65歳だった２０１１年６月のことでした。告知された時、彼は『こん畜生！』と言って、先生の机を思い切り叩いたんです」

夫のウィル・フィサーは、高校の数学教師だった。扁平上皮癌は、喫煙やアルコールなどの生活習慣から発症することが多いといわれる。

「病院からの帰り道、私たちは、車の中で、一言も口をきかなかったんです。お互いに何を言っていいのか分からずに。家に入ると、夫がまた『畜生！』と怒鳴りました。その姿を見て、私は言いました。『残念だけど、看護師として、あなたを看られないわ』って……」

膵臓癌で自殺幇助を選んだブンヌの夫で元医師のユーブリンクも、そのようなことを呟いていたのを思い出す。患者となったパートナーを前に、プロはプロになりきれない。

二人の出会いは１９８１年夏。アムステルダム中心部の喫茶店だった。ウィルが、いきなり強引な言葉を投げかけてきた。

「君に恋をしているんだ」

見かけたこともない７歳年上の数学教師から、突然、そう言われた28歳のネルの体は硬直した。返す言葉も見つからない。カーリーヘアの教師は、続けた。

「僕と一緒にフランスのキャンプに行かないかい？」

「ノー！」

看護師の研修生だったネルは、男の提案をあっさり断った。だが、彼の強引さに、どこかしら惹かれている自分がいた。ウィルは、彼女が学生の頃から、キャンパスで頻繁に見かけていたことを打ち明けた。ネルの母親は「あなたの好きなようにしなさい」と言い、娘の行動に口を挟むことはほとんどなかったという。

一年後、米伊合作映画『ルナ』（ベルナルド・ベルトルッチ監督、1979年）を二人で鑑賞した。さらに半年が経つと、ネルの心が固まる。フランスでの夏休み中、彼にはがきを書き、初めて愛を伝えた。多くのオランダ人男性がそうであるように、ウィルも船が大好きだった。彼らは85年から90年まで、大型ボートの中で暮らした。まだ籍を入れていなかったが、お互いの家族観について、話し合うこともあった。

「ねえ、ウィル、子供が欲しい？」

「そうだな、僕は、あまり子供は欲しくないな。二人だけの生活で十分幸せだから」

ネルも、子供を作りたいという願望がなかった。そ

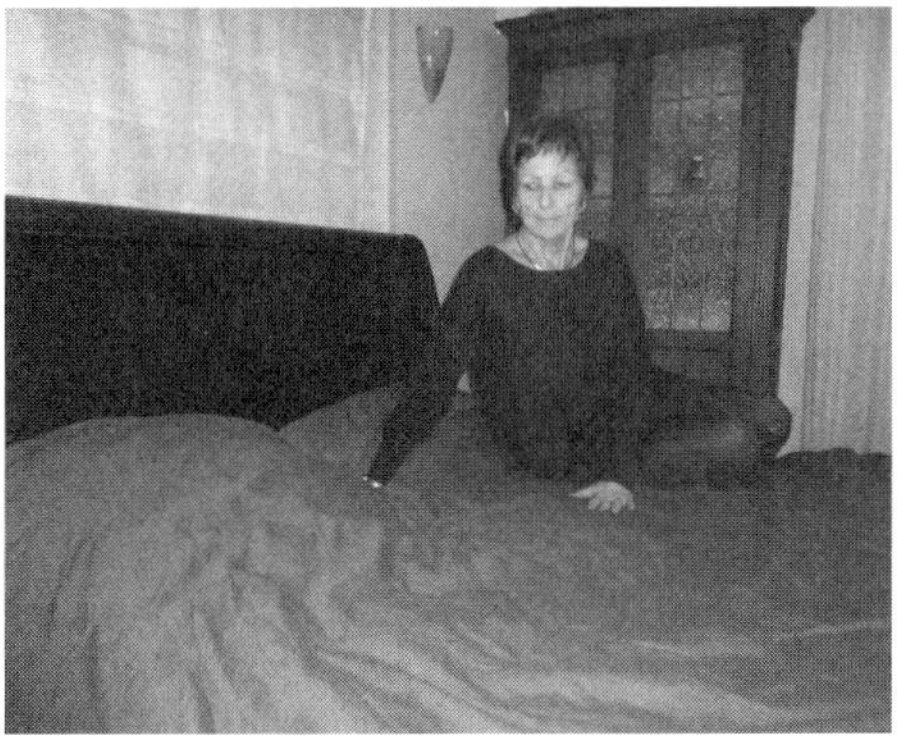
亡き夫と一緒に眠ったベッドの上で、
ネルはかつての日々を思い返した。

の理由の一つは、「私の双子の妹に子供が二人いて、私も両親も満足していたから」と語った。夫婦にはそれぞれの幸せの尺度というものがある。彼らは、子供を作らなかった。

私は、安楽死を選ぶ人々の共通点と、その因果関係が気になり出してもいた。彼らには子供がいないことが多い。つまり子供がいたら、安楽死を選ばない可能性がある。人間は血を分けた家族の感情や意見を尊重する傾向があるということなのか。欧米諸国では個人の死ぬ権利が強調されるが、安楽死を選ぶ背景に、人権とは別の側面が見えてくる。

さらに私は、もう一つ別の共通項があることに気づき始めていた。それは「意志の固い人」、別の言い方が許されるのであれば、「利己主義的な人」だったと考える。私は個人的には利己主義者が嫌いではない。だから、否定的な意味でそう言うのではない。

しかし、ネルの話を聞くうちに、ウィルという男性も、この側面が強かったのではないか、という印象を受けた。それは、彼女が夫の良き姿を思い返す、次の言葉から窺えた。

「これと決めたら、徹底的にのめり込むんです。信念が強いというのか、自分を信じ込む性格がありましたね」

だからこそ、彼女を将来の妻にする自信が、出会った瞬間からあったのだろうか。女性には魅力的かもしれないが、「君に恋している」なんて初対面で言う自信など、長く欧米で生活をしてきた私にだってない。ウィルの男らしい姿が、私の頭に浮かんできた。

案の定、私たちの会話は、きれいな思い出話ばかりで進んでいった。まさか、死んだ夫の悪口など、名刺を渡したばかりの私に言うはずがない。だが、彼女の居心地を悪くしてでも、対照的な話を敢えて訊きたいと思った。

夫の嫌いだった点はありますか？

キッチンに向かうネルは、フッとため息を漏らし、あまり考え込まずに語り始めた。

「たくさんあったわよ。レストランに行けば必ず、口論が始まるの。私がイエスと言えば、ノーと言う。おいしい食事にならないことはしょっちゅう。家のカーテンの色一つとっても、まったく意見が合わない。車を私が運転すると、あーだのこーだの言って、助手席にいながら慌ててブレーキを踏む仕草をしたりするの。とにかく、彼の信じ込んだものが正しいと思っていたから、それは大変でしたよ」

私の正面に座っているプックも、彼のそういった独特の性格を懐かしんでいるようだった。

「私も、思い出したことがいくつかあるわよ」と言って、ネルとの会話に口を挟んできた。

「この家の食事会に招待されると、よくウィルが料理を作ってくれたんですけどね。彼ったら、すごくマイペースなのよ。料理自体はおいしいけど、時間がかかるの。作り終わったかと思うと、みんなと一緒に食べないで、横のソファに1時間くらいずっと座っているのよ」

後ろで聞き耳を立てていたネルが、木のまな板にクラッカーの束とカマンベールチーズ、そして、フムス（ヒヨコ豆のペースト）の入った小皿を載せ、テーブルの上に置いた。

「白ワインでも飲みますか？」

チーズにワイン。仕事中だが、悪くない。会話も弾むだろう。ネルは、私のグラスにゆっくりとワインを注いだ。

僕がキャプテン

夕暮れの光が、塵一つないブリックタイルの床に差し込む。赤いフラワーベースに突き挿しただけのマンザニータブランチが、この家の上品さを引き立てる。

ウィルとの思い出が詰まるこの家の中で、彼女は毎日、豊かな時間を過ごそうとしているのだろう。独り身になって気が楽になった面さえあるのかもしれない。ウィルとは喧嘩も絶えなかったが、彼女には負けまいと、彼女は強い女性になったという。

居間のタンスの上の額には、船上で指揮を執る夫の写真が2枚、組み込まれている。

「船の上では、本当に気難しい人だったんですよ。私の知らない専門用語ばかり並べて、私に何も触らせないの。『船の上では、僕がキャプテンだ!』って。昔、フリースランド(オランダ北部)に行った時、ひどく喧嘩をして、私は船から降りてしまったこともあるのよ」

ウィルの大嫌いだった側面を吐露しながらも、未亡人の顔は、苦い経験を懐かしむ表情に変わっていた。そして、グラスを傾け、写真を見つめながらこう付け足した。

「本当は、私がいなきゃ、何もできなかったのよ、この人……」

気難しい性格の夫と、あまり細かいことを気にしない妻の結婚生活は、持ちつ持たれつの関係だった。ネルは、看護師を辞めた後、保健センターに勤務し、病院と老人ホームに介護士を派遣する責任者となった。ウィルはその後も、退職する64歳まで教師生活を貫いた。

教員生活を終えたウィルには、趣味に没頭する時間がたっぷりあった。家の中では、クラシックやジャズ音楽を鑑賞し、アルトサックスも吹くようになった。

ところが、ある時から、サックスの音がうまく出せなくなる。マウスピースとリードの細い空間に強く息を吹き込めない。左顎骨周辺に癌ができていた。癌の進行は早かった。死の2カ月前には、咽喉部分にまで広がり、激痛とともに、呼吸さえも困難な状態になっていく。病院からはモルヒネを処方され、胸部にモルヒネテープを貼った。妻は、痛み止めの注射を医師から渡されていたが、ウィルは「そんなのを打って僕を殺す気か」と叫んだ。

しかし、そんな彼も、一方で自らの死を冷静に捉えていた。実は癌が発見される数年前から、自分の葬式の準備を始めていた。

死の数週間前のベルギー旅行では、ウィルらしい現実的な話を持ち出した。

「僕が死ぬ日にパーティをしよう！」

妻は、とんでもないアイデアに反対した。安楽死を意味することだと気がついたからだ。

「私は、元看護師だったので、死は仕事現場で日常的に目にしていました。ウィルは、その正反対の世界で生きてきたので、彼と死生観について話し合った時、とても驚きましたわ」

2012年3月の第一週、二人は初めてホームドクターに相談。過去に患者を安楽死させた経験のない当時35歳の女性医師は「私が引き受けます」と、彼の希望をすんなりと受け入れた。

若い医師は、これから長く続くキャリアの中で、「一度は経験すべきイベント」と捉えたのかもしれない。ウィルの最期を看取るまで、彼女はこの日から、6度に亘り来診。患者の病状や心理状態、そして安楽死の方法の説明などを行っていった。

ドクターはある日、避けて通れない質問をする。

「注射と服用と、どちらの死に方を望みますか」

スイスと異なり、患者に積極的安楽死（注射）と自殺幇助（服用）の選択肢がある。そこには、ウィルらしい答えがあった。

「注射にしてください、先生。友達が外でパーティをしている中で、私がなかなか死なないなんてことにならないようにね……」

パーティ前夜、二人は、眠れぬ夜を過ごした。

「ねえ、ウィル、私がもし将来、他の男性を見つけたとしたら、どうする?」

「それは構わないよ。君が幸せであるならね。だけど、パーティに呼んでいる仲間の誰というのは避けてくれよ。死にたくても死ねなくなっちまうよ」

ウィルは、真顔で答えた。私も男として、何となくその感覚が理解できるが、そもそも、なぜそんな質問をしたのかと彼女に尋ねると、「からかったつもりなんですけどね」と、苦笑した。妻は、この日の夜のことをこう語る。

「とにかく怖かった。少しでも笑っていたかった。それに、もし話しかけなければ、このままウィルが死んでしまうのではないかと。だから私は、夜通し、彼を見つめていたわ……」

パーティは始まった

翌日午後1時、パーティが始まった。身内は14人で、友達が12人だった。あたかも、ウィルの誕生日会を始めるかのようで、和気藹々《あいあい》とした雰囲気に包まれた。全員がシャンパンを持ち、このパーティの「主人公」となったウィルが乾杯の音頭をとった。

グラスを持ち上げたウィルが、妻に最後の不満をこぼした。

「こんな形のグラスじゃ、僕は飲めないだろ」

喉の疾患に苦しむ彼は、細いシャンパングラスだと、顔を上に向けて液体を流し込まなければならず、具合が悪かった。いずれにしても、飲み干すことは不可能で、「口にしたのはほんの数滴でしたけどね」と、ネルは語った。

午後3時、女医がパーティ中の庭に姿を現した。彼女は「(私は) ナーバスになっている」と、客に向かって口にしたという。パーティの参加者として来たのではない彼女は、すぐに患者の寝室に向かって注射の準備に取りかかった。

ウィルは、病気を診断されてから、ずっと止めていた大好物の手巻き煙草「サムソン」を1本巻いた。死ぬ前のささやかな嗜みだった煙草に火をつけて、煙をそっと肺の中に吸い込むと、それで十分に満足した。煙草を消し、集まった友人たちに最後の挨拶を告げた。

「じゃあみんな、僕はこれからベッドに行って死ぬ。最後までパーティを楽しんでくれ。ありがとう」

招待客は冗談めいた挨拶と捉えて笑ったが、それは真実だった。愛犬ヤンセンは、プックの足下で鼻をクンクンし、ウィルを見送った。パーティは、その後も友人のみで継続された。

ウィルとネルの寝室には、身内の中の8人が招集された。妻は、仰向けになる夫の右側に、女医は左側の位置につく。女医は、用意した注射に指先を集中させる。室内に会話はない。

ウィルが彼女を見て呟く。

「さあ、先生、お願いします」

女医が、ゆっくりと眠らせていく麻酔系の注射を2本、呼吸を鎮める注射を1本と打っていく。ウィルは、うつらうつらとし、目を閉じていく。ベッドを囲む8人は、初めて目にする安楽死だけあってか、誰もが緊張の極にあった。

心臓を停止させる最後の注射を手にした女医の様子がおかしい。ネルの妹が囁く。

「先生?」

俯いたままのドクターの手が震えている。目からは、大粒の涙が頬を伝っている。とどめの1本が打てない……。夫の手を握りしめたネルが、涙をこらえながら言った。
「先生、私たちは大丈夫だから、もう逝かせてあげてください。私も用意はできています」
周りを囲む家族に促されたドクターは、「分かりました」と言って頷き、最後の1本をウィルの体内に打ち込んだ。心肺停止は、10分後に確認された。

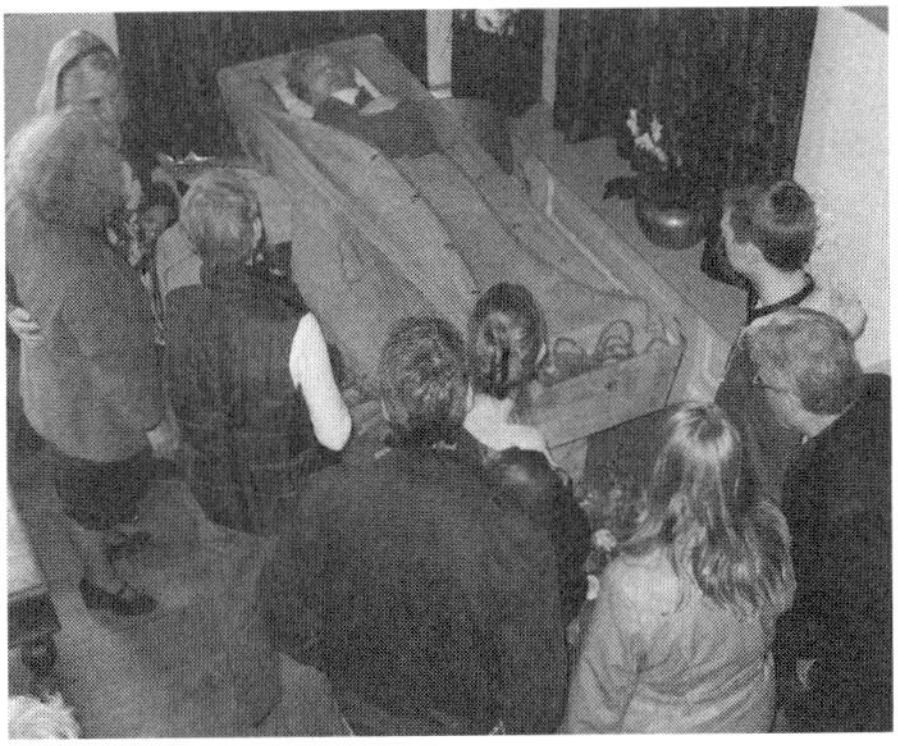
事後、棺桶に入れられ、家族、友人の祈りが捧げられた。

医師も人間。人の死を助ける安楽死といえども、医師は注射によって他人の命を意図的に終結させる。患者が感じる死の幸福を、医師が感じることはできない。女医が涙したというこの話を聞き、私はなんだか安堵した。

ウィルの死後、庭に出ていた参加者は室内に集まり、黙禱を捧げた。12年3月27日、ウィルはこの世を去った。享年66だった。

話を聞き終えた私は、殴り書きしていたノートを閉じ、ペンをテーブルに置く。突然、会話が消え、沈黙が続く。

横を向くと、ネルが嗚咽している。出会いから別れの記憶を、無理やり私が引き出したせいなのか。青い瞳から、涙が溢れて止まらない。隣のプックが、肩を抱き、慰めている。

私は、咄嗟《とっさ》に次の言葉を発していた。

貴重なお話をしていただき、感謝しています。ウィルさんは幸せだったと思いますよ。

突如、夜空で雷がうなり出した。窓から稲妻の青い光が差し込んだ。

「美しい光ね」

ネルは、ただそう言って、頬をつたう涙を拭いた。


ユトレヒトへの帰り道、落雷と豪雨の中、プックが、私を乗せて堤防沿いの細道を運転していった。どしゃ降りでワイパーも追いつかないというのに、大通りに出ると、さらに時速を120キロに上げた。

白ワイン4杯も飲んでいたのに、大丈夫ですか？

「何言っているの。じゃあ、どうやって帰るのよ。あなた、もしかして怖いの？」

オランダ人は死を恐れないのか。いや、生きることに積極的、かつ合理的なのだ。

稲妻が暗黒の空を切り裂く。ネザーランドの埋め立て地に反射する雷光を見つめながら、シートに身を沈め、肩の力を抜いてみる。ハンドルを片手にFMラジオのボリュームを絞るプックのがむしゃらな運転に、私はしばらく、身を委ねることにした。

認知症は「耐えられない痛み」か

2013年11月9日、オランダ東部ヘルダーラント州にあるレーデンで、家族25人に囲まれる中、当時79歳だったシープ・ピーテルスマが、致死薬を飲んでこの世を去った。妻のトース(78)は、その時の様子について、こう語った。

「夫は、とても悲しそうでしたが、とても幸せそうでもありました。シープらしい、美しい死に方だったと、私は今でも信じているのよ」

ピーテルスマ家の安楽死を知ったのは、オランダ国内でここ数年、論争となったケースがないか探している時だった。ネット上で調べていると、ピーテルスマ家の安楽死に行き着いた。新聞やテレビで多々報じられた、その論争に興味を持った私は、オランダ日刊紙『フォルクスクラント』で、オランダの安楽死に詳しいアンネミエク・フェルベイク記者にメールを書いた。すぐにピーテルスマ家に私の話が伝わった。以後、同家の長男ハンス(61)と電話やSNSで、取材の日程や内容を具体的に決めていった。

2016年4月11日、再びオランダへ向かった。アムステルダムから南下し、ユトレヒトで列車を乗り換え、1時間東に向かったところにレーデンはある。人口約4万4000の小さな町だ。駅員さえ見当たらないホームだけの駅を出ると、目の前に集合住宅が広がっていた。この周辺の住民は、全員が顔見知りに違いない。私がスーツケースを引っ張って歩くと、庭掃除の男性や外で食事をとる家族が、日頃は見かけない顔に目を向けていた。

オランダの住宅は、昼夜を問わず、外から家の中が丸見えで、家の向こう側にある庭さえ見渡せると聞く。その通りだった。トースが住む一軒家も、すぐに見つけることができた。家のリビングルームから私を見て手を上げているブルージーンズにチェックシャツの男性ハンスがいたからだ。これまで電話と簡単なメッセージだけのやり取りしかしていなかったためか、握手をしても明らかな作り笑いしか見せなかった。

庭側から中に入ると、目の前の小さなキッチンに、顔をしわくちゃにして「ようこそ」と、微笑むトースがいて握手を求めてきた。こちらは、本物の笑顔で私を迎えた。

8畳ほどの小さなリビングルームには、赤いソファと一人掛けのグレーのソファ、木製のテーブル。壁には、嵐の中の船の油絵と、たくさんの家族写真が飾られていた。この小さなスペースに2年半前、家族全員が集まり、ソファとテーブルに腰かけて致死薬を飲んで逝く老人を見守ったという。

シープの死後、長男のハンスが、一家を支えている。トースがシャイなせいもあるかもしれないが、何か発言する際には、私に目を向けず、長男の顔色を窺いながら慎重に話をする。

安楽死から遡ること13年前、彼女の夫は心筋梗塞を患った。医療行為で改善する見込みはなかったが命に別条はなかった。その後、75歳になると慢性胃炎に加え、皮膚癌が見つかった。これも進行性ではなく、安楽死とは直接の関係を持たない。彼を死に導いたのは、自死の11カ月前に診断された認知症だった。

「自分の人生は、すべて自分で決めるという固い意志を持って生きてきた夫でしたから、私は彼の決断に同意せざるを得ませんでした」

トースが、リビングルームの脇にあるソファにゆったりと腰掛けながら、当時を振り返った。夫の死が国内を騒がすことになるとは、想像していなかったようだ。隣に座るハンスが、母親の言葉を補うように説明を始めた。

「父は終末期の患者ではありません。オランダでは、安楽死をさせる患者の条件として、回復の望みがないことと、耐えられない痛みを持つことが原則となります。認知症の父はこれらに該当したため、安楽死クリニック所属のドクターの幇助で死ぬことが可能になりました」

認知症は、彼にとって「耐えられない痛み」だった。肉体的な痛み以外にも、人間には精神的な痛みがある。

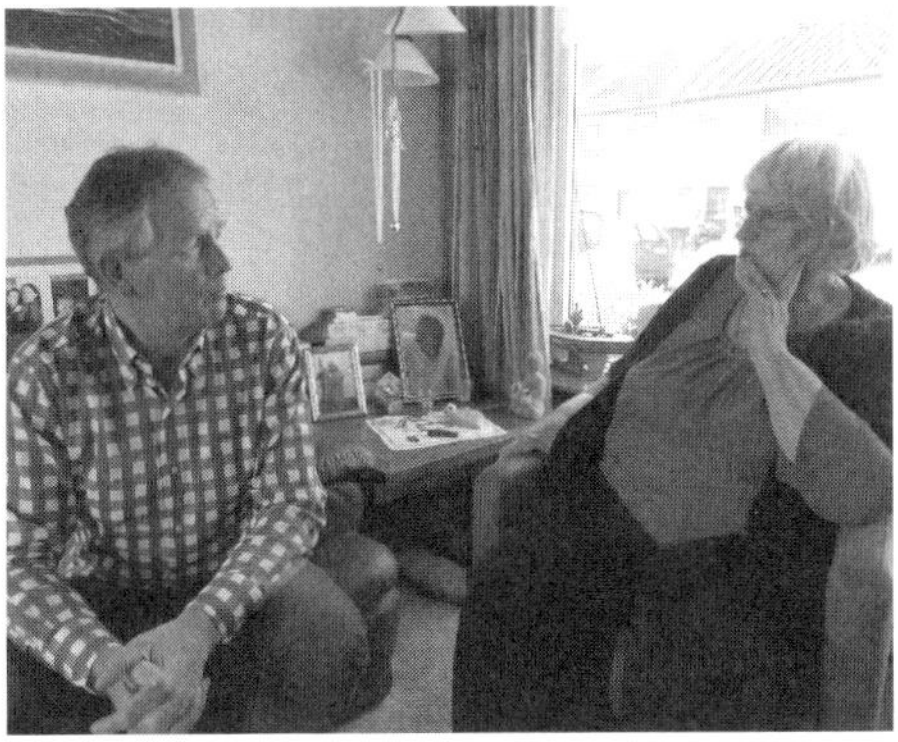

長男ハンスとトース。奥にはシープの遺影も見える。

そのことは、私もスイスで、英国人老婦の死を目の当たりにして考えさせられたことだった。しかし、長男のハンスは、理解に苦しんだ。

「母から、父が安楽死を求めていると聞いた時、それは驚きましたね。胃の病気を除けば、身体はまだそこそこ丈夫でしたから」

ハンスは、兄弟姉妹4人を集め、家族会議を行った。妹は、議論に参加することさえ拒否したが、その他は全員が、シープの「頑固な意志」を支持することに同意した。

「父が自死を決意した背景には、彼の母親が同じ認知症で苦しんだ姿を見てきたことが深く関わっています。当時は今のような法律がなく、安楽死はできませんでした。父は同じような死に方はしたくないという思いが強かったんです」

子供たちが、父の安楽死を受け入れた背景には、頑固な父であるという理由以外にも、自分たちを育ててきた父親の独特な考え方が影響していたようだ。

家族の絆とは

ハンスは、まだ小学生だった頃に起きた父親との言い争いを振り返った。

「少年時代、父にカトリックの学校に通いたいとせがんだことがあるんです。すると、10歳でカトリックから離れ、無神論者になった父は『ダメだ、俺は反対だ。だが、お前が本当に望むのであれば、私に反対する権利はない』と言いました。人間にはそれぞれ、個人の生き方がある。だから、父の（安楽死の）決定に、私が口を出せるはずがありませんでした」

トースは、息子の昔話を懐かしんだ。私は、2年半前に未亡人になったこの女性に、「心に残る夫との思い出は何か」と訊いた。すると、こんな日常的なエピソードを語り始めた。

「60年代当時、オランダは、まだまだ男性社会でした。造船業の船大工だった彼は、週末になれば友達と集まって小さな船を造ったり、修理したりしていました。私も一緒に修理を手伝っていると、周りの男性がシープに言うんです。『お前は、嫁に船を造らせるのか』って。すると彼はこう言い返します。『私が頼んだんじゃない。嫁がやりたくて手伝っているんだ。それの何が悪いんだ』って」

私はてっきり、海外旅行の思い出とか、初めて船でデートした話などが挙がると思っていた。しかし、トースは、こんな普通の週末の話を持ち出した。それが彼女にとっての思い出だったということが印象的だった。さらに、彼女は続けた。

「まだ女性が運転して外に出かける社会ではなかった頃です。夫の都合が悪く、私一人で運転してアムステルダムに行くと言った時、『勝手に行ってこい』と答えたのです。夫も好きだったフランク・シナトラのコンサートに、私だけで行くことになりました」

夫婦の出会いは、妻トースがまだ16歳の時だった。当時は米歌手のシナトラや英歌手のベラ・リンが全盛期を迎えていた。アプローチをかけたのはシープだった。大流行していたクイックステップを踊りながら、二人は恋に落ちた。

「家庭は円満で、私たちは、何をやるにもいつも一緒でした」

ピーテルスマ家は、家族の結束が強い。ハンスを除き、子供たち全員が、この町に住んでいる。スイスでの取材を経て、安楽死を選ぶ人の共通点に家族の存在の希薄さがあるとイメージし始めていたところだったため、こうした家族同士の結び付きがある中で、安楽死が決行された事実に、私は正直、不意をつかれた。

だが、彼らの話を聞いているうちに、何が家族の本当の絆なのか、考えさせられた。

肉体・精神的に苦しんでいる患者の場合は、家族はただ単に一日でも長く生きてほしいと願うのではなく、その人にとって、幸せとされる道――時には死ぬことや死ぬ時期を選ぶことさえも含む――も、真剣に話し合ってみることが必要ではないか。そんな考えを、いつしか私は持つようになっていた。

シープを担当していたホームドクターは、認知症を理由とすることは、安楽死の要件を満たしていないと判断した。それでもシープの意志は変わらず、NVVEを通して、安楽死クリニックに属する医師を紹介してもらう。再度、審査が繰り返され、シープの症状は「耐えられない痛み」と認められた。その後、安楽死までのプロセスを経ていく中、シープは、彼らしい死に方を選択することになる。それは、医師に注射を打たれて死ぬのではなく、自ら薬を飲んで死ぬ、つまりは自殺幇助である。

ハンスは、「死ぬ時も人の手を借りて死にたくなかったんです。とても父らしいと思います」と言った。

痛みは測定できない

安楽死当日の朝、レーデンの気温は10℃で、青空が広がっていた。午前10時に家族が続々と家の中に入ってくると、シープは突然、「散歩に出かける」と言い出した。まさかこの日に行方不明にさせるわけにはいかない。一番仲の良かった孫娘のルス（当時18歳）が、「心配だから一緒に行く」と言い、15分間ほど、家の周りをぐるぐると歩いた。

家に戻ると、シープは叫んだ。

「準備万端だ！」

中では、25人の家族が、手作りのフルーツケーキや、大好物のプチシュークリームを用意して、彼の散歩の帰りを待っていた。普段とは違う静けさの中、子供や孫を交えて、最後の朝食をとると、正午には医師のシェフ・ボーステンが玄関のドアをノックした。

彼は、レーデンで活動する医師ではないが、シープが自死を決めてから、何度もこの家を訪ね、患者を診察してきた。

同医師は、シープのような死を求める患者を安楽死させることについて、患者の願いは叶えてあげるべきという考えを持っていた。シープのことを報じたオーストラリアABCニュース（15年4月10日）で、彼は、こう語っている。

「耐えられない苦しみというのは、測定したくても、それを測る道具は存在しません。熱を出しているのではなく、それは感情です。私は、苦しんでいる人々を助けたい。可能性がなくなった時には、その苦しみを終わらせてあげたいと思います」

ボーステンが、薬の用意を始める。いつもなら大声ではしゃぐ孫たちも、この時は、静かだった。この8畳あまりのリビングルームに、これから誕生日の歌でも歌うかのように、みんなで赤いソファに座るシープに向かって立った。

ルスが最愛の祖父の横に座り、こぼれる涙を拭いながら、彼女なりの思いを口にした。

「私、すごく寂しい。だけど、この選択をしたおじいちゃんが幸せなら、私も幸せよ。勇敢なおじいちゃんを誇りに思うわ」

隣のグレーのソファには、カトリックからイスラムに改宗したという、別の孫娘が座っていた。彼女にとって、この死は受け入れがたいものだった。信仰は違っても、同じように涙を流し、祖父に呟いた。

「おじいちゃん、なんで死んじゃうの？　こんな死に方には反対だけど、おじいちゃんが決めたんだから仕方がない。嫌だけど、おじいちゃんの意思を尊重するね」

シープは、周りを囲む家族全員に語るように、ゆっくりと口を開いた。

「いいかい、人間はみんな個人の生き方があるんだ。死ぬ権利だってある。誰一人として、人間の生き方を他人が強要することなんてできないんだ。それだけは理解してくれ」

医師が薬を入れたコップをテーブルに置いた。これを飲み干せば、体の力が抜け、徐々に眠りに落ちる。スイスで私が見た点滴とは異なり、十数秒で死に至ることはない。

家族全員がシープを抱き、頬にキスをした。最期の瞬間を目にすることに耐えかねた孫二人が、突然、入り口のドアを開け、庭に飛び出した。ハンスは、「彼らは、敬虔なクリスチャンで、心の準備ができていなかったんです」と振り返る。

一時は、室内に緊張が走ったが、しばらくすると、また静寂に包まれた。シープが、コップを手にする。木製テーブルの上に腰掛ける妻の目をじっと見つめる。

「トース、歌ってくれないか、あの歌を」

夫の手を握り、妻は歌い始めた。

「When I was seventeen, it was a very good year...」

二人が出会った時代の思い出の曲、シナトラの『楽しかったあの頃』だった。人生で一番好きな歌を聴きながら、シープは目を閉じ、コップの液体を一気に喉に流し込んだ。

「素敵な旅になりますように」

妻は、喉元からしゃがれ出る声で、優しく夫に囁いた。シープは、ソファに体を倒した。

「眠くなってきた」

最後にそう告げると、再び目を覚ますことはなかった。

「人生は、美しいものでなければなりません」

トースは、夫の死を振り返りながら、そう語った。「子供たちの前で、母は、泣き顔を絶対に見せない」と、横からハンスが口を挟む。だが、私はトースがどことなく痩せ我慢をしている口ぶりであることに気がついていた。

夫がいなくなって、まだ2年半――。彼女は、私と会話を始めてから、まだ一度も「寂しい」とか「悲しい」といった、ありきたりの感情を口にしていなかった。オランダ人女性とは、そんなに強いのか。あるいは、意志が強く頑固なシープとの生活から、徐々にそうなっていったのか。

取材後、玄関口でハンスは、父がよく口ずさんでいたという言葉を、私に教えてくれた。19世紀の英詩人、ウィリアム・アーネスト・ヘンリの格言だった。

I am the master of my fate: I am the captain of my soul.

（私が我が運命の支配者、私が我が魂の指揮官なのだ）

補章Ⅰ まだ生きられるのに死にたい理由
［スイス］

2016年3月上旬、カナダ人男性のマーク・ヒル（仮名）と、私の間でしばらくメールのやり取りが続いた。オランダ取材を行っている最中のことだった。

末期癌で日々、体調が悪化していたカルガリー出身の彼は、同月19日、バーゼルで、プライシックによる自殺幇助の予定が組まれていた。私は彼に会うため、バーゼル行きの航空チケットを手配していた。しかし、ヒルが自宅を離れ、経由地のトロントに到着した数時間後、彼からメールが届いた。

〈不幸にも、今週、私の体調が悪化しました。妻と私は火曜日に家を出ましたが、トロント空港で救急措置を受け、自宅に戻される羽目になりました。バーゼルに行く願いは叶いませんでしたが、あなたのジャーナリズムの将来に成功が訪れることを願っています〉

彼はこのまま息を引き取ってしまうのではないか、と危惧した。返信メールでは、会えなかったことを悔やむ一方で、スイスまでの旅中で何が起きたのか尋ねた。

〈もしマークさんがこのメールを読むに至らず、エマさん（仮名＝彼の伴侶）が読んでいる

場合、その後、どうされたか、お知らせいただけますか〉

返事は返ってこなかった。

ライフサークルの自殺幇助を希望する外国人は、はるばるスイスまでやって来なければならない。末期患者たちにとっては大きな障壁になる。国内の患者の場合、本人の自宅を訪問して幇助を行うことができるが、外国人の場合、申請書が承認されたとしても、病状の悪化により旅立てないケースがあることを、私は知った。皮肉にもカナダでは、この3カ月後に自殺幇助が合法となった。

同時期、プライシックから別のメールが入っていた。彼女は、知り合ってからというもの、取材のテーマを提供してくれそうな患者が訪れる際には、必ず私にメールを送ってくれた。各国の患者とメールをやり取りする上で、彼女はよく、こう付け加えていた。

〈日本人の熱心なジャーナリストが安楽死をテーマにした本を書いています。彼は、取材のできる患者さんを探しています。ご検討ください〉

死を前に足跡を残したいという理由もあってか、多くの患者は、一方的な私の希望を寛大に受け入れてくれた。彼らはメールで、自らの病状を丁寧に伝えてくれた。

今回、プライシックは、これまでとは特徴の異なる患者に対して、自殺幇助をするという。死期が迫っているわけではなく、これからも生きることが可能な女性だった。病名は多発性硬化症（以下、MS）だった。世界に約230万人（MS国際連盟）、日本には約1万7000万人（厚労省）の患者がいるといわれる。中枢神経を侵す難病で、病変がどこの部位に起こるかによって、症状は異なる。視神経なら、視力低下や視野狭窄《きょうさく》が起こり、小脳に異常をきたせばまっすぐ歩けなくなる。大脳なら運動障害といった具合だ。病状は一時収まったり、再発したりを繰り返しながら、慢性的に続く。進行性の場合もあるが、命を脅かすことはない。

ここまで、取材を重ねてきた中で、私なりの考えが漠然とだが固まりつつあった。

——死が数ヵ月後に迫っていることが確実であれば、患者の安楽死や自殺幇助は、行われてもよいのではないか。だが、「自殺願望はあるが、死期が迫っていない」「意思表示できない昏睡状態」の患者には、適用されるべきではない。これは多くの医師や法学者の間でも、大勢を占める認識だと思う。

プライシックが紹介してくれるという女性は、末期患者ではない。彼女を自殺幇助してよいのか。いつもと同様、答えのない問いが頭を駆け巡る。

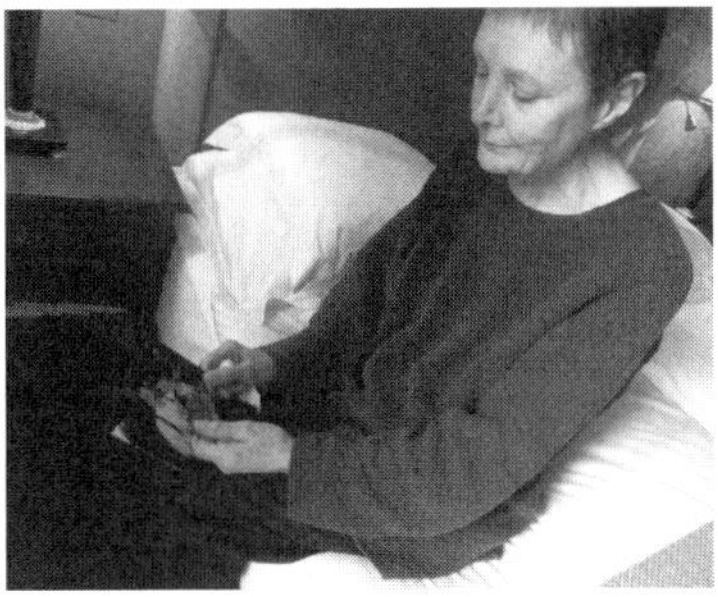

夫との2ショット写真を見つめるサンドラ。

サンドラ・エイバンス（68）、英国ポーツマス出身の女性だった。彼女とは2週間、連絡を取り合い、同じ時間帯にバーゼル近郊のユーロ空港に到着する便に乗ることにした。私はバルセロナから、彼女はロンドンからの旅程だった。

ユーロ空港は厄介だ。空港がヨーロッパ三カ国にまたがっている。出口はドイツ、フランス、スイスと三つある。出口を誤れば、また空港に入って手続きをして出てこなければならない。先に到着した私は「スイス出口」で待ち構えた。MSといってもどの程度進行しているのか、具体的には分からない。メールだけでは、本人が実際に会話を交わせるかどうかも、想像がつかない。体が不自由なのは確かで、空港係員に車椅子で連れてこられるのではないかと思っていた。

10分ほどで、車椅子の白髪ショートヘアの女性が、膝に松葉杖をのせて現れた。

「ヨーイチね？　さあ、行きましょう」

サンドラは、一人でやって来た。想像以上に体がしっかりしている。会話も発音が明瞭で、問題がない。両手もしっかり動き、大きな黒の瞳が私を見つめ、白い歯を見せて笑っている。荷物は緑のリュックサックだけ。飛行機疲れしている様子は、すぐに見てとれた。時々、目を閉じて、深いため息をついていたからだ。

空港の出口には、ホテル専用リムジンが彼女を待っていた。黒のベントレーで、私たちは後部座席に乗り込んだ。行き先は、バーゼル最高級ホテル「レ・トロワ・ロワ」だった。

荷物はそのリュックサックだけですか？

「そうよ。それ以外に何か必要？　明日の洋服だけで、それ以降、私に必要なものは何もないでしょ。すべてイギリスに置いてきたわ」

デリケートな話なのでドライバーに会話が聞こえないように、私は小声で話しているのだが、彼女は大きな声で答えてきた。

旦那さんは、一緒ではないのですか？

「今朝、別れを告げてきたわ」

詳しい話は、チェックインした後に部屋でゆっくり訊くことにした。それにしても、翌朝この世を去る人間にしては妙に明るく、笑みが絶えなかった。もっともこの頃になると、私も、死を覚悟している人こそ明るく振る舞うということを「頭では」理解していた。

「坂を滑り落ちていくだけ」

五つ星ホテルにチェックインし、私たちはすぐに部屋に移動した。ライン川の眺めを堪能できるサンドラの部屋には、バング＆オルフセンの金メッキ入り高級テレビ、幅の広い高級ダブルベッド、そして壁際に白いソファが置かれていた。彼女はソファに腰掛け、深呼吸をした後にゆっくりと息を吐いた。彼女は立ち上がり、カーテンを閉めた。

「目が疲れるんです。ごめんなさい」

私は、ライティングデスクの椅子に座り、質問を開始した。

30分後にはプライシックの診察が控えていたため、長話はできない。体調が不安定で、診察後の取材を拒んでいたことから、私は、普段の半分の時間で最重要事項だけ訊いていくことにした。サンドラは、背筋をまっすぐに伸ばし、「アイム・レディー（準備できたわ）」と言って、息を吸い込んだ。

今の気分はいかがですか？

「疲れているわ、とっても。でも、いいの、私はずっと疲れているから。朝は4時に起きて疲れていて、一日何もすることなく痛みに襲われて生活しているの。最初にMSと診断されたのは73、あぁ、72年で、イギリスで生まれた私は、とても貧乏だったの……」

彼女の応答が、私の問いかけに適っていないことに、すぐさま気がついた。MS患者は、神経痛から来る集中力欠陥によって、適切な言葉を見つけたり、つなぎ合わせたりすることがうまくできないと聞いたことがある。話が飛び飛びになっていたため、ここでは私たちの会話を整理して記すことにする。

「16歳でアメリカに移住しました。イギリスでは、教育をまったく受けていなかった私は、十数年、タイピングの仕事をして収入を得ていたわ。70年にはカリフォルニアで現地の男性と結婚し、18年間、生活を共にしました。でも、72年にMSと診断され、職を見つけるのも苦労したし、子作りも断念したの」

この難病が発覚した後も、職場を転々としながらタイピングの仕事を続けた。だが、

1983年、36歳になった彼女は、どうせなら好きなことに打ち込もうと思い立つ。

「大学に行こうと決意したのよ」

この頃、彼女は夫と離婚した。そしてひたすら勉学に励んだ。初等教育しか卒業していなかったサンドラだったが、大学入学資格を得た。進学先は、全米屈指の名門校、イエール大学だ。ここで心理学を学ぶと、次はカリフォルニア大学で医学の学士号を取得した。再びイエール大学に戻り、医学博士となった。当時、世界で蔓延《まんえん》していたHIVに関する研究や、麻薬依存症患者の薬剤療法や心理療法の研究に取り組んだ。

「出身階級で人生の選択肢が狭められるイギリスとは違い、米国はすばらしい社会だったわ」

この時のMSの状態は「再発寛解型」で、症状が出たり出なかったりを繰り返すものの、職務活動は続けることができたという。しかし99年、「二次進行型」だと診断され、徐々に身体の機能障害が進んでいった。その後しばらくは、仕事への障害はなかったというが、2005年、ついに離職を決意し、同時に米国人男性と再婚。二人でイギリスに渡った。

私は、率直に訊いた。

あなたは、死を目前にした患者ではありません。生き続けたくないのはどうしてですか?

「痛みがひどいことと、これから先、私に何が起こるのか予測不可能であるという恐怖があるからです。このままでは、近いうちに介護施設に送られることも分かっています。そこで働く職員には、私の顔の痛みがどれだけひどいのか、分かってもらえないと思います。私の人生は今後、改善される見込みはないでしょう。坂を滑り落ちていくだけですもの」

サンドラの顔面痛は重度のものだった。正確には三叉《さんさ》神経痛と呼ばれるもので、断続的に続く痛みは、時に患者の生きる希望を奪うことから「自殺病」の異名を持つ。

会話をする度に、口元が痙攣《けいれん》する。最近では、しわ取りに利用されるボトックスを勧められ、痛み止めとしての手術を何度も施したが、効き目が現れるどころか痛みはさらに増した。顔面痛が悪化して6、7年。生きていても、できることは限られていた。

「一日にやることは二つだけです。犬の散歩をすること。それと、シャワーを浴びること。最近は、シャワーを諦めて、犬の散歩だけをする日が多かったですね……」

犬の話になると嬉しそうに、大きな声で笑った。だが、会話に集中できない様子も時折見せ、目を閉じながら言葉を発する一方で、頻繁に片手で顎骨を強く押さえつけている。あまり無理をさせてはならないと考え、取材を急いだ。

明日、怖くないですか?

「いいえ。私にとって死とは身体が死ぬということ。私の唯一の恐怖は、夫の将来かしら。私が死んだ後、彼の生活がとても心配で。彼には言ったの、『新しい女性を見つけて幸せになって。パソコンばかりやっていないで、新しい彼女と美しいイギリスを旅して回りなさい』と。だから、私は、彼が幸福で健康な生活を送れなくなることだけを恐れているのよ」

米国人男性の夫（67）は、イエール大学で知り合った研究仲間の一人だった。数カ月前に心疾患が見つかり、飛行機に乗るのを控えなくてはならず、彼女とバーゼルに飛ぶことはできなかった。しかし、それよりも「私が死んでから、彼が一人でイギリスに帰る姿を想像したくなかったの」と、サンドラは涙目で言った。

最後の朝、自宅に到着したタクシーの前で、二人は抱き合い接吻を交わし、別れを告げた。ここに来る数時間前の話である。サンドラは、泣きながら夫を励ました。

「部屋に戻って、ぐっすり寝なさい。そして、起きたら、すごく忙しい一日にするのよ」

彼女は、最後の最後まで夫を気遣った。夫は、妻のタクシーが彼の視界から消えるまで手を振り、泣いていた。

私が部屋を去る前、サンドラはリュックサックから封筒を取り出した。中には夫の写真4枚と愛犬の写真2枚があった。夫がピエロのような格好をしている写真を、震える手で私のほうに向けて言った。

「これおかしいでしょ？　パーティで仮装している時の写真よ。これを見ると笑いたくなるの。悲しみたくなんかないわ。あとは、この1枚。私たち、こんなにも若かったのよ……」

1998年5月22日、夫婦がコネチカット州のレストランで撮った研究者時代の写真だった。それから16年後、スイスで自死することになるとは思ってもみなかっただろう。

「サーンキュー」

あと数時間でサンドラはこの世を去る。翌朝午前8時、気温15℃と、4月上旬のスイスにしては温暖な朝だった。例の、バーゼル市内のフォトスタジオは近隣住民や反対者たちの苦情で立ち退きとなっていたことから、急遽、郊外の村にあるプライシックの友人宅で行われることになった。一軒家が集まる住宅街で、小学生たちがはしゃいで通学していた。地図で住所を確認しながら歩いていると、女性の声が響いた。

「どこかお探しですか。エリカ（プライシック）をお探しでは？」

「ええ、そうです」と答えると、プライシックの友人で、エステールと名乗る婦人は私を家の中に招き入れてくれた。日本人ジャーナリストが来るという話が、伝わっていたらしい。壁きれいに掃除された家の居間には、既にサンドラ用のシングルベッドが用意されていた。壁にはピカソの絵や夫人と夫の写真が額に入れて飾られていた。

1カ月ぶりに再会するプライシックが入ってきた。次いで、兄のルエディ。そのすぐ後にサンドラがフランスの友人女性に付き添われて、家の中に入ってきた。

「グッドモーニング」

無意識のうちに私は、そう言っていた。以前は、この言葉を簡単に口にできなかったのに、なぜだろう。サンドラの笑顔が私にその二つの単語を吐かせたのかもしれない。

プライシックとサンドラとの間で、誓約書のサインが交わされた。私は患者の斜め後ろでそれを見守った。ルエディはベッドの横で、点滴とビデオカメラの準備を始めている。

「あなたは、誰かに強要されてここに来たのではないですね」

プライシックが、サンドラにいつもの質問を投げた。

「はい、誰にも強要されていません。私自身で決めてここに来ました。ところで、この死亡動機のレターですが、後でヨーイチにコピーを渡しておいてください。きっと彼は、読みたいのではないでしょうか」

プライシックと私の目が合った。

午前9時ちょうど。準備が整うと、彼女が「さあ、ベッドにどうぞ」と、サンドラに呼びかける。「あなたの自宅まで行ってお手伝い（幇助）できなくてごめんなさいね」と、プライシックが横たわる患者に囁く。

「いいえ、いいんです。あなたが親切に私を受け入れてくれたことを感謝していますから。あなたは立派な女性だわ」

サンドラが痛む顔を押さえながら、笑みを作ろうとした。

ルエディはカメラのスタンバイができたようだ。友人女性は、彼女の足下に腰掛け、私とエステールは横のテーブルの椅子に座って、沈黙を保つ。準備はすべて整った。

白の旧型iPodを取り出し、黒いイヤホンを耳に差し込み、何やら音楽を聴き始めた。ストッパーを開ける前に、仏教にまつわる文章を読み上げている。

「私は、仏に救いを求める。(中略)私が幸福で平和でありますように。私がすべての痛みからついに解放されますように……」

心の準備が済むと、彼女は、軽く微笑んでそっと目を閉じた。

9時14分、ルエディが致死薬を点滴の袋に流し込む。プライシックが質問を開始する。

「名前を教えてください」「生年月日は?」「なぜここに来たのですか?」「このストッパーを開けたら、何が起こるのか分かっていますか?」……

サンドラは、すべて明快に即答し、最後の質問に対しても躊躇することなく「Yes, I will die(はい、私は死ぬのです)」と宣言した。その後、胸元に置いた夫の写真一枚一枚に口づけした。覚悟はできていたのだろう。ほんの一粒の涙さえ流していない。

右手で左手首のストッパーを一気に開けた。周囲に沈黙が走る。20秒が経過すると、緊張で張りつめていた彼女の身体から、ヒューッと力が抜けていく。意識を失う前に、彼女は全身全霊の力を振り絞り、人生最後となる言葉を吐き出した。

「サーンキュー」

点滴された左腕がベッドの下にだらりと落ちた。午前9時16分。サンドラ・エイバンス、68年の生涯に幕を閉じた。

10時5分、何者かがドアをノックした。警察官二人だった。ルエディと座って会話をしていると、「あなたに話を伺いたい」と低い声が頭上に響いた。直接、事情を訊かれるのは初めてだった。

「サンドラさんとは、どういう関係でしたか」

プライシック医師を通じて、知り合いました。

「あなたは、日本人ジャーナリストだというが、取材で世界を駆け回ることは多いのか」

はい、そうです。

「プライシックとは、いつからの知り合いで、なぜコンタクトを取り始めたのですか」

私の説明が終わると、プライシックがキッチンにやってきて、呆れ顔を浮かべた。

「早く、このバカげた警察の家宅捜査を止めてくれないかしら。警察だって、殺人事件じゃないって分かっているのに」

捜査員全員が作業を終えて家を出ていくと、エステールは外に出て煙草を吸い、友人女性はキッチンでオレンジを食べている。ルエディは帰り支度を始め、アーモンドをつまんだ。まるで、1時間前の出来事が、患者をベッドに寝かしつけただけだったかのように。しかし、居間には、いまだシングルベッドに仰向けになって目を閉じている、真っ白になった顔のサンドラが眠る。彼女の横に立ってみる。

「ハイ、ヨーイチ」

今にも起き上がり、前日に空港で私を見つけた時の声が聞こえてくる気がした。

またも私は、人の死を前に無力だった。臨死期の患者ではなく、さっきまで自分で動くことができていた女性を黙って送ってしまった。

帰路、サンドラから渡された死亡動機書を何度も眺めていた。ここには、彼女の回復が困難なことを証明する英国主治医の診断書や、彼女が精神疾患でなく、自己決定によって自死を選んだことを証明する精神科医の診断書も同封されていた。

動機書にはこう綴られていた。

〈これ（自殺幇助）を要請する理由は、私は回復の見込みのない病——進行型のMS——を抱えるからです。（中略）ここ数年間で、もはや生き続けたいと思えない人生の質（QOL）にまで、MSが進展してしまいました〉

ある一文に目がいった。

〈今はまだ、（二つの杖で）歩くこと、飲み込むこと、一人旅に出ること、そして自身の人生を終えることができるのです〉

そうだ、彼女は、自身の人生を自ら終わらせるため、一人旅に出たのだ。幸せな死を享受したに違いない。私は、そう自分を納得させた。

第3章 精神疾患者が安楽死できる国［ベルギー］

越えてはならない道徳的規範

ベルギーで、安楽死が容認されたのは、15年前の2002年5月のことだった。当時、リベラル勢力が政権内で台頭し、市民の声が反映されやすい時代を迎えていた。

オランダがボトムアップの市民活動で法を勝ち取ったのに対し、ベルギーはその隣国の法を、刑法改正しないまま、自国スタイルに適用させた点に特徴がある。一定要件を満たして実施した場合、殺人罪に問わないという「解釈」を定めたことで安楽死を認めた。だからだろうか、ベルギーで安楽死は「自然死」とみなして数えられる。また、安楽死は健康保険の対象になっていない。

この国では、注射による積極的安楽死のみが認められ、自殺幇助は除外された。その理由について、「カトリック教国では、自殺は人殺し以上の罪だという信仰があるから」といった専門家の声があるが、私が現地で取材しても、その確たるところは摑めなかった。

ただし、法的には認められていなくても、安楽死の運用面を事後チェックする「安楽死の管理評価連邦委員会」が、自殺幇助は法的要件を満たしていると解釈し、黙認しているケースもあるという。

安楽死に至るまでの流れは、オランダとほぼ同様である（盛永審一郎監修『安楽死法：ベネルクス3国の比較と資料』参照）。

患者が安楽死を希望する場合、まず主治医（ベルギーにもホームドクター制はあるが、オランダほど浸透していない。病院の専門医や緩和ケア医が担当することもある）が、その患者が安楽死の要件——不治の病で、耐え難い痛みを有するか、患者の自発的意思で死を希望しているか、など——を満たすかを、診察や複数の面談の上で確認する。その上で、患者や主治医と関係を持たず、その病に精通した医師に、それが正当であるかの判断を委ねる。この医師も、カルテのチェックや患者の診察などを行う。

この患者に死期が迫っていない（末期症状を持たない）場合、さらに精神科医や、その病に精通する病理学の専門医に判断を委ねなければならない。

医師たちには、報告義務がある。オランダには地域ごとに計5カ所の審査委員会があるのに対して、ベルギーの「安楽死の管理評価連邦委員会」は全国を一括する。同委員会は16名からなり、内訳は医学博士8名、法学教授もしくは弁護士4名、不治の病に冒された患者の問題や緩和ケアに取り組む専門家4名。検証の結果、手順や要件が守られていないと委員会の3分の2が判断すれば検察に通知できるが、これまでに送検されたケースは1件のみ。2015年、娘を亡くした85歳の女性を安楽死させた医師に対し、疑いがかけられたのだ。

同委員会によると、「報告された安楽死」の件数は、02年の24件から10年の953件へと、毎年、着実に増加を続け、15年には2022件に到達した。16年までに1万4753人が安楽死を遂げたといわれている。

2014年2月の法改正で、年齢制限のない未成年に対する安楽死を容認した。2年後の16年9月、私がベルギー取材を終えた数カ月後には、実際に未成年（年齢と性別は明かされていない）に安楽死を適用したと報道されている。

ブリュッセルに本部を置く「欧州生命倫理研究所」が発表した安楽死の統計（2014―15年）の内訳を見る。安楽死を選ぶ患者の病因は癌が圧倒的多数を占めるが、全体の5％は精神疾患である（次ページにグラフを掲載した「安楽死の管理評価連邦委員会」の15年数値だと約3％）。私がベルギーを訪れたいと思った動機は、ここにあった。

取材を重ねる中で、安楽死への理解は深まりつつあった。

ベルギー：安楽死者の推移

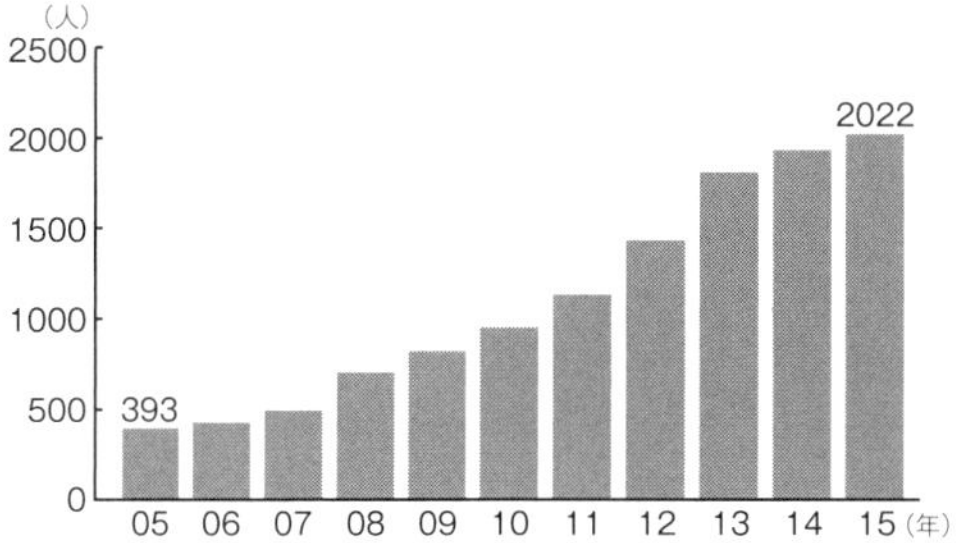

出典：ベルギー・安楽死の管理評価連邦委員会

ベルギー：安楽死者の内訳(2015)

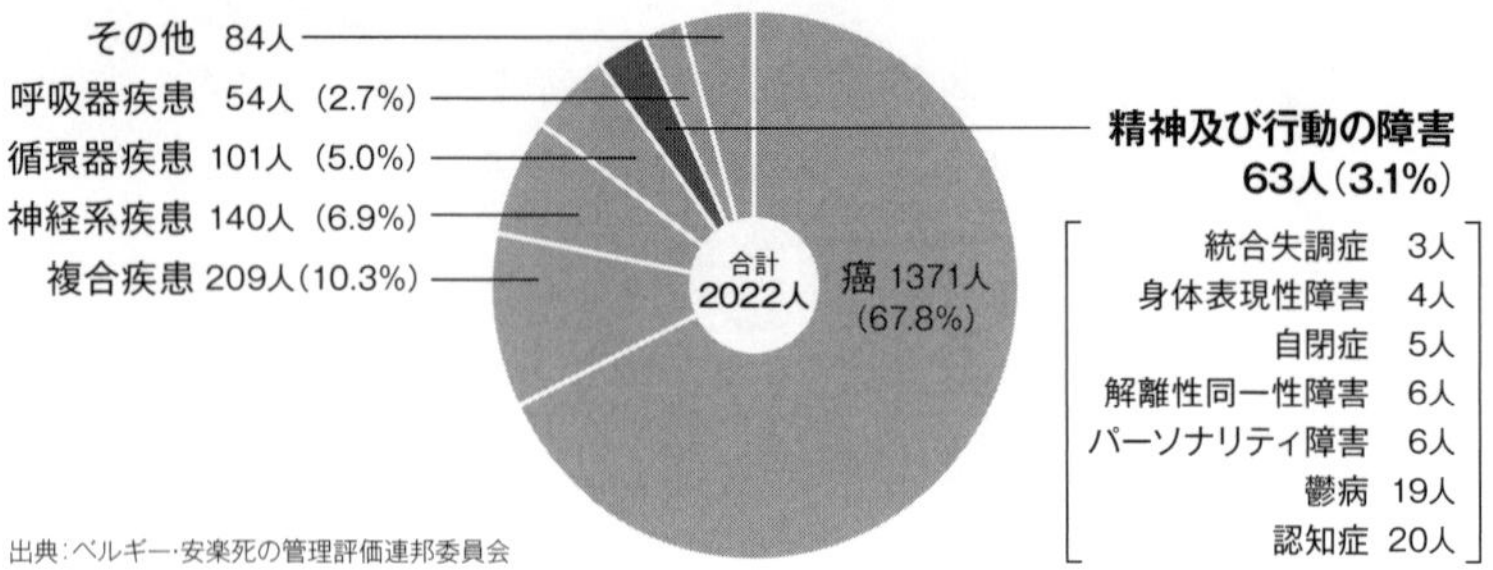

出典：ベルギー・安楽死の管理評価連邦委員会

だが、私の心の中で、唯一、越えてはならない道徳的規範がある。それは、鬱《うつ》病などの精神疾患者たちの安楽死だ。

ベルギーも日本同様、自殺が社会問題化している。人口は1132万。2014年に1896人が自殺し、一日平均6人が自殺未遂を図っているという（公衆保健研究所）。自殺の大きな要因の一つが鬱病などの精神疾患とされる。

ベルギーの安楽死法には、その要件に「肉体的または精神的な苦痛に苛まれている」という一文がある。オランダにそれを禁じる法律があるわけではないが、医師や安楽死関連団体に倫理的な躊躇があるようだ。もちろん法律に明記されたベルギーでも、反対意見が存在し、運用はままならなかった。

しかし、2011年、長く精神を病んでいた一人の女性が、34歳で人生の幕を閉じたことが状況を変えた。

死後、遺族である父が深夜のトーク番組に出演し、娘の悲劇を告白した。

解説者として番組に出演した精神科医は、彼女の精神疾患が安楽死の主たる要件となる、治癒の見込みがなく、耐え難い痛みを有するという2点に該当すると断定した。この番組を契機に、ベルギーでは、精神疾患者に安楽死を適用することへの議論が始まった。

完璧を求める少女

2016年5月29日、私が訪れる2カ月前にベルギー連続テロが起きたブリュッセル空港から、ベルギー中部に位置するラミリー・オフュ村まで、レンタカーを走らせること約1時間半。私が生活するスペインから北の国々に向かうと、大抵は悪天候を覚悟しなくてはならないが、予想通り、この日はどしゃ降りだった。スペインと違って、周りは見渡す限り緑の木々が茂っている。その風景は美しいが、連日、雨天が続くと、さすがに気分は憂鬱になる。

ラミリー・オフュ村は、地元民でなければ車があっても、簡単に辿り着ける場所ではない。私はレンタカーに設置されていたカーナビを頼りに農村地を運転した。広々とした牧草地には、50頭ほどのホルスタイン種とブラウンスイス種の牛がいて、私のエンジンの音に気づくと顔をこちらに向けてきた。

ワイパーを高速にして、民家がほとんど見当たらない村々を通り抜け、ようやく村に到着した。カーナビが示す終着点の左手には、大きな茶色い屋敷があった。叩きつける雨で視界が悪くなったフロントガラスの向こうに体格の良い男性が二人現れる。サイドドアを開け、外に出ると、2メートルはある長身男性が言った。

「ビヤンブニュ（ようこそ）」

父親ピエール・ビンケ（69）である。その父の説得により、初めて取材に応じるという長男グレゴワール（43）が横に立っていた。19世紀後半に建てられた由緒ある屋敷の玄関左側には大きな書斎があり、5メートルほどの天井まで色褪せた本が左右びっしりと並んでいる。ピエールが研究してきた生物学関連の本や、アフリカの歴史書が数百冊は詰まっているようだった。玄関の右側は、4畳ほどの小さな居間で、タンスの上には今は亡き娘エディットの30代の頃の顔写真が立ててある。

「私がここで娘の話をする時は、必ずろうそくの明かりを点すようにしています」

そう言って、ピエールはマッチ棒の火をろうそくに近づけた。

急に用を足したくなった私は、トイレに向かうため、居間の横にあるドアを開けた。すると、そこにはベルギーの名物デザート、ゴッフル（ワッフル）を食べているピエールの孫二人が、私に向かって恥ずかしそうに「ボンジュール」と挨拶をした。その横にいた、ピエールの妻で、エディットの母親であるマディー（69）が、私の顔をじろりと覗き込み、無表情のまま言った。

「お腹は空いていますか？」

子供たちの食べるワッフルの甘い匂いに誘惑されたが、初対面の家族を前に、デザートを頬張るわけにはいかない。丁寧に断ると、マディーは、「お腹が空いたら言ってね」と、またも無表情のまま言った。

居間に戻ると、ピエールとグレゴワールがA４の白紙をテーブルに置き、私を待ち構えていた。メール上での気さくな挨拶と、現場でのそれには雲泥の差がある。いかに取材をしようとしているのか、彼らは私の一言一言を白紙に書き出すことから始めた。

懸命に意図を伝えること10分。ようやく、彼らはボールペンをテーブルに置き、私を見つめた。そして、次女として生まれたエディットが、２０１１年11月３日、精神科病院で自殺を遂げるまでの軌跡について語り始めた。

これは、その当時、精神疾患者の安楽死が現在のように認められず、自殺未遂を繰り返してきた若き女性の物語である。

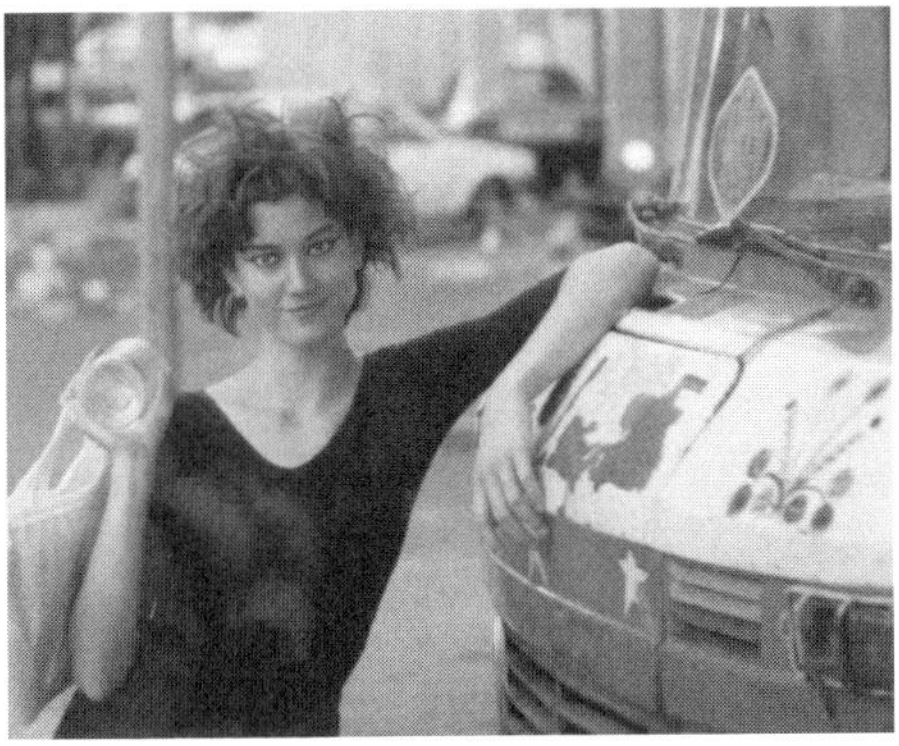
若き日のエディット（撮影地はセネガル）。

仮面を被って生きてきた

1976年11月24日、コンゴ（当時ザイール）の首都・キンシャサ。父のピエールに兄と姉、そして親戚一家を合わせた10人が小さな分娩室に集まり、「アレー・マーディー、アレー・マーディー（頑張れ、マディー）」を連呼する中、エディット・ビンケは誕生した。その瞬間は、「まるで昨日のようだ」と、今は亡き次女の誕生を、父は思い返した。

「みんなが望んでいた次女だったんです。エディットが生まれた時はもう、嬉しくて嬉しくて。まるで人生バラ色のようでした」

ピエールの父はベルギー領コンゴの医師だった。ピエールも生物学者として、コンゴ政府の専属研究員として20年近く雇われた。主に、ダニ研究に携わり、大学病院や薬剤師らとともに、開発途上国の未来の発展に向け、活動を続けてきた。

エディットが首都のキンシャサで育ったのは、彼女が3歳になるまでで、「ほとんど記憶にないのではないか」と、私の横に座る兄のグレゴワールは語る。父親は、「落ち着きがあって、よく寝る、優しい可愛い子供。そして、誰とでも仲良くできる子だった」と言う。

ビンケ一家は、1979年に西アフリカに位置するセネガルに引っ越した。

エディットは、子供の頃から、動物をこよなく愛した。セネガルでの幼少期は、ネズミが大好きで、どこへ行くにも、彼女の両手や両肩にはネズミがいた。4人の子供たちは、大学に進学する頃まで、セネガルのフランス人学校に通った。

7、8月の2カ月間は、毎年、母国のラミリー・オフュ村で夏休みを過ごしてきた。コンゴで暮らすベルギー人たちは、彼ら独自の共同体と生活スタイルを保っていたため、休暇で帰国しても、環境に戸惑うことはなかった。

エディットも、カルチャーショックに陥ったことはない。彼女に抵抗があったのは、1996年から一家が揃ってベルギーに定住するようになり、初めての冬を知った時だった。

「みんな家に閉じこもってばかりでつまらないわ。誰も外で遊ぼうとしないんですもの」

海や屋外で開放的に過ごすことが多かったアフリカ時代と比べ、特に冬場になると生活スタイルが閉鎖的になることを、エディットは嫌った。だが、ヨーロッパはヨーロッパで、社会が成熟していて、アフリカとは違った暮らしやすさを感じることもできた。順調に適応していたはずだった。彼女にある兆候が見られるようになったのは、思春期の頃からだった。

グレゴワールが、次のように話す。

「何をするにも、妹は人並み以上の才能を発揮した。けれども、ダメなんです。音楽に優れていてもコンサートには出たくない。スポーツが大好きでも、試合はしたくない。大学でも同じで、授業は好きでも、試験は受けたくないんです」

それは彼女に、こらえ性がないことを意味するわけではない。むしろ逆だ。彼女は、すべて責任を自分で抱え込んだ。失敗すれば、その「ダメな自分」を叩きのめそうとした。次第に「責任」を伴う行動や、「評価」の対象となる行動を恐れるようになった。父と息子は、顔を見合わせながら、「とにかく完璧主義者でした」と、声を合わせた。父親が話そうとすると先を譲る習性のあるグレゴワールは、父が切り出す前に咄嗟に説明を続ける。

「エディットの友人たちは、彼女はとても社交的で、心が広く、理解力のある女性だと言うんです。ところが、妹は、本当はその正反対で、自分の考えを他人に表現することが苦手で、社交的な自分を繕っていたに過ぎない。学校の成績も人並み以上に良かったので、周りの仲間は、『エディットは、何でも簡単にできるのね』なんて言っていました。でも、妹は、自分が理解できるまで睡眠も取らずに勉強していたんです」

そう一気に口にすると、グレゴワールは、ブワーと息を吐き、兄としては世話が焼ける妹だったことを表情で示した。すると、父親のピエールも、昔の記憶を辿った。

「22歳の頃でしたかね……。突然、『パパ、フラマン語を覚えたい』って言うんですよ。私は、『覚えたいなら手伝うぞ』と言うと、その日から、辞書を片っ端から引いてフラマン語の新聞を読みあさるんです。すると、2カ月後にはもう私と一緒に会話をしていたんですよ。それまでは、一度も、フラマン語で娘と話したことなどなかったというのにね」

ベルギーは、公式言語にフランス語と、オランダ語の訛《なまり》とされるフラマン語がある。バイリンガル教育が進み、両言語を話す人々も増えてきたが、それは最近のことだ。ピエールはバイリンガルだが、家庭内の会話はフランス語だった。

「ベルギーの教育では、だいたい80％前後の成績を超えていれば、順調に進学できます。しかし、エディットは99・9％くらいのレベルに達しなければ、自己嫌悪に陥るんです」

そう語る父は、エディットをリエージュにある芸術専門学校に入学させることにした。元々、娘には絵の才能があったし、芸術は「採点」しにくいため、娘に合っていると判断した結果だった。親元を離れて一人で生活することを、エディットは素直に喜んだ。しかし、それも半年しか続かない。後に、看護学校にも籍を置いたが、能力が認められ学生の世話を頼まれるようになると、いつものように、その責任に堪え兼ね、半年後に退学した。

その後、エディットは、職を転々とした。パン屋、文房具屋、トラクトベル（大手デザイン会社）でのデザイナー、シアコ（紙工場）での営業。だが、どの職も続かなかった理由を、父はこう説明する。

「昇格することを嫌ったからです。責任を与えられることが、彼女にとって悪夢だった」

それを聞くグレゴワールも横で、ため息をつきながら付け足す。

「会社の仲間たちは、誰一人として、彼女が苦痛を持って働いていたことなど知らなかったんです。妹は、ずっと仮面を被って生きてきたんですよ」

「鬱病」と断定できない

ここまでの話を聞いて、私は、「なぜエディットがこのような性格の持ち主になったのか」と尋ねた。私は、精神疾患者の根本的な問題の多くは、環境に影響されるもの、つまり、後天性であるとどこかで考えていた。それが誤りであることを、彼らは強調した。

「そうなったのではなく、エディットはそのようにして生まれたのです。我々は、精神的苦痛が肉体からも生じていることを無視しがちです。彼女が抱えていた問題は、生理学や細胞学的な問題でした。彼女の脳の働き、神経細胞の働き、酵素のホルモンへの働きかけなどを理解していませんでした」

私が彼女の病名は何であったのかと尋ねると、彼らは、声を揃えて言った。

「それが、病名は、いまだよく分かっていないんですよ……」

ここでピエールは、ここ数年、ベルギーで顕著な「強度の疲労（バーンアウト）」は、十数年前までは、「神経システムの異常からくる鬱病」と見なされてきたことを、教えてくれた。しかし近年、これは「体内の組織がストライキを起こし、ホルモンが機能しなくなることが原因だと分かってきました」と彼は続ける。エディットの場合も、「ストレスを生理的にコントロールできなかった」、つまりは身体的な問題から精神疾患が発症したと言いたかったようだ。

私たちは、精神の不調を訴える人間を前にして、「鬱病」という病名を使いたがる。だが、後に登場するリーブ・ティンポン精神科医も言及するように、ひとくくりに鬱病と断定することは、実に危険だ。一般的に鬱病というと、仕事のストレス、失恋、破産、肉親の死など、周囲の環境の変化から発生すると考えがちだ。世間的には、この病気は「周りの協力や医師のサポートがあれば、改善の余地があるもの」とされている。エディットのような人間は、そうしたケアでは何も改善しない。

2005年になると、エディットは、社会生活に適応できなくなっていく。父には「精神科病院に連れていって」と懇望した。屋敷3階にある6畳ほどの部屋で、何度も自殺未遂を図った。時にはコップを割って、ガラスの破片を飲み込む騒ぎも起こしている。手首には、無数のリストカットの傷跡があったという。

エディットは6年間、自宅から約70キロ離れた精神科病院の、隔離された部屋で、生活を送った。これは、「家族の生活にも危険が及ぶ可能性がある」という法的な措置でもあった。

同病院では、精神安定剤を毎日、服用しなくてはならず、それを繰り返すうちに、エディットは別人のように変化していった。ピエールは、週に一度のペースで、面会していた。その頃の、娘の朦朧《もうろう》とした表情は、現在も頭から離れない。

「パパ、見て。私って、まるで植物状態よね。ねえ、パパ、科学者だったら、簡単に死ねる方法を教えて。それができないんだったら、私はどんなやり方ででも死ぬからね」

口元からよだれを垂らす娘をピエールは直視できなかった。だが、ピエールが、自分の娘を死に至らせるアドバイスなどできるはずがなかった。

精神科病院には、他にも彼女のように死を求めている若い患者たちがいた。まだ精神疾患者の安楽死が一般的ではなかったという当時の状況と、「カトリック系の病院であるという理由から、彼らの安楽死に対する願望は無条件に妨げられました」と、ピエールは言う。

一定期間の病棟生活を終えると、エディットは実家に帰ってくることもあった。ピエールは、外に散歩に連れ出したり、レストランで食事をしたり、映画鑑賞をしたりと、気分転換させようと努力した。ペット用のネズミ30匹を自宅で飼うことも決めた。

こうした時間を彼女は喜び、時には、「幸せそうな表情を浮かべることもありましたね」と、父は話す。精神科病院の話が出ると、エディットは、小声でこう答えた。

「パパ、あそこにはね、頭がおかしな人ばかりいるのよ」

自宅生活も継続することはなく、すぐに憂鬱な世界に送り返されていった。

死ぬことができるという安堵

ある日、ピエールと妻のマディーは、病院からの電話を受ける。

「エディットに大変なことが起こりました。今すぐに、こちらに来ていただけますか」

緊急病棟の一室に駆けつけると、凄惨な光景が広がっていた。黒い髪は、ドロリとした血の塊で覆われ、顔にも血がほとばしった痕が残っていた。首元は包帯でグルグル巻きにされながら、エディットは虚《うつ》ろな瞳で両親を見つめていた。

ピエールが、娘に弱々しい声で語りかける。

「エディット……、一体何てことをしたんだい」

父の問いかけに、エディットは、目に涙を溜めながら叫んだ。

「どうして死ねないのよ！　私なんか、生きる価値がないというのに！　なんで自分を殺すことさえできないのよ……」

エディットはかつて、仏伊合作映画『預言者』（原題『Un Prophète』、ジャック・オーディアール監督、09年）が大好きな映画の一つだと、話していたことがある。この映画には、主人公が他人の頸動脈を切り裂くという壮絶な場面がある。エディットは、このシーンの真似をしたつもりだった。だが、頸動脈ではなく、首の腱を切り、自殺は失敗に終わった。

深く息を吸い込んだ後、ピエールは私に言った。

「何でも99・9％を求める子でしたからね。死ねなかったことも、彼女には苦しみでした」

グレゴワールは、血まみれの現場には同行しなかった。だが、この大惨事をきっかけに、それまでの妹に対する言動を見直し始めた。

「私は、エディットから何年も何年も、自殺願望についての相談を受けてきたんです。今でも覚えていますよ。ここの庭のベンチに座って話していた時のことを。私だって、妹に生きていてほしいから、必死になって説得しました。『死んではダメだ』って。でも、これが間違っていたんですよ」

死を無理に止めてはならない――この考えこそが正しいと確信したのは、あまりにも遅く、現在も悔恨《かいこん》の情を抱いている。私は、この次にグレゴワールが発する言葉を聞き逃さないよう、彼の口元を凝視した。

「ダメだって言うべきじゃなかった、エディットには。死ぬこともできるオプションを切り捨てるべきじゃなかったんです。今、とても後悔しています。もし、死ぬことができることを医師から知らされていれば、むしろ違う道を彼女は選んだんじゃないかって」

自殺未遂をきっかけに、エディットは日ごとに衰弱していった。父は、それでも娘の精神を薬ではないもので安定させなければと思案し、精神科病院では禁止されている行動に出た。

「はい、どうぞ、エディット」

「わー、パパ、ありがとう！」

ピエールは、ワイシャツの胸ポケットに隠し入れていたネズミを1匹取り出すと、あまり大きな声を出さないようにと、娘に注意した。病棟では、医師や看護師が入室する度に、エディットはネズミを尻の下にうまく隠していたという。

しかし、それは一時的な慰みに過ぎなかった。エディットが35歳を迎えようとする2011年11月3日午後、外出中だった母親のマディーの携帯電話が鳴った。

「アロー（もしもし）、アロー……」

「……」

プツリと電話が切れた。誰だったのか、マディーには分からず、その後、何が起ころうとしていたのかも想像できなかった。その日の午後8時、病院から連絡があった。

「娘さんが亡くなりました」

今度は、首切り自殺に成功した。

「すべてが終わったんです。長い間の苦しみから、ようやく解放されたんですよ。本当に悲しかった。でも、やっと娘が楽になったんだと思うと、言葉は悪いですけど、ホッとしましたね」

ピエールがそう言うと、グレゴワールも頷いて、同じ言葉を繰り返した。

「エディットが死んだと聞いたあの日の夜、私も不思議なくらい、ホッとしました」

だが家族の一員が血なまぐさい死に方に終わってしま

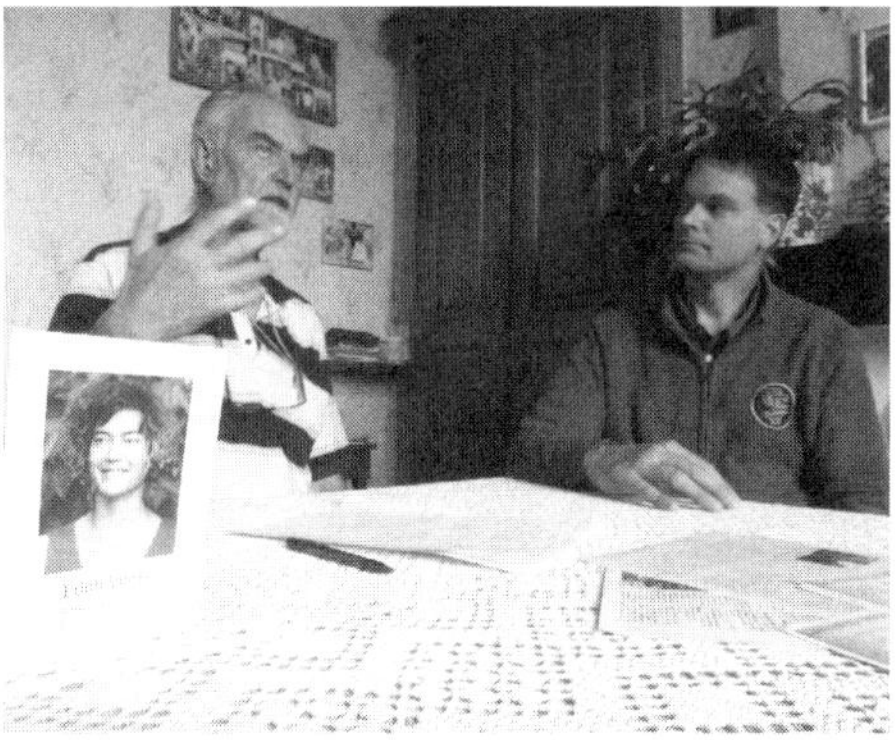

遺影を前に話すピエール（左）とグレゴワール。

ったことと、望んでいた安楽死が叶わなかったこと、あるいは、叶えてあげられなかったことを、彼らは心底、嘆いた。エディットのような精神疾患を持つ人々には何が大切であるかを、父と息子は痛いほど学んだという。グレゴワールが、その思いを語る。

「安楽死は、勧めるものではない。ただし禁止するべきものでもない。それは本人が決めればいい。ドンキホーテの風車（巨人だと錯覚していたが、それは正義のために戦っているという生き甲斐になっていた）のように、主人公から風車を取り除いてはならないのです」

テーブルの上には、数枚の絵画が用意されていた。ピエールが保管しているエディットの作品だ。数枚は、20代の頃からずっと趣味で描いてきた、きめ細かなカラーの風刺漫画。もう数枚は、精神科病院入院後のもので、赤や黒を交えた血のような油絵の上に、黄色の斑点を垂らした絵や、真っ黒に塗った画用紙に黄色と緑色の手形を押し付けた絵などだった。

二つの時期に描かれた絵のギャップに、私は息を呑んだ。

1枚の絵の裏には、精神科病院でもがき続けてきたエディットの生々しい叫びが、力の入らない文字で次のように記されている。

〈あとどれだけ続くの？　苦しいよ〉

〈最高なこと：安楽死。でも、それって違法だからな〉

娘の死から2ヵ月。ヨガのクラスに参加していたピエールに、自分でも想像のつかない感情が襲いかかる。ずっとこらえ続けてきたせいなのか、突然、彼は泣いた。とにかく大声を出して泣いた。まるで生まれたばかりの赤ん坊のように、抑制の利かない泣き声だった。

「一気に体の力が抜けた感じがしましたね。周りの仲間もみんな驚いていました」

彼らは、取材を終えると、私をエディットの部屋まで案内した。今でも、本人がここで生活をしているような趣が感じられる。紺のワンピースと、白とブルーのワンピースが1着ずつ、洋服簞笥の外側に掛けられたままだった。本棚には、バンド・デシネ（漫画）の著名な作者ディディエ・タルカンの作品『トロイのランフェスト』が何十冊も詰まっていて、壁には、コレクションのピアスが30ペアほど飾られていた。

アフリカの骨董品が並ぶ1階の広間を、ちらりと覗いた時、マディーとソファに座る孫たちの姿があった。アフリカ時代のアルバム写真を広げて見せているようだった。

「わー、可愛いこれ。何やっているの？」

「これエディット？」

無邪気な子供たちの質問と笑いが飛び交った。今は亡き次女エディットの人生を、マディーは、孫たちにどのように伝えているのか。時々、こちらをじろりと見つめるマディーが、美しい当時の思い出を記憶に残し、辛い過去から何とか立ち直ってくれるよう、私は広間の片隅で祈った。

遺族に幸せは訪れるか

ビンケ家の取材を終え、その足で、次はベルギー北西部・ヘントの郊外にあるシュケルドビンデケ村に向かった。短期滞在のため、私は一日に2件の遺族を訪ねることになった。彼らが伝えた悲劇をどう捉えたらよいかは、まだ分からない。しかし、感傷に流されたくはない。ラミリー・オフュ村から車を走らせること1時間。まだ、雨は降り続いていた。

カーラジオで、私には理解不能なフラマン語を流しながら考えを巡らせた。

シュケルドビンデケ村に辿り着くと午後7時だった。ここも同じように、人影が少なかった。ずらりと並ぶ住宅は、どれも立派で、真緑の庭も、とてもきれいに手入れされていた。だが、カーナビが示した家は、周りの住宅とは風情が違った。雑草や木の枝が無造作に生い茂り、この家だけがどうも手入れ不足のように見えた。

車を歩道にまたがらせて駐車し、エンジンを切ると、近くから犬の鳴き声が聞こえた。最近の車は、エンジンを止めてもラジオがかかったままで、どうすればいいのか戸惑っていると、一人の女性がサイドミラーに映った。ドアウインドーを下げ、顔を斜め後ろに向ける。

「ヨーイチね？　はじめまして。ミアです」

丸いシルバーの眼鏡をかけた小柄な女性が、ぎこちない微笑みを浮かべ挨拶をした。

「歩道に車を駐車すると罰金を取られるので、うちの駐車場に入れてください」

ミアは、丁寧に言った。

再度、駐車し直し、車から降りると、先ほど吠えていた黒いラブラドール・レトリバーが前足を大きく宙に上げ、胸元に飛びかかってきた。それを見たミアは、玄関を開け、奥にいた娘に言った。

「ちょっと、セリーナ、こっちに来てくれない？　ジミーを小屋に入れておいてもらえないかしら」

玄関に出てきた娘は私と握手した後、ジミーの首元を持ち、庭先の小屋まで歩いていった。

母親のミア・フェルモン（53）と、娘のセリーナ・デブランデル（17）。二人は、あまりに辛い記憶を抱えて生きてきた。そのことについて、母親を前にセリーナが口を開くのは、この日が初めてだった。

2013年12月18日、それは、セリーナが14歳の頃だった。母親のパートナーであったクン・デプリックが、30年以上に及ぶ躁鬱病生活に終止符を打ち、49歳の若さでこの世を去った。その最期は、医師の手による安楽死だった。

実は、セリーナとクンに血縁関係はない。「父」として一緒に暮らしたのも、2年間に満たない。ただし、遺伝上の父とは、母親ミアの離婚後（セリーナは当時4歳）ほとんど交流がなく、クンは初めて甘えることのできる父親だった。

犬を小屋に入れたセリーナが戻ってきた。2階建ての家の1階は、入り口を抜けると小さなキッチンがあり、左の小さな居間には、茶色のグランドピアノが置かれていた。クラシック音楽を習っているセリーナの宝物だという。ショパンの『ノクターン（夜想曲）』の楽譜が目に入った。まずは場を和ませたかった。

フラマン語は、本当に発音が厄介ですね。私にはさっぱり分かりません。この村の名前も何と発音したらいいのか。シェルデウィンデック？

「シュケルドビンデケと発音するんですよ！」

ミアが、笑顔で答えた。私がその音を真似ようと苦戦していると、左に座る娘が俯いたままクスクスと笑った。こんな笑い話から始めたのは、それなりの意図があった。私はここを訪ねる前に、彼女たちとどう接するべきかについて、精神科医助手の教えを請うていた。特に未成年と話す時は、場を和ませてから本題に入るよう、助言されていた。

しばらくの雑談後、本題に入った。

クンが安楽死を遂げるまでの出来事について、お話を聞かせてもらえますか？

二人から、先ほどまでの笑顔が消えると、ミアがクンと知り合ったきっかけを語り始めた。

「2011年のことでした。私たちは、子供の頃から、お互いに顔だけは知っているメラ

（近郊）の仲間だったんです。ある日、クンが、私をフェイスブック上で見つけたのが始まりです。彼は、巷《ちまた》では有名な高級レストランのシェフでした」

クンは、2011年まで、ベルギー伝統料理を専門とする腕のいいシェフだった。ミアは、その当時から現在まで、老人ホームの介護士として働いている。

クンは、ミアに自分が10代の頃から躁鬱病を抱えていることを隠さず話した。時には陽気になり、時には憂鬱になる。病状の揺れが激しく、この症状を何十年も抱えてきたという。さぞ、緊張の絶えない生活を送っていたのだろうかと考えたが、ミアは「毎日、家の中では、笑ってばかりでした」と首を振る。以前は、アルコール依存症だったこともあったが、既に酒は断っていた。毎日、ミアとセリーナに料理を振る舞い、時には不思議な生き物の絵を描いてみせることもあったという。

その頃はまだ12歳だったセリーナが、義父との出会いについて、こう語る。

「初めてクンに会った時は、好きになれなかった。私の家に突然、知らない人が来て暮らすようになったから。だけど、時間が経つにつれて、とても楽しくて優しい人だと思うようになったんです。私が好きな牛肉のステーキを3日連続で作ってくれることもありました」

彼の性格について、私が尋ねると、最初に母が、次に娘がこう語った。

「頑固で内向的ですけど、とてもクリエイティブな性格です」

「いつもジョークを飛ばしていました。でも、パーティとか人に会うのは苦手みたい」

クンには二面性があるようだった。急に無口な時間が増えるようになると、コートを羽織って散歩に出たり、庭をいじったりした。気分が晴れている時は、「プリンセス」と呼んでいたセリーナと一緒に絵を描き、料理をした。しかし、ミアとの出会いから4カ月が経つと、彼は突然、奇妙な行動に出る。ミアは、その時の状況を振り返る。

「ある日曜日、『明日戻る』と言ったきり、1週間も帰ってこないことがあったんです。心配になって、ひっきりなしに電話やメールをしましたが、一向に返信がありませんでした」

クンは、ヘントの町中にアパートを借りていた。そこに「彼は身を隠していたのだと思う」と、ミアは語る。やや曖昧な、この表現に対し、私はミアに訊いてみる。

アパートの場所を知っていたのに、そこへ探しに行かなかったのですか？

すると、ミアが声を落として答える。

「鍵を持っていなかったんです。彼は、私にアパートの合鍵を作ってくれませんでした」

そこで、クンは彼独自の「引きこもり生活」を築いていたのだろうか。誰にも見られたくない、彼だけの「隠れ家」で何をしていたのか。

「分かりません、ええ、私には分かりませんね……」

どうも、しっくりこなかった。だが、彼は、引きこもっている間の自分を知られたくなかったのだろうとも思い、深入りしなかった。ミアは、何だか居心地が悪そうだった。

突然、家から姿を消す義父について、12歳だったセリーナは、どう思っていたのか。私が彼女の目を見る度に、視線をすぐに母親のほうに移す癖があった。

「まだ幼かったから、何が起こっていたのか、私には理解できませんでした。家にいないだけだと思っていたし、帰ってきても普通の人だったから。でも、クンが死んでから、いろんなことが見えてきた気がします」

この奇妙な行動を始めた頃、既に料理人の仕事を失っていたクンは、求人情報誌とにらめっこしながら、その日暮らしを続けていた。希望としては、介護ヘルパーの職を探していたという。しかし、安定した勤め先はなく、職を転々とした。

クンはその後も、2カ月に一度の頻度で、「家出」をする。ミアは「受け入れるしかない」と決め、口出しを控えた。さらに一年が経つ頃には、クンはエネルギーを失い、生きることへの苦痛を口にするようになる。

「僕は、疲れている。人間関係を保つことが、とても窮屈だ」

クンは散歩に出かけては、流れる川を延々と見つめ、海辺を歩いては、無口なまま煙草を吸っていた。電車で移動中に、車内にいた乗客の目線や会話に耐え切れず、途中下車したこともあった。ミアは、クンの電話を受け、車で迎えに行ったという。

「躁鬱だけでなく、おそらく、自閉症の傾向もあったんじゃないかと思いますね。一人でずっとハミングしていたり、電車で大きな音が聞こえると両手で耳を塞いだりもしていました」

精神的に弱り果てていくクンを見ながら、ミアはどうすべきか分からなかった。感情のアップダウンが激しい躁鬱病だが、クンは町医者から精神安定剤を処方されても、「僕は薬なんか飲まない」と拒否した。どう説得しようが、聞く耳を持たない。ミアも、彼に何かを強制することは避けたほうがいいと判断した。改善の兆しは見えなかった。

隠しごとがある?

ミアは、この頃、知り合いの精神科医に相談することになる。安楽死を扱う女性医師、リーブ・ティンポン(64)だった。ミアは、2003年5月に弟を交通事故で亡くし、かつて彼女の世話になったのだと、別の苦い過去を打ち明けた。

クンは家出を繰り返し、体重も次第に減っていった。安楽死する8カ月前、まずは、彼を長年よく知るホームドクターが、クンは精神科病院に入院したほうがいいと言った。クンは、この提案を拒否した。ミアの執拗な説得の末、診察の予約を入れても、何度もすっぽかした。死を迎える半年前、家を出るや3週間戻らないことがあった。ようやく帰宅したクンの顔はやつれ、死人のようで生気がなかった。やがて、こんな言葉を口にする。

「ミア、僕はすべてを終わりにしたい。食べることも、飲むことも、そして生きることも」

この言葉を耳にしてもミアは、動揺しなかった。「そう言うのは、時間の問題だと思っていましたから」と、静かに語る。

時には、感情を殺しながら語る彼女の口調に、何かが隠されていると、私は取材1時間を経て気がつき始めていた。娘を前に言えないことがあるのかもしれない。

——ミアは、何かを隠している……。

クンは、ティンポンの診療だけは受け入れた。過去の精神病歴から、自殺未遂経験、家族関係までも綿密に調べられた。彼女のほか、セカンドドクターの診察も受け、クンの病気は「耐えられない痛み」を持ち、「回復の見込みがない」と診断された。つまり、安楽死の一定条件を満たしている。クンもそれを希望していた。

私は、ここでさらりと「安楽死の条件」と書いたが、精神疾患者が安楽死するための条件は、一般的にあまり認識されていない。精神疾患者の場合、「耐えられない痛み」と、「回復の見込みがない」という基準が理解され難く、人それぞれの解釈が大きく異なる。だが、この取材を続け、専門家たちに会う中で、私が学んだ特徴は以下の点だった。

（1）10代の頃から精神科病院に何度も通うが治らない。

（2）自殺未遂の経験が数回ある。

（3）セロトニン（神経伝達物質の一つ。感情や精神面に影響を与えるとされる）が足りないという生物学的な問題。

クンは、このすべてに当てはまった。そして、後日、ティンポンに取材したところ、彼女は私にこう言った。

「クンの病気は、アスペルガー症候群や自閉症スペクトラムが混ざり合った複雑な症状でした。躁鬱病と一言で言い表すことはできません」

既述したが、クンや前出のエディットを苦しめた病は、仕事のストレスや借金問題、失恋や肉親の死などによって生じる突発的な鬱症状とは異なる。周囲のサポート次第で、改善する見込みがある軽度の鬱症状と、何十年も引きずるそれは違う。

ところで、安楽死を決めた時、クンの家族は、どんな反応だったのだろうか。

ミアは、すぐに答える。

「クンの父親は他界していて、母親は、当初、安楽死には断固反対の立場を貫いていました。お兄さんも妹二人も、『クンを殺す気だ』と、医者を殺人者扱いしていました。でも、最後は、ティンポンと会話をする中で全員が受け入れました」

ミアは、ティンポンがクンの家族にこう言ったことを記憶している。

「クンは刑務所の独房生活を送っているようなものです。彼にとって、死は独房から解放され、自由を手に入れることなのです」

クンは安楽死を決意し、書類にサインをした。この事実を、セリーナは当時どう捉えたのか。

「食事中のテーブルで、二人の様子がおかしかったのを覚えています。気まずくなって私が席を立って、部屋に行ったんです。実はこっそり、その後の会話を聞いていました。詳しくは覚えていませんが、どうもクンが命を絶つといった話だったと……」

　直後、クンは、セリーナをテーブルに呼び戻し、安楽死の決意を明かした。当時はまだ「普通に生きている人がなぜ死ぬのか分からなかった」とセリーナは話す。

　だが、「親たちの言うことだから、理解するしかない」と、自分に言い聞かせ、無理やり納得するよう努力した。

　セリーナは3年経った現在、このことを後悔している。

「あまりにも若かったから、状況をうまく把握できなかったんです。クンともっと一緒に最後の時間を過ごせなかったのが、とても残念で……」

　ミアとクンは、安楽死の2週間前、ベルギーとの国境沿いにあるフランスの町、コート・ドパールに小旅行に出かけた。気力を失い、痩せ細ってしまったクンではあったが、安楽死が許可された後の様子は別人のようだったと、ミアは語る。

「笑みが絶えなかったですね。旅行中は、ずっと冗談を言って、私を楽しませてくれました。海を散歩しているクンの表情には、しばらく見ていなかった落ち着きがありました」

　肉体的、あるいは精神的、またはその両方に苦しむ人たちが、死を目前に見せる独特の表情だ。私がこれまで出会ってきた患者が語っていた「死ねると分かった瞬間にホッとする」という心理状態である。

　オランダで取材した「死ぬ権利協会世界連合」のロブ・ヨンキエールも「安楽死ができるという事実を知っているだけで、患者は安心し、最終的に利用せずに自然死することが多い」と主張していた。

セリーナは、クンが安楽死を行う前夜、ヘントに住む叔母の家に連れて行かれた。クンには「さようなら」と簡単な別れを告げただけだったという。これから実際に何が起こるのかよく分からず、釈然としない思いを抱えたまま、彼女は叔母の家の部屋に閉じこもった。

「人生を楽しむんだぞ」

２０１３年12月18日、安楽死当日――静寂で平和な、普段と変わらぬ朝だった。ミアとクンはコーヒーを飲みながら、朝食をとった。会話はなかった。だが、それは悲しみに浸る時間ではなく、クンにもまだ明日があるかのような朝だった。

午後3時になると、クンの母親、兄、妹たちがミアの家にやって来る。緊迫した雰囲気ではあったものの、家族写真を撮影したり、思い出話を持ち出して笑ったり、ワインを飲んだりしながら、むしろ賑やかな時間を過ごした。

誰一人として、このままクンが息を引き取るという実感を持っていなかった。唯一、末っ子の妹だけが、目に涙を浮かべながら現実的な話を持ち出すと、居間の中が静まり返った。

「ねえ、クン、考えが変わったなんてことはない？」

兄を心配する妹の表情は真剣そのものであったが、クンは、さらりと答えた。

「いや、それはないな」

午後5時を回った頃、医師が到着した。医師は、クンが安楽死を望み続けているかどうか、最終チェックを行う。クンが落ち着き払って、「もちろんです、先生」と答えると、居間の奥にあるソファに横たわり、全員が彼を囲んだ。

医師が注射を2本用意している間、クンは、携帯電話を取り出し、誰かにメッセージを送った。そして、注射が左腕に差し込まれる前に、クンはミアの顔を見つめ、呟いた。

「もし、あの世があるのなら、君に居心地の良いスペースを取っておくよ。でも、あまり急がなくていいから……」

「ありがとう、クン。じゃあ、あの世で会いましょう。愛しているわ」

医師が、意識レベルを下げる注射をまず1本打ち、次には、心臓を停止させる最後の1本を打った。30秒もかからないうちに、クンはミアの腕の中で、安らかな眠りに就いた。

クンの家族は、その後、すぐに立ち去った。肉親が死んだばかりだというのに、ミアは、家族の反応が冷たいと感じた。ミアは、亡きパートナーの家族について、こう語る。

「母親とお兄さんとは、もう何年も仲違いが続いてきたんです。家族の関係はバラバラでした。家族は、クンは何に苦しんでいたのか、理解しないままだったのではないでしょうか」

クンには友人と呼べる仲間もいなかった。私が取材した他の安楽死のケースと比べても、彼を支えるネットワークが欠落していた。それが彼の死を早めたように思う。

何よりも、純情な心を持った少女が、何の関与もできないまま、大切な義父を失ったのだ。

あの日、叔母の家で、「とても寂しかった」というセリーナは、虚脱感に襲われていた。

午後5時過ぎ、セリーナの携帯電話が光った。

〈Enjoy Your Life, Selina（人生を楽しむんだぞ、セリーナ）〉

それは、クンが死ぬ直前にセリーナに送った最後の言葉だった。

当時を思い返したセリーナの目から、どっと大粒の涙がこぼれた。

「今でも、時々、自分が嫌になることがあるの。だって、クンが死ぬ場所に、私がいられなかったんだから。あの頃は、怖くて、あまりにも気が弱かった。自分が負け犬のような気がしてならないの……」

セリーナは、声をうまく発することができなかった。

ミアも、娘を見つめて、目をまっ赤にした。まさかこのような後悔を娘が抱いていたなんて知らなかったと、後に、私に話した。

止まらない涙を手で拭いながら、17歳の少女は続ける。

「今だから分かるんだけど、私にだって、できることが何かあったんじゃないかって……」

こうした思いを身内の人間は引きずって生きていくことになる。

肉体的な痛みを持ち、余命が数ヵ月と診断されている末期患者を安楽死で看取るケースとは異なり、痛みが見え難い精神疾患患者の安楽死は、受け入れられない点が多いように思う。

ましてや、クンは49歳だった。

最後に、セリーナに訊きたいことがあった。

なぜ今回、クンについて、初めて口を開こうと決めたの？

セリーナは、一息ついてから、やっと私の目を見つめて答えた。

「当時はまだ幼くて、なぜ死んでしまったのか分からなくて、心の整理が付いていなかった。あれから年月が経って、クンがどんな理由で死んだのか、やっと分かってきたから」

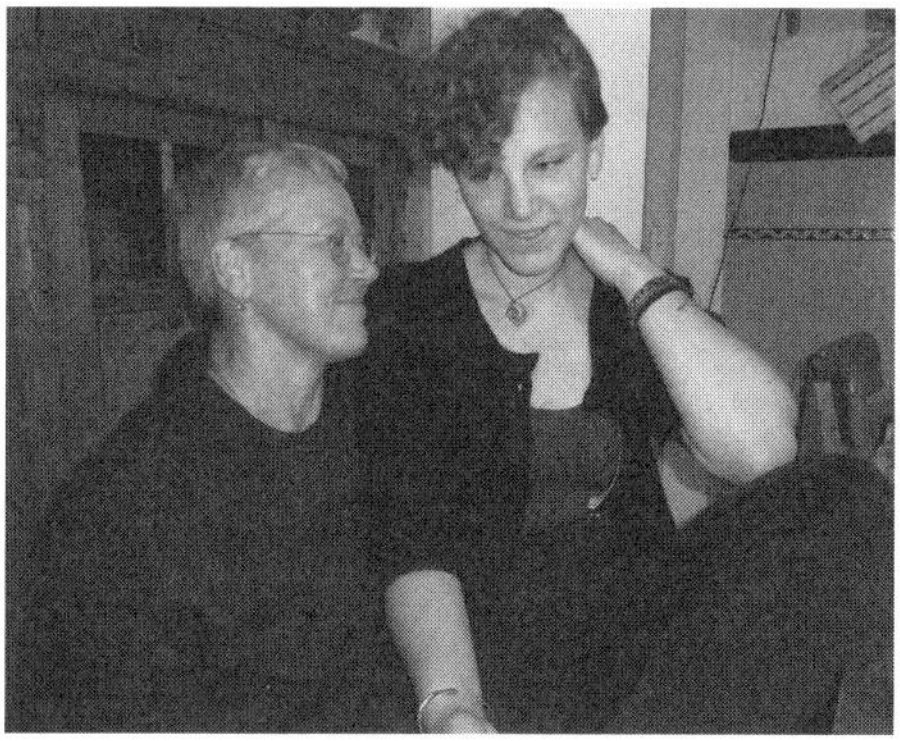

3年前の悲劇を語る母ミアと娘セリーナ。

友達にはその話をしているの？

「仲のいい友達には話しました。でも、みんな、こんな話はどうでもいいみたいなの」

これから、どう乗り越えようと思う？

「ただ、時間が解決してくれるのを待つしかないと思う」

セリーナは、別れ際、「有意義な会話ができて良かった。また来てくださいね」と笑顔で語り、私を見送った。

彼女は、将来、医師になりたいと、大学進学のための勉強に励んでいた。

取材から2週間後、私はミアに再度、メールを送った。どうしても知りたいことがあったからだ。

〈あなたは、あの時、セリーナを気遣うばかりに、私に言わなかった真実があると思うのです。本当はクンのアパートに行ったのではないですか？〉

この質問が間違っていれば、ミアは、気を悪くするかもしれない。だが、私の直感は正しかった。答えは、2時間後に返ってきた。

〈セリーナの前で言えなかったことがあるのは事実です〉

クンが初めて3週間、家を空けた時、ミアはアパートを訪れていた。その光景を、以下のように描写した。

〈ある日、彼は、すぐに（彼のアパートに）来てほしいと電話をしてきたんです。体調が悪くて助けてほしいと言うのです。でも、私は、仕事中で出られず、終わってから行くと連絡しました。仕事が終わるまでに何度もクンから電話がきました。

私は、急いで家に帰って、セリーナに夕食を作ってから出ました。そのことを知らせようとクンに電話を入れたのですが、返事がありませんでした。ヘントにある彼のアパートに着いて、インターホンを何度も押しましたが、反応がない。何度も何度も呼び続けると、ようやく彼が降りてきて、ドアを開けました。

その瞬間、私はすぐに気がつきました。彼が、アルコールを飲んでいたことを。見たことがないほど酔っていて、彼は泣きながら、「ごめん、ごめん」と繰り返すだけでした。私は「大丈夫だから」と言って、彼を落ち着かせ、ベッドに寝かせました。

彼が寝ている間、アパートの掃除を始めました。すると、目の前の暖房に、血がついていました。床には、ワインの他にも、ウオッカやジンの空ボトルや飲みかけのボトルが転がっていました。ソファの後ろと箪笥《たんす》の中にも、たくさんのボトルが隠されていたんです。抗鬱剤、精神安定剤、痛み止めなども、そこら中に散らばっていました〉

彼が精神的にどれほど苦しんでいたのか、私には知る由《よし》がない。だが、この話を聞いて、彼の苦しみの深さの一端を見た気がした。

エディットのケースを知っているだけに、クンが安楽死できなかったら、どのような最期を迎えたかを想像すると、ぞっとする。そして、セリーナがそれを目撃したとすれば、二度と立ち直れないトラウマになったかもしれない。少なくとも彼女は今、前に進み始めている。

ミアは、メールの最後にこう記した。

〈セリーナが、また今週も、あなたがどうしているか聞いてきました。よろしく伝えるように言われています〉

私は内心、ホッとした。

安楽死は抑止力か

初めてベルギーを取材した日から約半年後の2017年1月5日、私は、安楽死の許可を得た30歳のベルギー人女性に出会った。彼女を目の前に、「ハッピーニューイヤー」という挨拶が適切なのかどうか悩んだあげく、結局、口にするのは控えた。

「こんにちは、エイミー」

「こんにちは」

アパートから降りてきた彼女は、にこりと微笑んで、先に右手を差し出してきた。その細長い指を持つ平たい手を、私はなぜか優しく握った。とかされていないブロンドの短髪と、赤い眼鏡の彼女は、私を見つめながら、しばらく笑みを絶やさなかった。

エイミー・ドゥ・スヒュッテルは、現在、ベルギー北部のアントワープで一人暮らしをしている。自閉症と心的外傷後ストレス障害（PTSD）という精神疾患を抱え、自殺未遂経験は合計13回に及ぶ。

精神疾患者の安楽死の実態を解明するため、私は、これまでのように遺族だけではなく、患者本人であるエイミーに直接、会って話を聞こうと考えた。

16年12月、私は、前出の精神科医、リーブ・ティンポンからの紹介を経て、エイミーと連絡を取り合った。クリスマス前の真夜中、突然、彼女から不思議なメールが届いた。

〈私のアパートは大きいの。よければ家に泊まって。そのほうが、あなたは○×△（意味不明瞭な単語）で、よくなるわ。○×△○×△で、テレビがないほうがいいだろうし〉

どう見ても正常な状態で書かれた文面でないことだけは判断できた。

その直後、初対面を果たし、エイミーと私は、近くのレストランで昼食をとった。彼女は、牛肉ステーキにポテトとトマトサラダを、私はグリーンカレーを注文した。見た目からは、この女性から「安楽死」の文字は浮かばない。ステーキもあっという間に平らげた。

食事中、エイミーは、ごく一般的な話をしていた。産業エンジニアとして5年間勤務。その後、アントワープの主要産業であるダイヤモンドの分光器を扱う職に就いた。現在は無職で、収入はない。

一時期、カナダのオンタリオ州で1年間、生活したこともある。この海外生活の期間と、20代前半に付き合った恋人との4年間が、自分の人生で最も「辛くなかった時期」だと打ち明け、「自然の豊かな日本にも行きたい」と言った。

笑顔のエイミーを見つめながら、時折、自分が何を取材しているのか分からなくなった。

食事後、エイミーのアパートに行った。彼女の部屋は、約１００平米で、広々とした台所、リビング、寝室があり、一人にしては十分すぎるスペースに見えた。家の中は、カーテンで光が遮られていた。玄関を入ってすぐのところには、洗濯物が物干しスタンドに無造作に干され、壁には、何十枚もの家族の写真などが貼り巡らされていた。

我々は、薄暗いリビングの椅子に腰掛け、すぐに本題に入ることにした。その時、彼女の表情が一変したのに気がついた。先ほどまでの笑みが消えた瞬間、エイミーはこう言った。

「私、毎日、死にたいと思っているのよ。この気持ちを分かってくれる人はいないけど」

彼女の豹変に動揺を隠せなかった。そこで、私がまず訊きたかったのは、「いつ、何が起きたのか」という事実だった。

20本分は吸い殻が溜まっている灰皿の中に、彼女は火をつけた煙草の灰を落とし、両手で目頭を押さえながら語り出した。食事中のあの笑顔は、一体どこに消えたのか……。

「昔は、スポーツが大好きで、陸上やバスケットボールが人よりできたのよ。でも、体の成長とともに、自分が何者か分からなくなってしまって……12歳の時に手首を切ったわ。すぐに病院に搬送され、精神科通いの生活が始まったの。地獄の日々だったわ」

少女時代のエイミーには、一般の子供たちには現れない数多くの症状が見受けられた。精神科医に診てもらう度に、境界性と統合失調型の両パーソナリティー障害、あるいは愛着障害などと異なった診断が下された。そして13歳のある日、家出した。アントワープ市内を徘徊し、わずかな小銭で、初めてのアルコールを口にした。2日後、警察に補導された。

19歳までの6年間、エイミーは精神科病院を転々とした。時には、「拘束された状態の独房生活」を強制された。そればかりではない。エイミーが、眉間に皺を寄せながら言う。

「なぜ、私が精神科医を信用しないか、教えてあげましょうか。あの頃、私の担当精神科医たちが、治療だと言って、私を何度もレイプしたのよ！」

これが現実にエイミーの身に起きた悲劇であれば、彼女の人生を破壊した男たちをすぐにでも訴えなければならない。ただし、エイミーの状態からそれが誇張か虚構の可能性は消えない。即断を避け、もう少し話を聞くことにした。

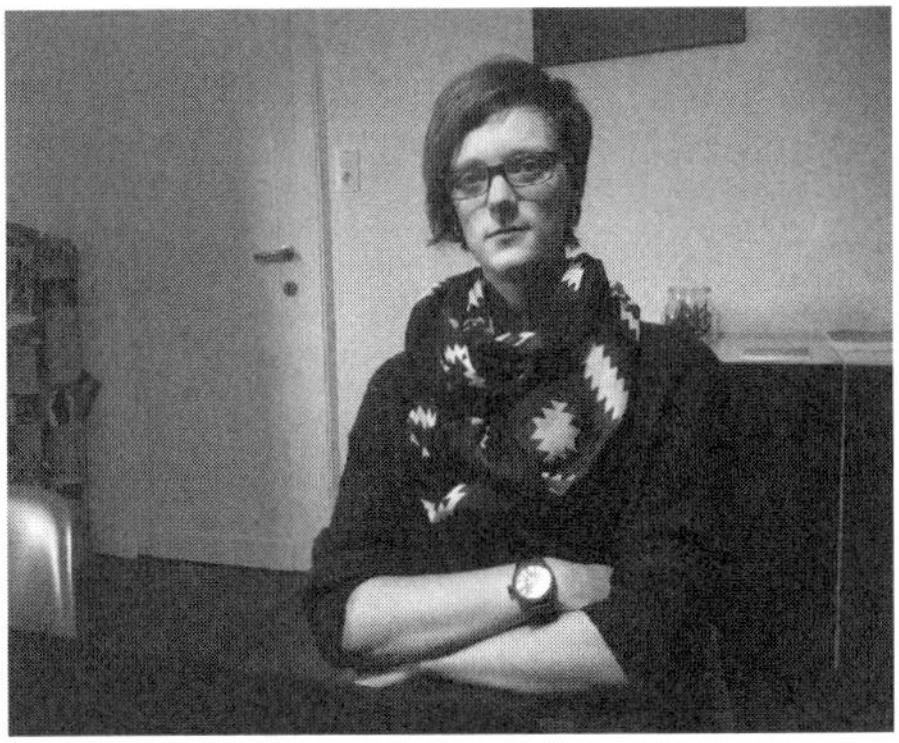
人生への諦念を抱えつつ毎日を生きている(エイミー)。

エイミーが、毎晩、悪夢にうなされているのは事実のようだった。「眠るのが怖い」と、彼女は口にする。

夜中になると、思いもつかない行動に出ることが頻繁にある。

「ごめんなさい、あの日、変なメールを送ってしまって。この数週間、精神状態が良くなくって。翌朝起きたら、ワインボトルが空《から》になっていたわ。その日、またナイフで体に傷をつけたのよ」

そう言って、エイミーは、右の太腿《ふともも》を指差した。「あなたの見えない部分にたくさん傷があるのよ」と顔をしかめた。

私は、安楽死を認める国でも、医師たちがそれを望む患者の苦痛を取り除くことで、一日でも長く生を享受させてきた取り組みを知っている。患者に肉体的苦痛もなければ、状況が一変することだってあるだろう。

だから、私は、エイミーに語りかけてみた。

さっきレストランで、日本に行きたいと言ったよね、エイミー。旅行が好きなら、実際に日本に行ってみたらどうかな。新しい恋人だって探してみればいいじゃないか。

だが、彼女は、力の抜けたような声で、こう返した。

「リーブ（ティンポン医師）も、同じことを言っているわ。でも、無理。私のような人間は、そう簡単に国外に長期滞在できないのよ。恋人も、私の過去や今を知ったら、必ず耐えられなくなる。もういいの。探す気はないわ」

私の質問も良くなかった。第一、彼女には仕事がなく、貯金もないのだから。

家族は、いつか、エイミーが安楽死を遂げることに対し、どんな考えを持っているのか。

「母も兄も、納得しているわ。このまま私が生きていても、何度も自殺しようとするだけだと知っているから。痛みを伴わないで死ねることが、私も家族も安心なのよ」

彼女は、いつ行動に移し、長年、思い描いた安らかな眠りにつこうとしているのか。彼女は、不思議にも和らいだ表情を見せ、さらりと答えた。

「分からない。やっと死ねるのだという気持ちで安心している。でも、もう少し生きてもいいかなと、最近、思っているわ」

最後に付け足した彼女の一言に、重要な意味が含まれているように感じた。この言葉を当事者から聞いたのは初めてだった。「これが抑止力なのか」と、私は思った。

安楽死の道を閉ざすことが、逆に死を急がせることになったと前出のエディットの兄、グレゴワールは主張していた。ならば、安楽死への道が拓《ひら》けるとどうなるか。エイミーが「もう少し生きてもいいかな」というのは、その答えなのではないか。

そろそろ彼女の顔に疲れが見えてきた。両手で顔を覆う場面も増えてきた。明晰な頭脳と記憶力に長《た》けた彼女は、過去を思い出せば思い出すほど、頭痛を感じるのだという。

「もうクタクタだわ。私は明後日の朝までずっとベッドに寝そべると思うわ」

私は、最後に「頑張って、エイミー」と告げた。陳腐な言葉だが、どう元気づければよいのかも分からなかった。エイミーは、すぐに玄関のドアを閉めた。

反対派の意見

私は、彼女に会った翌週、彼女の担当医師リーブ・ティンポンの職場を訪ねた。2015年6月に開業した、主に精神疾患を扱うクリニックで、彼女は、16年12月までに安楽死を希望する患者171人を診療し、その可否を判断した。

「エイミーは天才的な頭脳の持ち主で、彼女の言葉に嘘はありません。私は、彼女に生きる価値を与えたい」と語る。その方向性の一つが、奇妙ではあるが安楽死なのだという。

「安楽死ができなければ、重度の精神疾患の患者は、何度でも自殺を試みてしまいます」

エイミーが、ティンポンに心を打ち明けるようになったのも、安楽死が彼女に許可されてからだった。彼女は、周囲にこの事実が理解されないことを嘆いた。

「癌患者でも安楽死できることを知れば、安心感を得て苦しみが和らぐことがある。10年以上も病む精神疾患患者も、同じであることを理解してもらえず、残念でなりません」

スイスのプライシックも、私に「重度の精神疾患は、癌と同じで、それは生物学的な問題よ」と言ったことがある。つまり、重度の鬱病患者には、セロトニン、ドーパミンといった神経伝達物質が分泌されないという生物学上の問題があるというのだ。

ただし、現実的には、精神疾患患者の場合、安楽死の条件たる「耐え難い痛み」「回復の見込みがない」の見分けが難しく、反対派の声が根強い。

ブリュッセルに本部を置く「欧州生命倫理研究所」のカリヌ・ブロシエル事業担当(60)は、安楽死そのものに反対するが、精神疾患患者への適用については、さらに批判的だ。

「精神を患う人々は、家族のサポートや思いやりが必要。彼らを治療できる精神科医も多いはずです。しかし、この国では、死は個人の自由という考えがまかり通ってしまった。安楽死によって残された遺族には、大きなダメージが残ることを忘れてはなりません」

なぜベルギーでは安楽死法に、精神疾患者を除外するといった条項が議論されなかったのだろうか。同法を施行した2002年当時、「安楽死の管理評価連邦委員会」で、法制化を担った一人、フェルナンド・クールニール弁護士（69）の見解を紹介する。

「法の作成段階で難しかったのは、精神疾患の扱いでした。一体、人はどこまで他人の精神的苦痛を理解できるのでしょうか。どれほど苦しんでいるのかを判断するのは困難で、とても主観的なものです。それでも、除外はできませんでした。世界保健機関が定める『健康』とは、『肉体的にも精神的にも、すべてが満たされた状態であること』です。従って、肉体だけでなく、広範囲で捉える必要がありました」

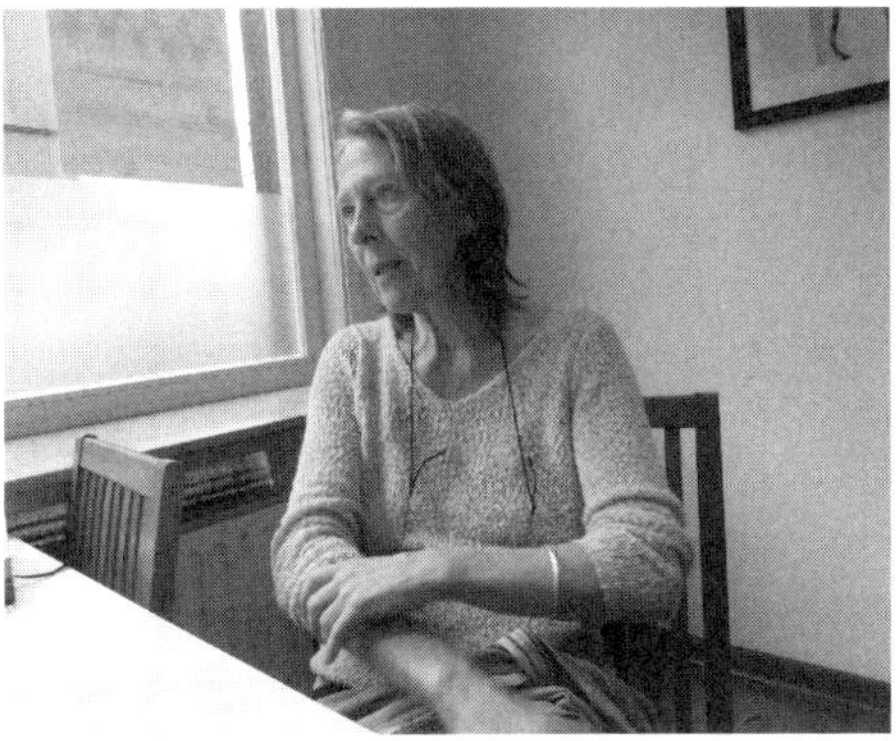
ティンポンは安楽死の「抑止力」を強調する。

私は、右の専門家をそれぞれ訪ね、個別に話を聞いたのだが、ともにティンポンの名が挙がった。精神疾患者に安楽死への道を拓いた彼女の責任は重いと、彼らは主張する。

私は、ティンポンはもちろん、彼女の患者や遺族たちにも会い、取材を何度か重ねてきた。その中で、私なりに気がついた点がある。精神疾患者と直接的な関係を持たない専門家らの一般論には頷かざるをえないが、感情的な言説も多い。つまり精神疾患者の安楽死についての知見やデータに基づいていない。少なくともティンポンは、自身の研究や治療の経験をもとに語っていた。

普段、冷静な彼女が、声を荒らげて言った。

「私だって、もちろん患者に生きていてもらいたい。それが私の役目です。殺すことなんて考えるはずがありません」

前述したピエール・ビンケが、私に言った台詞を思い出す。

「娘が安楽死できると知っていれば、どれだけ良かったことか」

私もいつしか安楽死は精神疾患者にとって、ある種の「予防策」と思うようになった。

死ぬ日を自ら設定し、いつでも実行できるエイミーのことを、それ以降、時々、気にかけていた。スマホのSNSアプリ「ワッツアップ」を通じ、彼女の近況を尋ねてみる。

2017年11月13日、訪問から10カ月。「ハロー。(あなたの本)とても興味あるわ!」との返事がきた。

エイミーはまだ生きている。「毎日、死にたい」と、身悶えしていた彼女は、まだあの煙草が煙る暗闇の部屋で生き延びているのだ。

第4章 「死」を選んだ女と「生」を選んだ女［アメリカ］

尊厳死法ができるまで

ここまで半年あまり安楽死の取材を重ねてきたが、一つの疑問が生まれていた。言葉の定義である。ヨーロッパでは、多くの医師が安楽死を語る際、「尊厳ある死」という表現を使う。それはつまり、「安楽死＝尊厳死」と同義語扱いしていることになる。

一方、アメリカでは、「安楽死や自殺幇助は違法」だが、「尊厳死は合法」という暗黙の了解がある。アメリカの医療関係者らは「Euthanasia」（安楽死）、「Assisted Suicide」（自殺幇助）という言葉は、医師が患者の最期を操作するイメージがつきまとうと言い、使いたがらない。代わりに用いるのが「Death with Dignity」（尊厳死）なのだ。

その実相は、これから明らかにしていくが、ここでは、読者の混乱を承知で、アメリカの慣習にならって、「尊厳死」という言葉を用いることにする。

アメリカの一部の州が施行する尊厳死法は、自殺幇助を可能とする法律だ。オレゴン、ワシントン、バーモント、カリフォルニア、コロラドの5州、そしてアメリカの首都ワシントンD.C.で認められ、他州でも合法化の流れが拡大しつつある。

ここで終末期医療に関するアメリカの歴史を簡単に紹介しよう（シリーズ生命倫理学編集委員会編『安楽死・尊厳死』、保阪正康『安楽死と尊厳死』参照）。

この国で、「死ぬ権利」を人権運動として捉える動きは、欧州と比べても早かった。1938年に、早くも、「アメリカ安楽死協会」が設立されている（1974年に「死の権利協会」と改称）。難病に苦しむ患者に「死ぬ権利」を与える、つまりは積極的安楽死を提案する運動には、医師だけでなく、聖職者や法律家も賛同した。同協会は、実際にニューヨーク州をはじめとする複数の州議会で、安楽死法を目指したものの、延命治療などの医療技術も整っていない上、政治的反発もあって議論は深まらず頓挫している。

「死ぬ権利」に光が当たり始めるのは、戦後に入ってからだろう。まず黒人たちの公民権運動やベトナム戦争への反戦運動が展開された60年代後半から70年代にかけて、医療現場でも人権意識が高まった。医療も進歩し、人工呼吸器などの延命措置も可能になっていた。この頃、早くもアメリカではリビング・ウィルが提唱され始める。

こうした背景のなか、国民的議論を呼んだのが1975年のカレン事件である。

ニュージャージー州に住む21歳の女性カレン・クインランが、友人宅で過度にアルコールを摂取し、精神安定剤を服用したことで意識不明に陥る。脳にダメージを負い、カレンの意識は戻らない。人工呼吸器によって生命活動は保たれたが、家族は、娘の死を望んだ。呼吸器を外してほしいということだ。

だが、担当医がこれを拒否する。この措置が司法の場で争われた。

高等裁判所は「生命維持装置を外す権限は医師だけが持ちうる」と裁定したが、翌76年の最高裁判所はその権限を父親に認めた（なお、そこには「父親をカレンの後見人として認める」「後見人としての父親に改めて医師を選ぶ権利を与える」。医師が回復の見込みがないと判断したとしても、「医師の結論は、医師の属する病院の倫理委員会にかけられる」など六つの条件があった）。

現在では日本の医療現場でも見られる延命中止（消極的安楽死）だが、この時代に個人の「死ぬ権利」を定めたことは、画期的だった。

これに前後して、カリフォルニア州では1976年に終末期に望む医療を記したリビング・ウィルに法的拘束力を与えた「自然死法」が制定され、その後、他州も続いた。

80年代には、「持続的代理権」も多くの州で認められた。患者は自らの病を予期することができないため、リビング・ウィルがあったとしても、その医療措置については前もって指示できない。しかし、患者が代理人に持続的代理権を与えておけば、患者が意思表明できない状態に陥っても、代理人が医療措置を指示できるというわけだ。リビング・ウィルと持続的代理権を統合した書面は「アドバンス・ディレクティブ」と呼ばれ、90年代にかけて普及する。

こうして、終末期医療における患者側の権利が全米で整っていくなか、遂に「医師による自殺幇助」も俎上《そじょう》に載った。94年、オレゴン州で行われた住民投票で僅差の末に可決されたのが「尊厳死法」である。なお、州内の反対派による運動で、運用差し止めが数年間続いた。連邦最高裁が、最終的に同法を認めたのは、２００６年1月だった。

現在、アメリカにおける尊厳死法のモデルとされるオレゴン州の尊厳死法だが、患者が死を遂げるまでの流れは、次の通りだ。

まず、州政府公認の医師（主治医）が患者を診断し、余命6カ月以内の末期症状を持つことを確認する。その判断が正しいかは、終末期医療に精通する第三者の医師の判断を仰がなければならない。そこでは、死を願う背景に精神的な要因が入り込んでいないかなども考慮される。二人の医師の確認が済むと、そこから最低15日間を空けた上で、主治医による2度目の診断がある。続いて患者は書面でも、主治医に申請する。

ここから実際に主治医が致死薬の処方箋を交付するまでには、48時間を置かなければならない。以上が尊厳死までのステップである。

スイスのように事前に弁護士の了解を得ることや、オランダやベルギーのように事後に、専門機関に報告する義務がないことが気になった。医師は全権委任され、刑罰からも保護されているようだ。

もう一つ気になるのは、「余命6カ月以内」という部分だ。余命を医学的に判断することは困難であると、私は、ヨーロッパの医師らに聞いてきた。これについては、根拠があるのか知りたかった。

なお、アメリカで行う尊厳死は、医師に致死薬を処方してもらい、自らそれを飲むことで死に至るといったものだ。医師が立ち会う義務はない。

オレゴン州：尊厳死法の実態

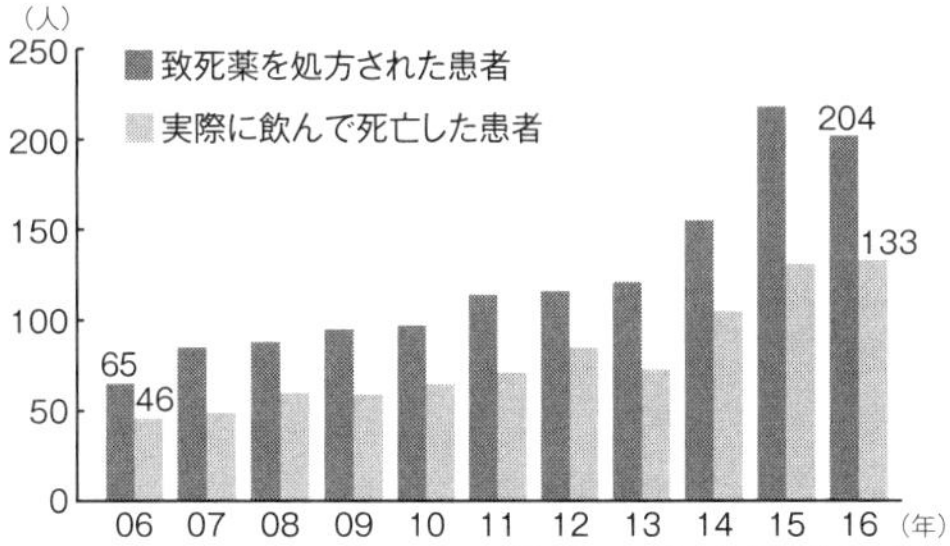

出典：Oregon Public Health Division

尊厳死情報の提供とサポートを行うオレゴン州の非営利団体「EOLCOR」によると、次のような留意点があるようだ。

・自力で薬を飲むことができなくてはならない。それができない場合、管から体内に入れる必要がある。
・主治医自身がメールか手持ちで処方箋を薬局に届ける必要がある。
・保険会社の契約内容によっては、薬代と診察代は無料にならない。
・薬を所有している場合でも、服用する義務はない。

私には一連の流れが、風邪をひいた患者が医師から薬を処方してもらい、自宅で飲むことと変わらないように思えた。

これについて、スイスのプライシックは、医師に責任を持たせなければ、患者が使用量を間違って死ねないという事態が起こりかねないと批判している。

私は、次第に混乱していった。

アメリカ人の知人に尊厳死の定義を聞いても、「末期患者に対し、医師が致死薬を処方し、患者を安らかに死なせること」との説明しか返ってこない。かの国で起きている尊厳死にまつわる出来事やニュースを見ながら、思考回路が追いつかなくなる。それは安楽死とは異なるのか。そんな疑問を持ちながら、2017年6月5日、いよいよアメリカの尊厳死を取材するためバルセロナ空港を発った。

「あなたが死を選択できるのは遠い話」

バルセロナから8時間を経てカナダのトロントへ。さらにそこから5時間かけてオレゴン州の州都・ポートランドまで乗り継いだ。滞在期間は、9泊10日。ヨーロッパとは違い、アメリカには何度も往復することができない。まだアポを取れていない関係者もいて、不安は大きかった。

空港周辺の安ホテルで時差ぼけとともに目覚め、早めに朝食を済ませた。この国独特の超高カロリーの食べ物がずらりと並んでいる。18歳からアメリカで大学生活を送っていたことを思い出す。こんなものを毎朝食べていたのかと思うと、ぞっとするが、私は結構アメリカ料理が好きなのだ。

ヨーロッパに比べると薄すぎるコーヒーにノンカロリーシュガーを入れ、オートミールにお湯を注ぎ、プレーンベーグルにピーナッツバターをたっぷり塗って腹ごしらえした。

ホテルを出て、目の前から出発している市内行きのバスに乗った。ポートランドは、交通の便が良く、市内は大型高層ビルディングが立ち並んでいる。しかし、中心地でバスを降りるや、ホームレスの姿が目に入った。街ゆく人々にお金をねだっている。後に、この現象をポートランドの医師らに聞いたのだが、どうもホームレスは、夏場になると、全米で気候が最も良いといわれるオレゴン州に流入するのだという。

6月7日、午前11時。市内を少し外れたジュピター・ホテルに、私がアメリカ取材で真っ先に会う約束をした女性、同州の尊厳死法専門家のアンヌ・ジャクソン(75)が現れた。彼女はオレゴン保健科学病院(OHSU)のホスピスに長年、勤務した後、同州の尊厳死法の研究に携わってきた。近場のレストランで、軽めの昼食をとることにした。

オレゴン州で尊厳死を求める人々の多くは、アンヌに相談を持ちかけることになる。私は、渡米前にアンヌに患者を紹介してほしいと依頼していた。「理想の男性が一人います」という返事だけをもらっていた。その男性について、サンドイッチを頬張りながら語り出す。

「実は、あなたに話した男性というのは、私のパートナーなんです。2010年に前立腺癌が発症し、彼は希望を失っていました。これからOHSUで、彼の定期検査があるので、病院まで一緒に来てくれませんか」

アンヌのパートナーというのは、元OHSU医師のウィリアム・ダンカン（80）だった。米コロンビア、プリンストン両大学で医学を学んだ後、マサチューセッツ・ジェネラル病院（ハーバード大学関連の医療機関）で心臓血管外科医としての腕を磨いた。71年にOHSUに転勤。以来、退職するまでこの病院で患者たちの信頼を得てきた。この彼が、前立腺癌を患い、今度は患者として死に立ち向かおうとしているのだという。

ウィリアムの検査時間が迫っていることもあり、アンヌとゆっくり会話を交わす余裕がないまま、一緒にOHSUに向かった。病院の喫茶店でコーヒーを飲みながら世間話をしていると、ウィリアムがやってきた。ポロシャツにショートパンツというラフなスタイルだ。

ウィリアムの顔は疲れて見えたが、威厳を備えた老人に見えた。癌患者専門の病棟に移動し、彼が受付を終えると、3人で待合室の椅子に腰を下ろした。

あなたは、この病院で長年、外科医を務めてきたそうですね？

私は、横に座るウィリアムに話しかけた。すると、子供のような笑みをこぼした。

「もうだいぶ前に退職しました。精一杯やりましたよ。今は、癌が見つかって、体調もあまり良くない。この先、どうなるのか、私にはよく分かっています」

ウィリアムは、そう言いながら、記入したばかりの問診票を私に見せてくれた。そこには、

「体がだるい」「食欲不振」「背中が痛い」などと書かれていた。その後、彼は前立腺癌について専門的な観点から話を始めたため、私にはよく理解できていなかった。

「ミスター・ウィリアム・ダンカン」

受付から顔を出した大学病院の研修生がウィリアムを呼び、診察室に招き入れた。私はそのまま、待合室に残ろうとしたが、ウィリアムが研修生にこう問いかけた。

「あそこにいる彼は、この州の尊厳死法を取材しているらしいんだよ。一緒に中に入れてくれないかな」

「もちろんですとも、ドクター・ダンカン」

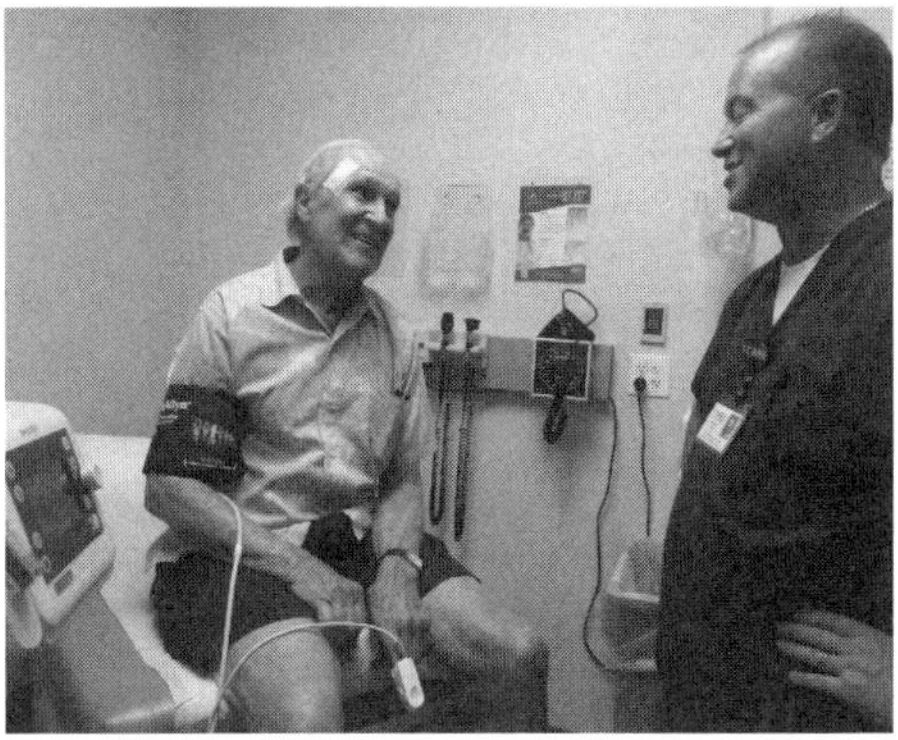

元医師のウィリアム（左）は自らの死期を悟りつつも、心にはゆとりを持っていた。

研修生が了承してくれたので、私は興味津々、診察室に足を運び、一部始終を見聞きした。

診察を終えたウィリアムは不満げだった。診断の結果、病状の悪化はなく、「あなたが死を選択できるのはまだほど遠い話ですよ」と言われたからだ。ベテラン医師には、それが一般患者に向けた気休めの言葉でしかないと分かっていた。

YouTubeで自死を宣言

翌朝、ポートランドから12時半発の飛行機で、私は、サンフランシスコ・オークランド空港に降り立った。オークランドのホテルに宿泊した私は、早速、翌朝に控えていた取材の準備を始めた。

さすがにこの国は馬鹿でかい。地図で目測して近く見えても、目的地まで実際に車で移動しようとすると随分離れている。

レンタカーで移動しようかと思ったが、アメリカでの運転経験は浅く、自信がなかった。そこで見つけた答えが、「ウーバー」だった。ここ数年、世界各国で運営されている配車サービスだ。ヨーロッパでは、一度も使ったことがなかったが、サンフランシスコで開発されたこのシステムを発祥の地で利用することに興味が湧いた。

6月11日早朝、携帯電話にアプリケーションをダウンロードするだけで用意は整った。あとは、取材先に最も近い駅に着いたところで携帯の画面を覗き、一番近くにいる車をクリックして連絡するのみ。すると、画面上、私の現在地に1台の車がどんどん近づいてくる。

「ヨーイチかい？　乗っとくれ」

見ず知らずのドライバーが窓を開けて言った。行き先をアプリケーションで伝えていたため、彼は、「○○○（取材先の住所）までだね？　12分で到着しまっせ」と、私に告げた。

すばらしいサービスですね。稼ぎもそこそこなんじゃないですか？

すると、予想外の答えが返ってきた。

「退職後の暇つぶしで始めたんだけどね、稼ぎが良いなんてもんじゃないさ。これで、週に2500～3000ドル（約28～34万円）の儲けだぜ」

退職後の暇つぶしで、私の平均月収に近い金額を、わずか1週間で稼ぐウーバーの力に圧倒された。あれこれ考えているうちに目的地に着いた。

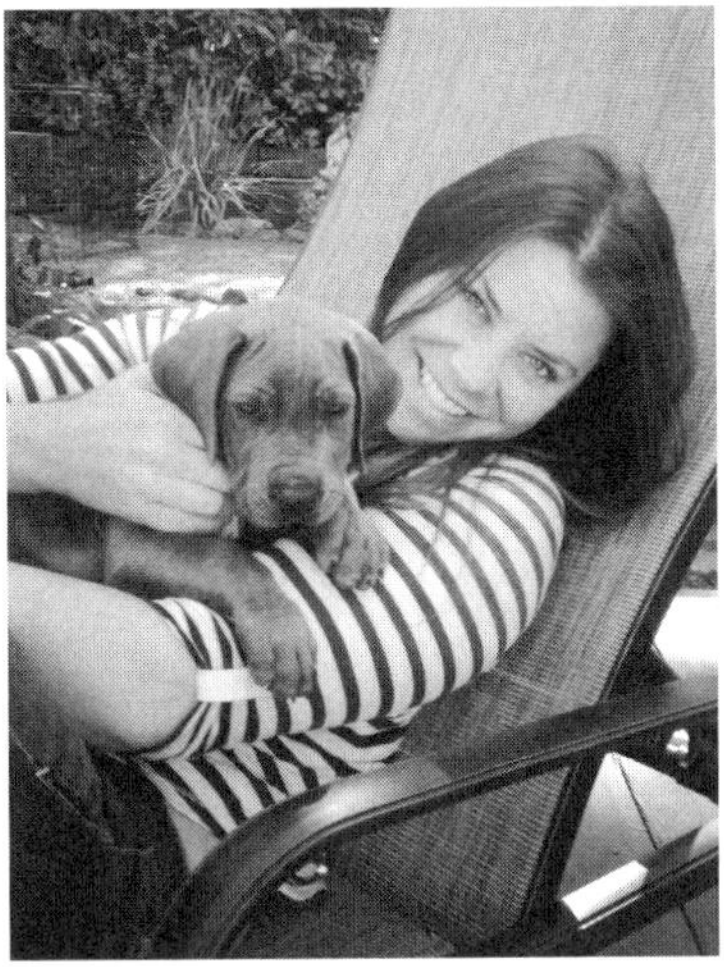

ブリタニーは今や尊厳死法の象徴である。

「10・13ドル。料金はクレジット払いだから、気にせんでな。兄ちゃん、良い一日を！」

目の前に、きれいに芝が刈られた平屋住宅があった。玄関のベルを押すと、シャワーを浴びたばかりのような濡れた髪と、ローションの香りを漂わせた男性が現れた。

「お待ちしていました。どうぞ中へお入りください」

先ほどのドライバーの口調とは違い、とても紳士的な話し方だった。

ブリタニーとの約束

〈親愛なる友人と家族よ、さようなら。末期の病により、私は今日、尊厳死を行います。（中略）世界は美しい場所。旅は、偉大なる私の教師。友人や家族は、最も偉大なる支援者。今でも、これを書いているベッドの周りで、私を支えてくれています。さようなら、世界のみなさん。良いエネルギーを広げてください。その力を他人にも！〉

２０１４年11月1日、フェイスブックに掲載されたこの書き込みは、後に、世界中で報じられた。書いたのはアメリカ人女性ブリタニー・メイナードだ。脳腫瘍に侵され、オレゴン州で尊厳死を遂げようとしていた。死の直前にキーボードを叩き、投稿したのだ。

享年29。世界中が彼女の死を大きく取り上げたのは、その美貌に加え、死に至るまでの過程を公開し、さらには死亡日までメディアに「予告」したためだった。

死の1カ月前には、ＹｏｕＴｕｂｅで死を決意するまでの心境を動画で流した。1時間で10万、2日間で８００万の視聴数に上った。命を絶つ約1週間前に行われた米テレビ局ＣＢＳのインタビューでは、彼女は次のように話している。

〈これは自殺ではなく、癌が私の人生を終わらせるのです。痛みと苦しみから逃れるために、ほんの少しだけ早く死ぬことを選んだのです〉

私も、この死にまつわるニュースをネット動画で視聴した覚えがある。当時は安楽死問題を取材前だったこともあって、遠いアメリカのセンセーショナルなトピックとして、つまりは芸能報道を見るような感覚で、眺めていた。

だが、世間の反応は違った。アメリカだけでなくヨーロッパでも、人間の「最期」を巡る議論の呼び水となった。後に、カリフォルニア州議会での尊厳死法制定にも繋がっていく。

あの当時、動画を早送りしていた私が、ブリタニーが亡くなる数カ月前まで暮らしていた家のソファに腰掛けていた。それは、とても不思議な気持ちだった。

ブリタニーの夫、ダン・ディアス(44)を説得し、ここまでやって来るのは、そう簡単ではなかった。妻ブリタニーの死後、世界中の報道陣が彼のもとに押し寄せた。ダンは、メディアの過剰な報道——その一つは私が見たニュースだったかもしれない——に、いつしか警戒心を抱くようになった。美談仕立ての物語は、本来彼らが世間に問いたかった死を巡る「尊厳」の是非とは、遠く離れたものだった。当初、私は駄目元でダンに取材申請をしていた。返信が来るまでに1週間かかることは当たり前だったが、それでも根気よく説明すると、こちらの熱意は買ってくれたようだった。

このタイミングでダンに会いたかった。長年、議論が停滞していた尊厳死法、正確には、

End of Life Option Act（人生終結の選択法）が、ブリタニーの死をきっかけに目まぐるしい速さで可決され、私が訪れる前々日にあたる6月9日、死後約一年半で施行されたからである。

それは、ダンがカリフォルニア州議会に何度も足を運び、訴えたからにほかならない。

私は、ソファに腰を下ろすや、まずその出来事を祝福した。

おめでとう、ダン。一昨日、ついにあなたの法が叶いましたね？

「いや、私のではない。ブリタニーの法です」

肩幅が広く、胸板の厚いダンが、さらに胸を前に突き出して明言した。溢れんばかりの笑顔を作ろうとしたが、顔つきはすぐに険しくなった。彼は力強い言葉で言った。

「ブリタニーの願いを何が何でも叶えてみせると誓いました。その約束が、2日前、ようやく叶ったのです。これこそ、私がブリタニーに与えることのできる栄誉です」

29歳でこの世を去った若き女性の願いとは、一体何だったのか。YouTubeでは、こんな言葉を語っている。

〈アメリカ国民全員が、同じ医療制度（尊厳死）を受けられることを望んでいます。そして、私のように別の州に移住する必要がないように〉

カリフォルニア州在住だったブリタニーが、当時、尊厳死を実現するためには、生まれ故郷ではない別の州に引っ越さなくてはならなかった。自宅で逝くことのできない悔しさを、ブリタニーは、動画サイトを通じて訴えたのである。

「もう二度と君を離さない」

ダンとブリタニーは、2007年4月30日、出会い系サイト「match.com」で知り合った。オークランド在住だった二人が初めて顔を合わせた場所は、隣町のサンフランシスコ市内にあるレストランだった。

「やっとお会いできて嬉しいわ」

ブリタニーは真っ先にそう言った。ダンは、挨拶を交わすと、思わずこう口にした。

「なんて君は美しいんだ。写真通りだ！」

それが、ダンにとっての第一印象だった。ブリタニーの性格、考え方、そして、ユーモアのセンスを知って、思いはより強いものになった。

カクテルを飲むブリタニー、ラム酒をストレートで飲むダン。彼らは、このレストランをお気に入りの場所として、その後、頻繁に足を運んだ。

この頃、ブリタニーは、ダンが卒業したカリフォルニア大学バークレー校の心理学部を卒業したばかりで、同大学アーバイン校で教育学の修士課程に進んでいた。

11歳年上のダンは、もともと食品会社に勤務していたが、ブリタニーと知り合った頃は、同じ職種の仕事を個人で開業し、生計を立てていた。その後、サンフランシスコで同居生活を始めると、ブリタニーは修士号取得を目指した。

２０１０年初めに2人は、一年間の別離を経験する。その理由は、「ブラジル旅行計画」が発端だった。ダンの弟が計画したもので、ブリタニーの気晴らしのためにも良いと、ダンは思った。しかし、彼女は、想定外の反応を見せた。

「私抜きで楽しんできて、ダン。あなたが戻ってから、今後の私たちの生活についても考え直しましょう」

「何を言っているんだよ、ブリタニー？」

１週間だけの旅行だというのに、なぜそこまで深刻になるのか、ダンには分からなかった。彼女は、勉学と恋愛の両立に不慣れだったせいもあるが、「とにかく、共に頑固で、柔軟性に欠けていたんだと思う」と、遠い目をしながら彼は話した。

二人の関係は一度は終わった。彼女を失った痛みと、悩み続けていた腰痛も重なり、ダンにとっては「地獄の一年間だった」と話す。彼は、２０１１年初めに再会するなり「もう二度と君を離さない」と誓った。

２０１２年6月の婚約と同時に、今ではダン一人が住む平屋住宅を購入。同年9月29日に結婚した。子供を作って幸せな家庭を築こうと決めた。だが、2年後に運命は暗転する。

余命は6カ月

翌年1月、新婚の二人は、アルゼンチンのパタゴニアをハネムーンで訪れた。ブリタニーは自然を愛し、多くの友人が行きたがるようなビーチリゾートよりも、登山や一日10マイルのハイキング、氷上を渡るカヤックを好んだ。この自宅の廊下には、パタゴニアの崖っぷちに座って撮った、当時の彼らの写真が飾られていた。

半年ほどして新居での結婚生活に実感も伴ってきた頃、ブリタニーが慢性的な頭痛に悩まされていく。吐き気を催すことも頻繁にあったため、医師に何度か診てもらうが、結果は「偏頭痛」とのことだった。13年12月27日から年越しにかけては、頭痛だけでなく、さらなる体調不良に襲われ、年末の旅行を断念せざるを得なくなる。

「不思議なことに、ブリタニーとの出来事は、すべて旅と関係しているんですよね……」

横に座る大きなブリタニーの愛犬チャーリーをなでながら、ダンはそう呟いた。

大晦日、カリフォルニアのヒールズバーグで、朝食をとり始め、しばらくするとブリタニーは、何度もトイレに駆け込んで嘔吐を繰り返した。単なる偏頭痛ではないことを悟った彼らは、最寄りの病院を訪れる。ここには検査機器が揃っていなかったため、別の病院に駆けつけ、MRI検査を行った。下された病名は、脳腫瘍だった。

「ハウ・ロング（余命は）？」

ブリタニーは、音にならない小さな声でそう医師に尋ねた。その腫瘍は、あまりにも大きく、治療できるものではないことを知らされる。ブリタニーは、ダンの横で泣き崩れた。

「私は手術を担当しませんが、ＵＣＳＦメディカルセンターの医師を紹介します」

医師は、そう告げ、頭部手術に長けた専門家を紹介した。ブリタニーは、そのまま病院で元日を迎えると、４日には全米屈指のＵＣＳＦメディカルセンターに搬送され検査を開始した。１月10日が手術日となった。

ブリタニーとダンは、脳腫瘍という病気が具体的にどんなものなのか、そして、どんな治療が存在するのか、資料を収集し、昼夜、隅から隅まで調べた。

「ブリタニーは、自分を哀れむ時間さえ持たず、とにかく病気と闘おうとしていました。懸命に勉強していましたよ」

ダンは、亡き愛妻のシーンを語る度に、一つひとつの単語に気を遣っていた。特に、彼女がどのような様子だったかを表す形容詞については、慎重に言葉を選んでいるようだった。

家では、将来の家庭生活について会話することもなく、もっぱら脳腫瘍の話ばかりが繰り返された。ダンは、何人もの知り合いの外科医に相談もした。ある医師は、「患者によっては、同じ病気で10年生きる人もいる」と言ったが、多くの医師は、「３〜５年の余命」という可能性を示した。だが、みな明言を避けた。

手術を終えたブリタニーは、医師から退院を言い渡された。余命は3〜5年だと、推測された。しかし、2カ月後、さらなる不運に見舞われる。MRI再検査の結果、腫瘍が拡大し、脳腫瘍の中でも最悪な膠芽腫《こうがしゅ》だと判断された。医師は、ついに患者に宣告した。

「ブリタニー、あなたの余命は6カ月でしょう」

ブリタニーが尊厳死の決意を固めたのは、この瞬間だった。彼女は、集めた資料と、自らの症状——頭痛、吐き気、不眠、痙攣発作——を照らし合わせていくうちに、惨めな最期を想像した。知り合いの父親が、同じ症状で苦しんで死んだことも頭にあった。

ダンは、愛妻を悲しみから救うためなら、いかなる犠牲を払ってでも努力すると胸に誓った。ブリタニーは、癌と闘い続けるとともに、尊厳死法を呼びかける運動に加わった。地元カリフォルニア州では不可能な尊厳死を叶えるために、二人は、オレゴン州に移住した。

自殺願望はなかった

14年5月から移住したポートランドのアパートで、病状は次第に悪化し、痙攣発作が30分ほど続くことがあった。舌を嚙んで出血することも多々あり、視界も日ごとに狭まっていった。ブリタニーは、ダンによくこう言った。

「惨めな終わり方をしたくない。愛する人々に囲まれて私は死にたい……」

闘病生活を送る人々の中には、苦痛に耐えかねて自殺を図るケースがあることは、それまでの取材で知っていた。そんな認識もあってか、ダンに念のため訊いておきたいと思った。

ブリタニーは、自殺しようと思ったことは一度もなかったのですか？

愛妻が、自殺をするような弱い女性と思われることが癇《かん》に障《さわ》ったのか、ダンは、「この点について、はっきりさせたいことがある」と言って、身を乗り出した。

「おととい施行されたばかりの尊厳死法ですが、その内容は、『死ぬための医療援助』です。反対派は、『自殺を介助しているに過ぎない』とか、『安楽死と変わらない』と言いたてます。でも、自殺をする人は、死にたい人に過ぎません。ブリタニーは、生きたかったけれど病気（脳腫瘍）をコントロールできなかったんです。自殺をする人というのは、鬱病であったり、悲運なトラブルから死を選んだりします。ブリタニーは、そんな人間ではなかった」

ダンは、やや興奮気味に言った。私は、向き合っている彼に対し、ただ頷くだけの反応をした。しかし、その頷きとは裏腹に、私は別の考えに捉われていた。

——処方箋を医師から渡された患者が、致死薬を飲んで死ぬことは、結果論として、自殺幇助、つまりは安楽死と変わらないのではないか。

ブリタニー本人には、米誌『ピープル』の独占インタビュー（２０１４年10月発売号）で、自殺という言葉に嫌悪感を示している様子が窺える。

〈自殺願望や死にたいという細胞は、私の体内にはありません。私は生きたい。この病気の

治療法があればいいのですが、ありませんから……〉

ダンに会うための交渉をしていた時、彼が私に真っ先に警告してきたことがある。彼が安楽死を擁護する立場は取っていないということだった。

ダンの説明を聞いた私は、アメリカで議論されている尊厳死というものが、案の定、私が考えていた自殺幇助と変わりがないことを知った。それは単に、言葉の綾《あや》だとしか思えない。

語気が少し強まっていたダンは、「私のあなたへの反応がやや粗暴だったのは申し訳ないと思っている」と、当初のメールのやり取りについて、礼儀正しく謝った。だが、もう一度、私の質問を正すかのように、ダンは続ける。どうもここは譲れないらしい。

「ブリタニーに自殺願望はまったくありませんでした。最終ゴールは、常に生きること。この尊厳死法の内容は、彼女のような人々に、安らかな死を許可することなのです。医師による自殺幇助ではないのです」

もし、ダンがスイスの自殺幇助のプロセスを目にしたら、どう思うだろうか。私の目の前で息絶えた患者たちも、「耐え難い痛み」や「回復の見込みがない」ことと無縁であったら、誰もが「生きたかった」のではないか。ブリタニーと同じく、先の未来を案じた彼らは、スイスに旅立ち、医師に「死期を早めてもらう」プロセスを選んだのである。

――オレゴン州に移住し、医師から処方箋をもらって死期を早めることと、どこに差があるのだろうか。

「ブリタニーが処方箋を手にしたのは14年5月で、実際に服用したのはその年の11月でした。つまり、その間、ありとあらゆる治療法を研究し、彼女は生き抜こうとしていたのです。オレゴン州では、既に18年間、法律が運用されていますが、患者の3分の1は処方薬を得ても使わず、そのまま自然な死を迎えるというデータもあります」

この主張にも、いま一つ、私は納得できなかった。オランダでも、安楽死を決意した患者が決行しない、という似たようなケースがある。スイスでも、患者が毒の入った点滴が目の前にあるが、そのストッパーを開けるか開けないかは本人の決断である。

強調しておくが、私は、ブリタニーの死に方を否定するつもりは毛頭ない。ダンの主張に納得できる点すらある。それは、「緩和ケアやホスピスを活用してでも（実際の病状はそれを許さなかったが）長く生きたかった」というブリタニーの態度だと思う。

一方、あのスウェーデン人女性ブンヌの場合、緩和ケアを重視せず、むしろ除去した。それは最期まで苦しむことを意図的に選ばず、ブリタニーよりも死期を早めたという違いである。ブンヌのように痛みから「逃げる」ことは許されないのか。

ダンは、「最期までがんばった」妻の姿勢を褒め称える。その逝き方に「尊厳」があると彼は言う。私には、どちらが賢明なのかは分からない。現にブンヌの選択にも、私は「尊厳」を感じ取った。ダンが感じるプライドと私が感じるそれには、どうやら溝が生じているようだった。

そこで、私は、ダンにこう尋ねた。

生きたかったブリタニーが、なぜ最終的に致死薬を飲むことを決めたのですか？

すると、ダンは、やや間を置いてから、こう説明する。

「その時期がやってきたことを、ブリタニーが身をもって感じたからです。末期患者は、死のプロセスを経験すると言われています。人間は、いずれは死ぬもの。たとえば92歳の人間が死に向かっている時には、それに気がつく何かがあるのでしょう。それと同じ死期を、ブリタニーは感じ取っていたのです」

死期を感じ取る

『How to Die in Oregon』（ピーター・リチャードソン監督、２０１１年）というアメリカのドキュメンタリー映画がある。ダンが末期の人間の瞬間を鮮明に描いていると教えてくれたこの作品を、彼らはオレゴンで鑑賞し、感銘を受けたという。そして、痙攣発作が日ごとに悪化し、死期を予感したブリタニーは、ある日、ダンにそっと呟いた。

「自分が今、本当に癌にかかっていることを実感しているわ。そろそろ私、死ぬような気がする……」

オレゴン州のポートランドに彼らが住み始めたのは、２０１４年の5月。その2カ月前に余命半年を宣告されていたブリタニーは、告知通りであれば9月には世を去る運命だった。

体重も薬の副作用で3カ月間のうちに、25ポンド(約11キロ)増加。美貌の彼女は、鏡を見ることも嫌になった。だが、「生きたい」と願う彼女は、特定の二つの日付を設定し、その都度、その日付を目標に生き延びる努力をした。

「一つ目が、私たちの結婚記念日である9月29日。もう一つが私の誕生日である10月26日。可能ならば、その翌月の11月1日まで生き延びられたらという希望を持っていました」

この頃、米テレビ局CBSやNBCは、ブリタニーの取材をオレゴンの自宅で行った。ダンが今でもメディアを快く思わないのは、情報が都合良く操作されたからだと明かした。彼女は、できる限り先の日付を設定し、生きる希望を抱いていたのだが、メディアは、「ブリタニーの死亡日は11月1日」と、センセーショナルに報じたのだ。

彼女の死亡日、つまり尊厳死決行日は、偶然その日に重なっただけで、もしその日も平穏に過ごせていれば、生き続ける意志を持っていた。ダンは「とても腹立たしい」と、顔をしかめた。

11月1日の朝、ブリタニーは、友人3人とダンの弟を合わせた6人がテーブルを囲んで、普段より遅めの朝食をとった。遅くなったのは、ブリタニーが前夜に軽い発作を起こしたからだった。朝食を終えると、愛犬チャーリーを連れ、ダンと一緒に1時間半の散歩に出かけた。ところが、散歩から家に戻ると、ブリタニーは、突然、夫を見つめて言った。

「ダン、時が訪れたようだわ」

問題なく散歩ができたブリタニーがなぜ、この日を人生最後の日に選んだのか。

「その数週間前から、妻の体調はどんどん悪化していきました。ブリタニーが一番恐れていたのは、心臓発作を起こした場合、自らの意思で薬を飲むことができなくなるということでした。もし薬を飲み込めなければ、ブリタニーは他人に自らの死の手助けをお願いしなければならなかったかもしれません」

まだ29歳だった彼女は、自らの人生を、苦しんで終えるのではなく、愛する仲間に囲まれる死でありたいと願ったのだ。私が彼女と同じ病で、末期患者だとしたら、彼女のような決断ができるのだろうか。

ダンは、その日、妻の左目が麻痺したようにのっぺりとしていることに気がついていた。状態がこれまで以上に悪いことを察知し、「少し休まないかい?」と、彼は尋ねた。すると、彼女の返事は、もはや言葉になっていなかった。

「ダン、ブレ、ブレックファースト、ハ、ハイキング……」

どうやら彼女は「朝食後に一緒にハイキングにでも行きましょう」と伝えたかったようだ。この午前中の出来事から、二人が具体的にどのような会話を交わし、最期の瞬間に至ったのかを、ダンは私に教えてくれなかった。その時の会話は、「二人だけの秘密」(彼は、この時、自伝を執筆中だったこともある) であるという。本来ならば、その部分を私は知りたいのだが、その秘密を粘ってでも白状させる、図々しい取材者になりたくなかった。

午後3時になると、ダンは弟と一緒に致死薬の用意を始める。薬は、合計100個のカプセルで、彼らは1個ずつ丁寧に開け、マグカップの中に粉を落としていく。すべての錠剤を開けると、カップの中にミネラルウォーターを流し込んだ。

2階のベッドには、母親デビー・ジグラーの姿もあった。3人の友人は、ベッドの足下側に腰を下ろした。チャーリーはなぜか、1階に残ったまま、上に行こうとはしなかった。

ダンと弟が2階の寝室に入り、用意したマグカップとオレンジジュースをブリタニーの枕元に置いた。弟は、友人たちの横に腰を下ろし、ダンはベッドに座った。

母のデビーは、娘の好きなアメリカの詩人メアリー・オリバーの詩を朗読した。これから安らかに死を迎えようとするブリタニーは、友人や母親と過去の幸せだった時の思い出について、しばらく語り合う。彼女は、最後の最後まで、悲しい話をしたり、涙ぐむ表情を見せたりすることを嫌ったという。

午後3時半、ブリタニーは胃薬を飲んだ。直接、致死薬を飲むと、体が拒絶し嘔吐してしまうことがあるからだ。1時間後の4時半、ブリタニーは致死薬の入ったマグカップを手に握り、軽くひと啜りしてみる。人によっては、ヨーグルトに混ぜたりするというが、彼女は薬を水だけに溶かすことを選んだ。

「うわっ、何これ？　まっずい！」

予想よりも苦みが強く、戸惑ったブリタニーは、オレンジジュースと一緒に一気に喉に流し込んでいった。そして、5分もしないうちに重たくなったまぶたが閉ざされ、ゆっくりと睡眠状態に入っていく。

「私が見てきた何千回もの妻の睡眠となに一つ変わりがなかった」

ダンは、まるで数時間後に目覚めそうなブリタニーの顔を見つめ、枕元で何度も何度も「愛している」と囁いた。呼吸が完全に止まるまで、彼は、結婚式やハネムーンの楽しかった思い出話を耳元で語りかけ、妻の頬を優しく撫でながらキスをした。

こうして、ブリタニーは、自らが望んだ死に方——愛する家族や友人たちに囲まれた尊厳のある死——を実現し、午後5時に息を引き取った。

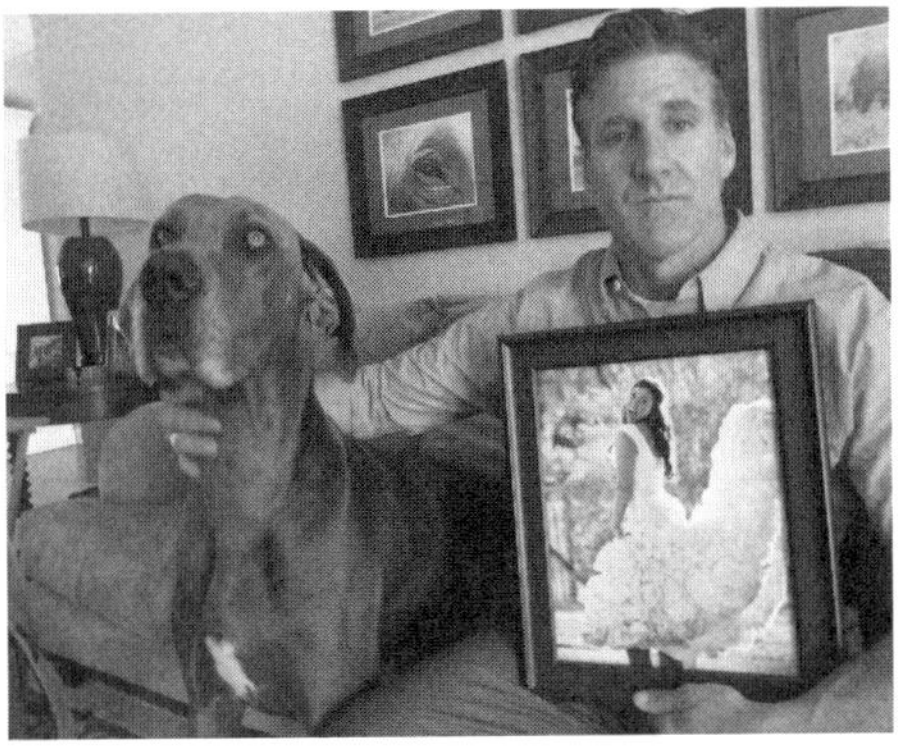
ブリタニーを想い続けるダン。愛犬チャーリーと。

「いつかは父親になってもらいたい」

ブリタニーの死後、ダンは、亡き妻の死が無駄にならぬよう、全米を駆け巡り、各州議会で尊厳死法の制定に向けた演説や活動に明け暮れている。彼は現在、非営利である尊厳死支援団体「コンパッション&チョイセズ」の顧問を務め、愛妻と同じ状況に置かれた患者が、同じ苦しみを味わうことがないよう啓蒙活動を続けている。そして、ついにカリフォルニア州では、尊厳死法が施行された。

「今は、やっと一つの夢が叶ったことに、大きな喜びを感じています」

家の外には、ダンを迎えにきた車が待っていた。約束の1時間があっという間に過ぎていた。紳士的なダンは、テレビ収録の時間が迫っているにもかかわらず、私との会話を延長した。その上、交通手段がない彼の家から、私を近場の駅まで送るとまで言ってくれた。

ダンが正装に着替えている最中、私はトイレを借りた。二人の寝室が目に入る。大きなスペースの真ん中に白いシーツと布団に、レースのカーテンがかけられたベッドが置かれていた。床には、脱ぎ捨てたワイシャツも靴下も見当たらない。

トイレの中には、シャワー付きのバスタブがあったが、洗面用具があまりなかった。バスルームというのは、男性が独り身なのか、恋人と住んでいるのかを明確に判断できるスペースだ。ダンにパートナーの影はなかった。この家は、どこもかしこもきれいに整理・整頓されていたが、別の言い方が許されるのなら、生活感がなかった。

最後に私は、ジャーナリストというよりも、同年代の男として訊いてみたかった。

ダン、あなたはこれからもブリタニーを想い続けて生きていくのですか?

私は、「失礼ですが」と断りをいれて切り出したが、ダンは好意的に返事をしてくれた。

「今でも、私は彼女を愛おしく思っている。彼女のことを考えるだけで、力が湧いてくるんです。この廊下に飾られている多くの写真を見る度に、私は自然に微笑んでいますから」

ブリタニーは、YouTubeに投稿した動画で、涙を流しながらこう語っている。

〈私は、夫に家族を作って幸せになってもらいたい。私が言うのも変ですけど、彼が残りの人生で、私のことばかり考えて生きてもらいたくない。だから、一歩踏み出して、いつかは父親になってもらいたい〉

ダンの今後を気にかけている仲間たちもいる。彼らが、愛妻を失った親友の幸せを願って、友人女性らを紹介するという声が頻繁にかかるという。

「彼女たちに会って、話をしてみることぐらいは悪くない。でも、まだ分からないですね。とりあえずは、自然の成り行きに任せようと思っています」

彼の姿勢に時折、尊厳死法を他州に広めるための政治的な匂いを感じることはあった。しかし、亡き妻への愛を聞くにつれて、そうした疑念とは違う部分で、彼を理解し始めていた。

彼女の一周忌のテレビ番組に登場したダンは、司会者から、「あなたは彼女の死を誇りに思っているのね」と、慰められると、突然、絶句して涙を流した。その映像を取材後に見た私は、同じ男として立派であると感じるとともに、ある種の嫉妬心すら抱いた。

彼が一人の女性のために勝ち得た業績は偉大だ。執念を燃やして闘い続ける姿に感銘する。ただし、私がこの生死を問う問題に対して考える時、理性を失ってはならない。そのことを、肝に銘じた。

「申し訳ない、ヨーイチ。収録に間に合いそうもないので、やっぱり、ここから何とかして帰る手段を見つけてくれませんか？」

大丈夫ですよ、ダン。ウーバーがありますから。

ワイシャツにジャケットを引っ掛けたダンが、黒いキャデラックの後部座席に乗り込むと、「それではまた」と言って、手を振った。車は、ブォーンと音を立てて消えていき、一人残された私は、ブリタニー邸の玄関前に腰を下ろし、ウーバーをクリックした。

帰りのドライバーも、退職後の高齢男性だった。またも助手席に腰を下ろした私だが、この時は、ドライバーに話しかける気力が湧かなかった。

安楽死を選ばなくてよかった

一つの疑問が解消された。アメリカ出発前、私を悩ませていた用語の問題である。アメリカでは、安楽死や自殺幇助といった言葉を使わず尊厳死と呼ぶ。両者に違いはあるのか。

違いはない。これが私の答えだ。では、なぜアメリカ人が前者の言葉を忌避するのかといえば、そこには政治的な問題が根差しているように思う。

まず安楽死を意味する「Euthanasia」は、ナチスを連想させる。ドイツでは、優生思想のもと、20万人ともいわれる障害者が殺害された歴史を持つ。その事件は、「安楽死プログラム」(Euthanasia Program)として伝えられる。アメリカだけではないが、安楽死という用語に拒絶感を抱かせる一因だろう。

次に自殺幇助(Assisted Suicide)だが、これもつまり「自殺」という名詞を使うことで、生を諦めるイメージが広まってしまうと考えたのではないか。そうした懸念を、市民、特に反対派に抱かせてしまうと法制化が困難である。

ヨーロッパでも、自殺幇助という用語を「自死幇助」(Assisted Voluntary death)に改める専門家や団体が出てきている。

だから、「尊厳死」という言葉を使いながら、ダンは妻が最期まで「死に抵抗した」ということを強調したのだろう。もちろん、これらの問題は、宗教に基づく死生観のようなものが関わっているかもしれず、即断はできない。

ここから先、アメリカで行うそれを「自殺幇助」と呼ぶ。ただし、発言者が「尊厳死」と意識的に発している場合はそのまま表記する。

さて、アメリカ滞在中に、もう一つ実現したかったのが、ある女性とその担当医師に会うことだった。ブリタニー・メイナードほどではないが、全米を騒がした出来事がある。

十数年前に癌が見つかったジャネット・ホール（71）というオレゴン州在住の女性が、同州の尊厳死法を利用して自殺幇助を試みていたものの、放射線科のケネス・スティーブンス医師（76）の説得で治療に徹した結果、病気が根治し、16年経っても健在という話だ。この女性は、自殺幇助という道を選ぼうとした自分に、今でも後悔の念を抱き続けているという。

この女性の物語こそ、安楽死や自殺幇助の賛否を問う上での重要な議論に繋がるにちがいない。世界各国の人々（医師を除く）と話を重ねる中で、必ず聞く意見がある。そのエッセンスを私なりにまとめると次のようになる。

「安楽死の何が怖いかって、1%の生存率でも末期症状を運よく乗り越え、後に元気になってしまうこと。安楽死を選択する際の一番の不安はそこにある」

痛みに耐えて治癒の可能性に賭けるのか。それとも、もはやここまでと見切りをつけて死を選ぶのか。法的に自ら旅立つ行為が許されるとしても、この二つの問いに答えは出そうもない。アメリカで、その淵に立った女性とその医師に会って、考えを深めたかった。

だが、数カ月前から準備を始めたのにアポ取りが難航し、結局は現地で交渉することになった。前出のオレゴン州尊厳死法に詳しいアンヌ・ジャクソンは、「あなたにできる限りの協力をする」と、私に約束してくれていた。その言葉に甘え、彼女に会った際、「ジャネットとスティーブンス医師に会えなければ、ヨーロッパに戻れない」と、助けを求めた。

しかし、ジャクソンは、むしろ尊厳死法を擁護する立場にあるため、彼女自身も内部事情に詳しいOHSU（オレゴン保健科学病院）に勤めるスティーブンスを説得することに前向きになれなかった。そこで、間に入ってくれたのが、彼女と暮らす実力者で元OHSU医師のウィリアムだった。前述した前立腺癌の定期検査のすぐ後に、別の病棟に足を運び、私とウィリアムは、スティーブンスの医務室を無理やり訪ねる作戦に出た。

「私はドクター・ダンカンだが、ドクター・スティーブンスを呼んでくれないかい」

受付の女性が私たちの急な訪問に顔を強ばらせたが、「ちょっとお掛けになってお待ちいただけますか」と言って、どこかに電話をかけた。ウィリアムは私に「そのような医師には、安楽死の取材をしているというのではなく、「End of Life Option」（人生終結の選択）の取材という表現を使おう」と、前もって口裏合わせをしてきた。安楽死という言葉への拒絶がこの国では深いことを、私は改めて思い知らされた。

「ハロー、マイネーム・イズ・×××・スティーブンス。何か御用でも？」

私たちは、顔を見合わせた。なんと私が探しているケネス・スティーブンスではなかった。同姓の人違いだった。単純な誤りに、ただただ謝るしかなかった。それにもかかわらず、この別人のスティーブンスは、私が求めるスティーブンスの医務室に電話を入れてくれた。

「これが、彼の院内の特別番号です。これで彼に連絡が取れるはずです。グッドラック！」

早速、スティーブンスに電話する。少し緊張した声でかけた電話だったが、相手は開口一番、「私も是非、あなたの取材を受けたい。ジャネットも連れて行きたい」と、期待以上の答えが返ってきた。取材とは、上手くいく時はとことん上手くいくものだ。そう楽観していたのだが……。

治療を断った時点で末期

ダン・ディアスの取材を終え、サンフランシスコからポートランドに戻った翌日の6月14日、初日に私が泊まったポートランド空港周辺のホテルに、スティーブンスが約束の15分前に車で到着した。肝心のジャネットの姿が見当たらなかった。

「ジャネットに電話をしたのですが、メディア対応に疲れてしまったようなのです。申し訳ありませんが、私だけでお願いできますか」

銀縁に細長いレンズの眼鏡をかけ、水色のワイシャツを着たスティーブンスが言った。声だけ聞けば、まだ30代のようであるが、この時、76歳だった。とても小さな声で、言葉遣いがこれまでに会った自信をみなぎらせたアメリカ人よりも謙遜的だったことが印象に残る。

ジャネットに会えないのは残念だが、彼女の気持ちもよく分かる。日本のメディアに出てもメリットがないということは、欧州の取材申請で常に経験している。

私は、スティーブンスをホテルの部屋に招き、この中で、じっくりと話を訊くことにした。

まず、あなたの職業を教えてもらえますか?

「ＯＨＳＵで放射線科医として、67年から働いています。年間２００人の癌患者を治療し、50年が経とうとしています。本来なら、もう数年前に退職しているはずですが、人手不足でいまだ非常勤を続けているんです。私はもう隠居生活を送っていい年なんですけどね」

スティーブンスは、疲れた表情で語り出した。体は少し猫背で、体力の衰えをどことなく感じさせる。だが、医師としての気力は衰えていないようだった。

あなたが、ジャネットさんと出会ったきっかけは何だったのですか？

「彼女に肛門癌が発覚した当初、私が彼女の放射線担当医になったのが始まりです」

それは、２０００年夏の出来事だった。ジャネットは、肛門からの大量出血でＯＨＳＵに搬送され、外科医の診察を受けた。初診では、痔と誤診された。その後、肛門専門の外科医による精密検査の末、癌を宣告され、放射線治療と化学療法を勧められた。

その当時、生きる気力を失いかけていた彼女は、死を覚悟した。治療を拒否し、自殺幇助の道を選択しようとした。まだ55歳だった彼女は、医師に頼んだ。

「お願いですから、安らかに死ねる薬をください……」

ジャネットにとって、毛髪を失うことや痛みと闘うことは、何にも代え難い苦悩だった。しかし、スティーブンスは、尊厳死法に頑として逆らい、生きる望みを与える側に回った。何回かの面談を経て、彼女の家庭事情なども知った。そこで、彼は患者にこう言ってみた。

「放射線治療と化学療法で、あなたが治る可能性は十分に考えられますよ。息子さんは、あなたの病気を知らないそうですが、彼が警察学校を卒業する晴れ舞台を見たくはないですか。そして、いつか訪れる結婚式も……」

彼の根気強い説得を受け、ジャネットは3、4週間悩み続けた。途中、外科医のアドバイスも幾度となく求めた。担当したホワイトフォード外科医が、「治療を受けなければ、あなたの余命は半年から一年」と宣告すると、彼女は治療に対して前向きな意志を持ち始めた。

治療は2、3週間継続したが、血液の様々な数値が悪化したため、2週間ほどの休息に入る。その後、さらに2、3週間の治療を継続し、ついには癌細胞を退治することに成功した。一時は、大事な毛髪が失われはしたが、数カ月後には元通りの姿を取り戻した。

スティーブンスは、その時のことを想起し、尊厳死法の恐怖を次のように表現した。

「もしジャネットに対し、誰も反対意見を述べなかったら、自殺幇助以外の何ものでもない尊厳死法が彼女に適用され、尊い命が奪われていたことでしょう」

この発言を聞くや、私の体は硬直した。救われる可能性のある人々の命が、奪われる。頭では分かっていた話だが、実体験を医師側から聞かされると、また違った緊張が走る。

もう一つ、私が発見したのは、彼が「自殺幇助」という用語を躊躇せずに使ったことだった。アメリカの尊厳死は、自殺幇助だと言い切っているのだ。私の頭の中で、パズルのピースが完全にはまった。

スティーブンスによれば、放射線治療と化学療法を始めたジャネットは、ある日、病院の女性スタッフから、妙な話を聞くことになったという。

「アドバンス・ディレクティブのほうはどうなっていますか。それと、お墓はどうなさるおつもりですか」

なんだか、背筋がぞくぞくしてきた。ノートに書く手を止め、上を向くと、スティーブンスと目が合った。終末期の医療措置や、自らが判断力を失った際の代理人を定めたアドバンス・ディレクティブは、自殺幇助に際しても必要なる書類である。ジャネットはその発言を医師側が間接的、または、事務的に死を勧めている行為と受け取ったという。全米で最も早く尊厳死法が施行されたオレゴン州の病院で、日常的な現場風景である。それを同病院の勤務医が私に語っている。

スティーブンスは、突然、ポケットから携帯電話を取り出すと、私に質問した。

「あなたは、この後もしばらく時間が空いていますか。彼女に何とか会えるように説得しましょう」

彼はそう言って電話を鳴らした。しかし反応はない。同医は、「これを聞いたら、電話をください」と、丁寧な話し方で、彼女の留守番電話にメッセージを残すに留めた。

「あまり心配しなくても大丈夫だと思います。電話が来なくても、何とかして彼女に会えるように協力しますから」と、彼は言って、話を続けた。スティーブンスは、尊厳死法ができたことで、死が身近になったという。

「誰もが罹患する可能性のある糖尿病を例にとってみましょう。この病は生活習慣病の延長線上にありますが、ひと度インシュリン投与を止めれば、即、余命は半年程度に縮まってしまいます。そうすれば、患者は末期として扱われ、たちまちオレゴンでは自殺幇助の対象となります。法がある限り、住民にとって自殺幇助は遠い世界の話ではありません」

この論理には、確かな説得力があった。法が存在すること自体、人間に「死の選択肢」を与えている。場合によっては、根治の可能性が十分に検討されないまま死に追いやられるリスクがあるということを、彼は言いたいのだ。さらに、こう断言する。

「末期とは、医学的に余命6カ月程度のことを指すといわれていますが、これには根拠がありません。今お伝えしたように、治療を断った時点で、末期になるのです」

この放射線科医は、ジャネット・ホール以外にも、過去に治療を続けた結果、末期を乗り越えた患者たちの話を紹介した。もちろん、これまでに彼が診てきた患者約1万人のうちの一握りであるとしても、それを職業とする彼には、語り継がれるべきケースなのだろう。

彼は、途中で何度も携帯電話を手に取って、着信がないかどうかを確かめていた。直後、気まずい空気を振り払うように、医師は、私にこう尋ねた。

「あなたは、家族との関係は良好ですか？」

「はい、良好だと思います。特に深刻な問題は抱えていませんので」

これが何を意味するのか、この時はよく理解できなかった。この時点ではひとまず、「家族」が彼の人生の支えなのだという認識を、私は持つことにしておいた。

「4W」の人々

たまりかねたように医師が言った。

「よろしければ、直接、行ってみませんか？　ジャネットの自宅まで」

私がすんなり了解すると、私たちは車に乗り込んで、30分ほど走った。ポートランド市内を抜けると、スティーブンスは、運転をしながら彼自身の過去について、話を始めた。

ハンドルを持つ彼の両手が時折、離れる度にブルブル震えている。もしかすると、何かしらの病に罹患しているのかもしれない。話をする唇も、常に振動が激しかった。普段は、何でも尋ねる癖のある私だが、このことについては、何だか訊き難かった。

「私の最初の妻は、39歳の時、脳腫瘍で死亡しました。当時、精密検査を終え、私たちが診察室を出ようとしている時、医師が言ったのです。『規定量以上のモルヒネを出しましょうか？』と。妻は、『医師は私を死なせようとしている』と言いました。彼女にとって、医師の言葉こそが一番の痛みでした。その瞬間に医師と患者の信頼関係が失われたんです。妻は、その2週間後に自然死しました」

妻の死は、彼にとって衝撃的な出来事になった。彼らは、6人の子供をもうけたが、当時

42歳だったスティーブンスにすべてが託されるかたちとなった。数年後、彼は4人の子を持つ未亡人と再婚。この女性とは、2人の子宝を授かり、計12人の子供を持つ大家族を築いた。

安楽死を受けたり行ったりする人々は、過去に何らかの場面で死生観を揺さぶられる経験を持っていると、私は感じる。スイスのプライシックは、父親が自殺未遂をする現場を目撃し、自殺幇助のエキスパートになった。ある患者は認知症だった親の姿を見て同じ最期を望まないと言い、ある患者は友人のような苦しい闘病生活を自ら経験したくないと言って、死期を早める制度の正当性を主張する。

一方、闘病生活と向き合い、最期まで生きる望みを捨てなかった妻を亡くしたスティーブンスは、むしろ人工的な死をもたらす制度に反対する。

ジャネットは、ポートランドから23キロ離れたキングシティーにある、高齢者専用の集合住宅地で暮らしていた。月々約1000ドルと年金生活者には安くない住宅費だが、その分、周りにはゴルフコース、プール、スーパー、レストランなど、高齢者の生活には十分過ぎるほどの環境が整えられていた。彼女の家の前に車を止めると、スティーブンスは車を降りて玄関口まで足を運んだ。しばらくするとまた車に戻り、安堵した表情で私に言った。

「やっぱり、携帯の電源を入れていなかったみたいです。今は息子さんが来ていて都合が悪いそうですが、1時間後に来てくださいと言っています。その間、すぐ近くにあるレストランに行って腹ごしらえでもしませんか」

アメリカに来てからというもの、運が味方してくれているようだ。私たちは、すぐ近くにあったオレゴン発祥のファミリーレストラン「シャリス」に向かった。

「実はここ、私がジャネットを治療してから5年後に偶然、再会したレストランなんです。あの時のことは、今でも忘れません。一度、人生を諦めた私の患者が、ここで私に向かって言ってくれたんです。『先生、あなたは、私の命を救ってくれました。あの時、致死薬を飲んでいたら、今、私がここにいることはなかった』と……」

ハム＆チーズのキッシュを口に運びながら、医師はそう言った。私は、パストラミビーフが何層にも重ねられたパニーニを食べ始めた。しばらく、私たちは無言のまま食事をしていたが、突然、彼が、さりげなくだが、聞き逃してはならない重要な台詞を口にした。

「人々は、耐えられない痛みのせいで安楽死を選ぶのではなく、これ以上生きてもしょうがないという、別の理由から死を選ぶ傾向のほうが強いと言います。私が出会った多くの患者の中で、深刻な親子問題を抱える人たちほど、患者が死期を早めようとしていました。私は、医師である前に、こうした問題の解決にも力を注いできました」

さらに彼は、一般的に安楽死を行う人々には、ある決まった特徴があると言った。米障害者団体「ノット・デッド・イェット（まだ死んでいない）」のダイアン・コールマン代表が指摘する「4W」という常套句を、私に教示した。

「まずは、白人（White）のW、次に裕福（Wealthy）のW、三つ目は心配性（Worried）のW、そして最後は高学歴（Well-educated）のWです。心配性というのは、まだ患っていない将来の病気や、痛みを気にかけているという意味です」

これが白人だけの問題なのか、私には定かではないが、その他のWに関しては、頷けるものがあった。確かに、私が看取ったスイスの患者たちには、高学歴の人が多かった。

このレストランの名物とされているアメリカンパイがデザートメニューの中に溢れていた。アメリカ取材開始から既に1週間が過ぎ、正直、体力的に疲れが出てきていた。ここで、馬鹿でかいレモンパイを食べようと思ったが、ヨーロッパに戻って後悔する自分を想像して諦めた。20年前のアメリカ留学中は、こんなことを気にもしなかったというのに。

支払いを済ませ、ジャネットの家に戻ろうとした。スティーブンスは、苦笑いで言う。

「彼女は、話し始めたら止まらないので、そのことは肝に銘じておいてください」

レストランの駐車場で深呼吸をして、精神を整えた。ジャネットの家に到着すると、ちょうど、独身の長男が、母親に挨拶をして家を出て行くところだった。せっかくなら、彼にも同席してもらいたかったが、他の用事で急いでいるということだった。しかたがない。

「はじめまして、ジャネットです」

インターネット検索で見た写真のジャネットと、実物はまったく違いがなかった。女優ジェーン・フォンダを思わせる60、70年代風の髪型は、何十年も変えていないようだった。挨拶をする際の目線や、両手を持って会釈するしぐさなどから、「とても謙虚なおばあちゃん」という印象を受けた。メディア対応に疲れているようには見えなかった。

彼女のアパートは、簡単な造りだった。入り口の戸を開けると、右手に小さなキッチンが、目の前には6畳ほどの小さな居間にテーブルとソファがあった。

「コーヒーか紅茶でも飲みますか?」

ジャネットが気を遣ってくれたが、昼食をとり終えたばかりのスティーブンスと私は断り、テーブルに着いた。右にジャネット、左にスティーブンスが私を挟む形になって座った。目元と口元に大きな皺を見せ、彼女は、16年前に起きた出来事について、すぐさま話し始めた。

痛みより恐怖が死を誘う

「当時、私が抱えていたものは、痛みではなかったの。あれは恐怖だったわ。ホワイトフォード外科医には、治療をするように勧められましたが、私は生きる望みを捨てていたのよ」

55歳だったジャネットが「生きる望みを捨てた」のは、その数年前に起きた出来事と無関係ではなかった。彼女の母親(当時88歳)は、その頃、認知症を患っており、老人ホームで生活を送っていた。その頃には家族との思い出の多くを忘却していたという。不幸は重なるというが、母親が毎日世話をしてきた知的障害を持つ息子・ジェイムス・ホール(ジャネットの兄=当時58歳)が、庭先で首つり自殺をした。

兄の自殺に加え、癌を宣告されたジャネットは、老人ホームにいる母親に向かって言った。

「ごめんなさい、私はもうお母さんの世話をする余裕がなくなったわ」

これを耳にした母親は、表情を歪めながら、娘に言い返した。

「ジャネット、私はお前が子供の頃から、ずっと世話をしてきたんだよ」

それが、母親が最後に口にした娘の名前だったという。ジャネットは、自分がどれだけ自分勝手だったかを恥じた。アメリカ社会では、親が認知症になると、子供たちは親を老人ホームに送ることが一般化している。「世話をすることは体力消耗に繋がると考えられているの」と、ジャネットは言う。その考えに今では疑念を抱いているという。

「今の時代、若い人たちは、年老いた両親や老人に対する敬意を失い始めてはいないでしょうか。認知症や病気になったら、彼らを老人ホームに送ってしまえばいいというような方向に、私たちは進んでいるような気がしてなりませんわ」

この話を聞いて、ふと思った。これまでの取材では、家族に焦点を当てた話がなかったということを。なぜ、家族の「絆」らしき会話を、耳にすることがなかったのだろうか。

化学療法と放射線治療で癌を乗り越えたジャネットだが、それ以前は、オレゴン州尊厳死法に賛同していたという。どういった理由からなのか。

「知人の女性が膵臓癌を患っていた時、彼女の癌が身体中に転移していって苦しむ姿を見ていたからです。このまま行けば、私も彼女と同じ経過を辿ると思っていたのよ。それに、私にはもう家族と呼べる人がいなかったし、私を支えてくれる人もいなかったわ」

ジャネットは、当時の「痛み」について、「今、この年齢になって抱えている身体の痛みとは比べ物にならない軽さだった」と言う。ここに来る前にスティーブンスがレストランで言ったように、「人々は、耐えられない痛みのせいで安楽死や自殺幇助を選ぶのではない」ということにも通ずる。痛みというよりも、むしろ恐怖に怯えていたジャネットが、それから16年後、ここで私に警鐘を打ち鳴らした。

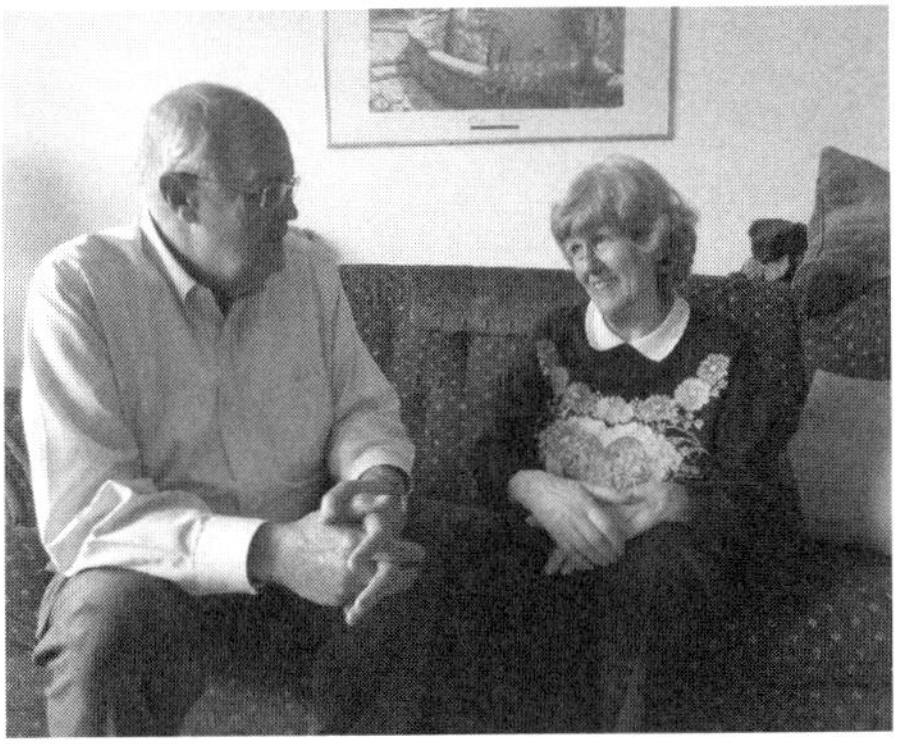
ジャネットにとってスティーブンス(左)は命の恩人だ。

「尊厳死法があると知っていれば、私のように死を選ぶことを考えると思いますのよ。しかし、なければどうでしょうか。とにかく最期まで生き延びるしかないと考えないかしら」

ジャネットは、延々と話し続けたので、しかたなく、私は遮って質問した。

つまり、あなたはドクター・スティーブンスに出会わなければ、既にこの世にはいなかったということですね？

「イエス」

彼女は、安楽死反対派にとっての象徴のような存在だ。その彼女に前出のブリタニー・メイナードの出来事について、訊いてみた。もちろん、二人の病気は大きく異なり、末期症状も違うものだろうが、同じオレゴン州で尊厳死法の適用を希望した者同士である。

ジャネットは、哀れむような表情をしながら、若かったブリタニーの死について語った。

「29歳で死ぬなんて、なんていうことかしら。もっと長く生きることができたかもしれないのに。あの時、ワールシュ医師ではなくて、スティーブンス医師に相談をしていたら、違った道があったと、私には思えてなりませんわ」

なぜブリタニーの主治医の名前を咄嗟に口にできたのか。彼女が当初、肛門癌を「痔」と診断されたことは記したが、その際、誤診した医師こそ、ワールシュだった。

誤診に関してはここでは、さほど重要ではない。それよりも出会う医師によって、死を許すか、あるいは、禁ずるのかが決まってしまうという事実に息を呑んだ。

ジャネットの誇張、つまり物事をあまりにも美化する口調が気にならなかったといったら嘘になる。彼女は、何千分の一という幸運に恵まれた患者の一人なのかもしれないし、癌が治ったのはすべて私の横に座る医師のおかげであるという絶対的な見方にも、頷いてばかりはいられない。そこで、私は訊いてみた。

友人たちは、あなたの考えや活動を支持していますか？

すると、彼女が行ってきた全米での尊厳死反対運動やテレビ出演などについて、友人から異論を唱えられることを明かした。パーキンソン病を患っていた夫を持つ、看護師の友人女性からは、こんな文句をつけられた。

「私はもう90歳になるのよ。夫の看病も疲れてきた。私だったら、あなたがやらなかったこと（自殺幇助）を成し遂げたいわ」

オレゴン州のみならずアメリカ全土では、「余命6カ月以内」ではない病人以外は、尊厳死法適用の対象から外れる。この友人女性は、ジャネットとはまた違ったケースに当たる。

ただし、ジャネットの話を整理すると、尊厳死法が存在することによって、「そろそろこの世から旅立ちたい」と高齢者に期待を抱かせているとも言えそうだ。

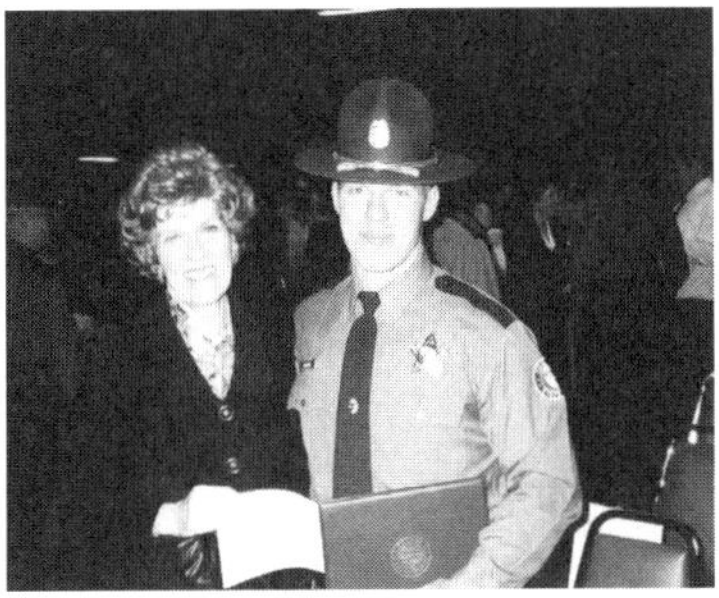

病から回復し、息子の晴れ姿にも立ち会えた。

ジャネットの家を去る前、私は医師と患者の二人の写真を撮った。その時、彼女が小声で、こう言ったのを覚えている。

「スティーブンス先生、本当にありがとう。あなたがいらっしゃらなければ、私は今頃……。グレイト・トゥービー・アライブ（生きていて良かった）！」

やや、作られた台詞臭い響きがあった。しかし、それは別としても、この言葉こそ、死期を早めることを一度は断念したが、今もなお生き続けている人間だけが口にできる無上の一言に違いないと、私は思った。

医師の使命とは何か

彼女が住むキングシティーから遠くない町で暮らすスティーブンスだが、ポートランド市内まで、私を送ってくれると言った。

「どうです？　よく話す女性だと思いませんか」

私は、「ええ、そうですね」と苦笑したが、貴重な話が聞けたことに感謝の意を伝えた。

彼は翌朝の午前9時から仕事が入っているという。ジャネットがメディアでも注目されるようになると、この放射線科医も、必然的に全米で尊厳死法反対派の医師として名を馳せた。ジャネットが2000年に癌細胞を根治して以来、彼の活動範囲は、年々、広がっていった。

「私は、医師です。本心を言わせてもらえるのであれば、私は医師の仕事だけに専念したい。尊厳死を取り巻く動きは、すべて政治的なものです。なぜ、私がそこまで関与しなくてはならないのか、正直、うんざりしています」

その気持ちは、私にもよく分かった。

「推進派は、医学の発展に反する行為をしていると思います。彼らのサイトには、薬物治療の拒否を患者に促すマニュアルさえある。彼らは、患者が死を選択するよう操っている、いわば、洗脳しているんですよ」

運転する彼の両手は、やはりハンドルから手が離れる際には、震えが目立つ。50年間、医師として、患者を助けるために闘い続けてきたことが彼の誇りである。その半世紀に亘るキャリアから、彼が自信を持って言えることがあった。

「90年代に流行したエイズ問題ですが、当時は、必ず死に至る病気と見なされていました。今は医学が進歩して、抗レトロウイルス療法によってエイズは死病ではなくなりました。あの時、必ず死ぬと思って、死を選んだ人のことを考えてみてください。さらに、ここ数年では、脳腫瘍の治療方法に関する研究も次々と発表されています」

私は、率直に尋ねてみた。

ブリタニーも、治療方法によっては、生き続けることができたということですか？

しばらくの沈黙が続いた。運転に集中しているのか、慎重な答えを探り出そうとしているのか。スティーブンスは、丁寧な口調で、彼なりの分析をしてみせた。

「昔、彼女と同じ症状を持つ患者を診たことがあります。まだ18歳の大学生でした。彼の術後、私は放射線治療を行いました。彼は大学院で法律を学び、後に結婚して子供二人を授かりました。やがて脳腫瘍が再発し、他界しましたが最初の発症から20年以上生き続けました」

発言の真偽を問うても意味がない。ただし、医師としての姿勢は、私の心を強く打った。

どこかの時点で患者の治癒を諦める医師が、患者を見殺しにしているかといえば決してそうではない。

しかし、私は思う。医師であるならば、やはり患者を最期まで治そうと努力することが使命ではないのか。それとも、私が単に感情論に流されてしまっているのだろうか。

なぜ、安楽死を容認する人と、反対する人とに分かれてしまうのか。安楽死が世に存在する意味は一体何なのだろうか。私は、この頃、こうした自問自答に取り憑かれていた。

赤信号で停車中のスティーブンスが、そんな私にさらなる難題を突きつけた。

「安楽死という医療行為が、患者を痛みから逃れさせるためにあるのだとすれば、なぜ、アフリカやアジアの途上国では行われていないのでしょうか」

——言われてみれば、確かにそうだ。なぜなんだ？

すると、銀縁の眼鏡の奥にある優しい瞳が、私を捉えた。そして、これから私が進んでいくことになる、難題解決のヒントを示してくれた。

「家族です。そう、私は、家族の形が、我々白人社会とは違うんだと思うのです」

ダン・ディアスが、人間が安らかに死ねるための法を全米で推進するのに対し、スティーブンスとジャネットは、人間がいかに簡単に死んではならないのかを熱弁する。わずか3日の間に、両者は、私に対極の論理を提示してきた。

ついに、この時が来てしまった。私は、もはや人の死をロジカルに捉えることができない、崖っぷちに立たされていた。

第5章 愛か、エゴか［スペイン］

カトリック教会の影響

米国取材後、私は、しばらく休暇に入った。死を扱うこのテーマの取材を開始してから、この時点で8カ月という時間が流れていた。各国で「なぜ死ぬのか」「なぜ死なせるのか」と聞き回ってきた。殺人事件を扱う刑事でも、死体を扱う検視官でもない私は、死の現場から一旦離れ、頭をリセットさせるのが賢明だと感じていた。要するに疲れていたのだ。

休暇中、私はこれまで敢えて避けてきた自分なりの答えを探し始めた。

——私は安楽死に賛成なのか、反対なのか。

人が安楽死を決断する背景には、数多くの原因と理由がある。告知から数カ月の間に、死がほぼ100%の確率で訪れる末期症状の癌や、予期しない事故で人生が暗転した場合などは、個人の意思が尊重されてもいいのではないかと、私は考えていた。

もちろん、放射線科医のスティーブンスの「治療を諦めた段階で末期になる」という強烈な台詞は、私の心に響いていた。だが、私が医師でないために判断できないのは、果たしてジャネットのような幸運を享受できる人はどれほどいるのかということである。

スティーブンスが口にした「家族のサポート」の重要性も考慮する必要がある。安楽死を選ぶ患者の多くがそうしたサポートが足りていないと彼は言う。または、白人社会には「家族」より「個」を重視する文化が浸透している、と。まさにその通りだと思う。

しかし、私が見てきた認知症や精神疾患を理由とした安楽死のケースについては、頭の中でうまく整理できていない。まだまだ道半ばである。だからこそ、このあたりで、一度、安楽死を相対化してみたいと思った。具体的にいえば、安楽死に反対する国々への取材である。

私が選んだ国は、長年、慣れ親しんできたスペインである。宗教・言語・文化こそ違うが、西洋諸国で、家族のあり方が日本と類似していると思う国だ。

スペインの政治は、歴史的に見てもローマ・カトリック教会の影響力が強い。1939年から36年間続いたフランコ独裁政権下においても、ローマ・カトリック教会は、唯一の合法宗教とされた。現在も、二大政党の一つ、国民党はその影響下にある。

事実上、政教分離がなされず、本部の意向を受けた「カトリック司教協議会」の力の強いスペインでは、安楽死は違法で、「人命の脅威」と見なされている。2011年にローマ法王ベネディクト16世（当時）がスペインを訪れた際には、「自然な形での誕生と最期を（尊重すべき)」と訴えるとともに、安楽死に反対したヨハネ・パウロ前法王の考えを継承した。

ただし、独裁政権と教会の歴史が根強かったからこそ、その反動として、国民の教会離れも進んでいる。2000年頃までは、国民の90%以上が敬虔なカトリック教徒だったが、現在では、その割合が70%にまで落ち込んでいる。カトリック信仰に篤いスペインで、昨今、人工妊娠中絶、同性婚の普及運動など、カトリック教会の教えに背く動きも珍しくはない。

同国で安楽死合法化を目指すスペイン尊厳死協会会長のルイス・モンテス・ミエサは語る。

「この国は、日々変化しています。カトリック信仰の伝統はあっても、彼らが敬虔な信者かといえばそうではない。若者の間に無神論の傾向も強まっています。宗教は、安楽死合法化への障壁ではなくなってきています」

現在、安楽死が許されていないスペインにあって、同会には5000人が在籍している。主に終末期患者へのセデーションをサポートするために、活動しているという。

「正直に言えば、多くの国民は、積極的安楽死と消極的安楽死の違いすら分かっていない。でも生きるか死ぬかは、自己決定による権利という考えは、共有されつつあります」

2017年2月に公表されたスペイン社会学研究所(CIS)の調査によると、「回復の見込みのない患者が、医師から痛みを伴わずに生命を終結させる薬を与えられる権利はあるか」との質問に対し、国民の84%(35歳以下は90%)が賛成している。

こうした背景のもと、1996年には総合保健法が、2002年には患者自律基本法が成立し、終末期患者へのセデーションや患者の治療拒否権が一部の地方で容認されている。

『海を飛ぶ夢』のモデルとなった男

「サンティアゴの巡礼」として、世界的に名高いスペイン北西部ガリシアの町、サンティアゴ・デ・コンポステラ（以下、サンティアゴ）。マドリードから飛行機に乗ること、およそ1時間。この地方は、森林と岩山と大西洋に面するリアス式海岸に覆われている。

空港から市内までの道のりには、数えきれない老若男女の巡礼者がピッケルをつきながら、黙々と到達点を目指して歩いていた。

市内でタクシーを拾い、40分かけて目的地のボイロに着いた。指定されたのは「プルペリア（ガリシア風たこ料理レストラン）」だった。村には、退職した男女が商店街通りに広がるバルで、昼からお酒を飲んでいた。若者の姿はほとんど見かけない。コンスティトゥシオン（憲法）通りを下っていくと、右手にプルペリアがあった。軽く100人は入るレストランには、地元住民が「プルポ・ア・フェイラ（ガリシア風たこ）」やロブスターのアヒージョといったつまみを食しながら、ワインや強いハーブのリカーを飲み、会話を弾ませていた。

中に入って、そのままカウンターのほうに向かい、ぐるりと体を一周させた。

「オーラ、ヨーイ！」

誰かが、ガリシア地方のアクセントで「どーも」と言い、私の名前を「ヨーイ」と勝手に名付けていた。スペインでは、親しい友人だけが、私を「ヨーイ」と呼んでいる。後ろを振り向くと、白髪まじりの黒いロングヘアを束ねた女性が、にっこりと笑って私を見ていた。

彼女の名前は、ラモナ・マネイロ（55）。ボイロの隣町、人口1万のポブラ・ド・カラミニャルで生まれた。脂ぎった黒い手袋と黒いエプロンを体に巻き付け、「ちょっとそこで、たこでも食べて待っていてちょうだい。今、すっごく忙しいのよ、ヨーイ」と、まるで昔からの友達のような口調で言った。

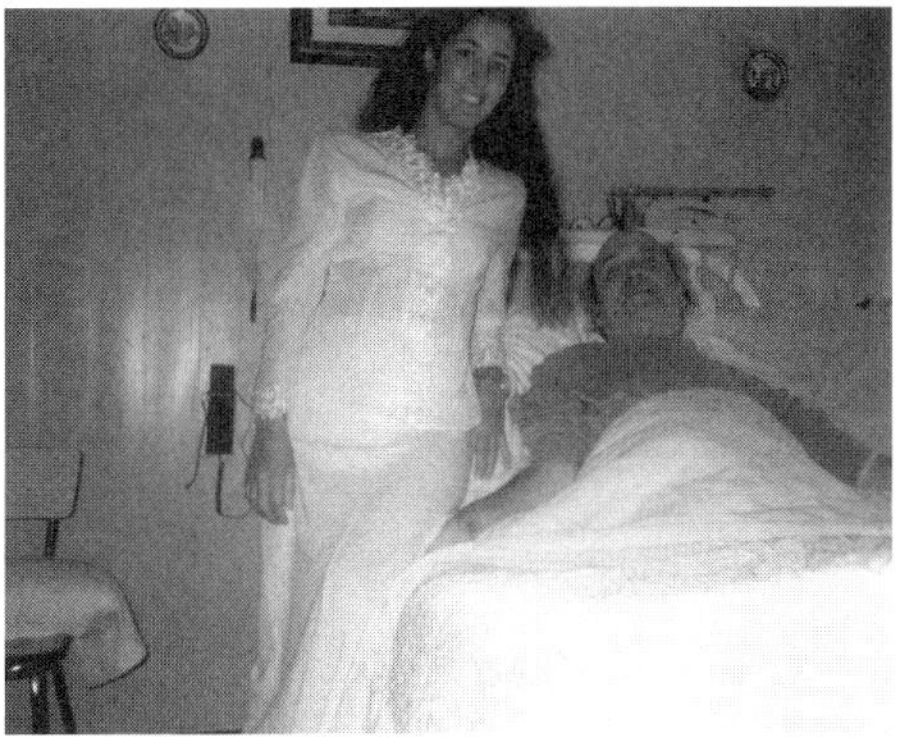

サンペドロ（右）はラモナ（左）の助けを得て旅立った。

ここでは、彼女はちょっとした有名人である。スペイン全土でも、彼女の名前こそ知らずとも、多くの人間が彼女にまつわる事件を知っている。ある者は、彼女のことを「悲劇のヒロイン」のように扱い、一方で「殺人者」と呼ぶ者がいる。

ここでこの事件の主人公を紹介しよう。ラモン・サンペドロ（享年55＝以下、ラモナとの混同を避けるためにサンペドロとする）、頸椎損傷で四肢麻痺となった後、1998年に、29年間に及ぶ寝たきりの闘病生活に終止符を打ち、この世を去ったガリシア人である。

ガリシア地方の人間は一般的に保守的で勤勉な人間が多いといわれているが、彼はユーモアのセンスに長けた男だった。若き日のサンペドロは、船乗りとして、世界中を巡った。明晰な頭脳を持ち、鍛え上げられた体の彼は、多くの女性を魅了した。25歳になった1968年夏、地元の海岸から飛び込んだ際に頸椎を破損した。一命は取り留めたが、サンペドロは、その後、人生の半分以上をベッドの上で「生かされる」ことになる。

四肢麻痺にはなったが、家族のサポートのおかげで健康状態は良好で、生き続けることができた。しかし、サンペドロは長年、安楽死を訴え、国内に留まらず、欧州人権裁判所に提訴したこともある。スペインでは、安楽死ができないからだ。

彼は「死ぬことができない苦しみ」を引きずっていた。サンペドロはベッドの上で、口でペンを咥《くわ》えて文字を綴った。自ら命を絶つことへの切なる思いを述べた、この作品は、1996年、『地獄からの手紙』として出版され、話題を集めた。

そして1998年、恋人の協力を得て、安楽死を遂げることに成功する。シアン化カリウム（青酸カリ）入りの1杯の液体を、ストローで飲み干し、ゆっくりと眠りに就いた。この自殺を幇助した女性が、スペイン初の安楽死事件の被疑者として、世間を騒がせたラモナだ。

この事件は、伝記映画『海を飛ぶ夢』（2004年、アレハンドロ・アメナーバル監督）となった。当時30代半ばの俳優ハビエル・バルデムは特殊メイクで、寝たきりのサンペドロ役を演じきって脚光を浴びた。作品はアカデミー賞外国語映画賞も獲得している。

前述の『地獄からの手紙』も題材の一つになったため、主人公とその家族の設定はほぼ現実に近い。一方、それ以外の登場人物に関しては、部分的にフィクションで構成されている。その理由は、製作当時、警察がこの事件の被疑者を特定できていなかったことと、身元が特定されるのをよしとしない実在の人物に対し、製作側が配慮したためといわれている。

私は、サンペドロの死を「手助けしたのは私」と告白している元被疑者のもとにいた。昼食をとる時間もなくシェフの手伝いに追われていたラモナが、少量のイカフライが盛りつけられた皿と、レモンサワー入りのビールを手に、レストランの端にいる私のテーブルに近づいてきて座った。午後4時を回り、客はテーブル一卓を囲む4人と、私だけになっていた。

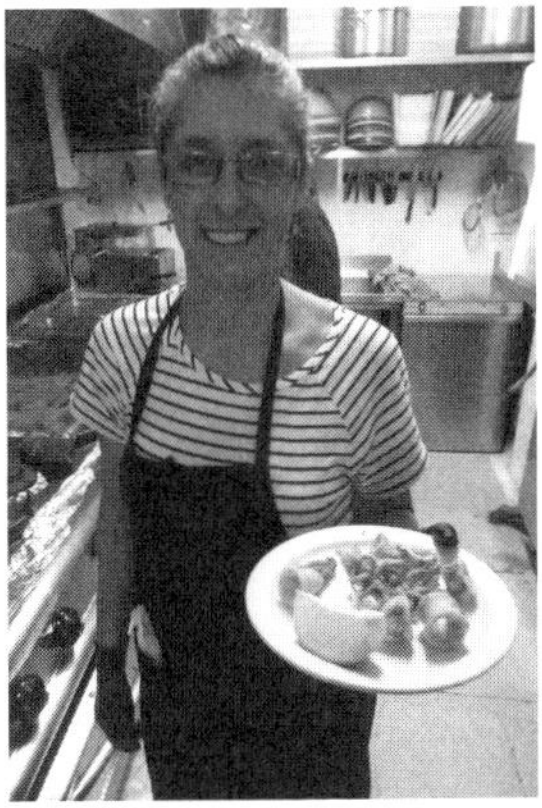
女手一つで３人の子供たちの生活を支える（ラモナ）。

レモンをイカフライに搾り出しながら、ラモナがはーっと息を吐いた。

「何も食べていなかったの。食べながら話をしてもいいかしら？」

「もちろん、ラモナ」

なぜか、私の口調も柔らかくなっていた。この人には、思いのまま何でも訊くことができる。そんな予感がした。いつもながら上品さに欠ける質問を投げていった。

こんな小さな村で、どうやって生計を立てているのですか？

「残酷な生活よ。今は、私の義兄が経営するこのプルペリアで、週4日働いて月給370ユーロ（約4万9000円）。夜8時からは、リデル（スーパー）の清掃員として、一日たったの20分だけ雇われていて、月給が150ユーロ（約1万9800円）。ひどい話でしょ。だから、あなたには私の家を見せたくなかったのよ」

彼女は表情を曇らせた。質問が直截すぎたことを後悔した。取材アポの段階で、彼女には自宅で取材をしたいという希望を伝えていたのだが、頑なに断れたことを思い出す。

ラモナには、3人の子供がいる。長女ジョランダ（37）と次女イネス（33）、11年間もの結婚生活を続けた、彼女たちの父親について、ラモナは「くそ野郎」と吐き捨てた。離婚して2年後に知り合った男性との間に生まれた長男リカルド（24）は、現在、地元俳優となり、彼女に笑顔を与えてくれる希望である。母子共にこれからの大舞台を夢見ている。

そろそろ、事件について聞こうと思い、ラモナに質問を投げた。

サンペドロに出会ったきっかけと、彼に恋をした話にとても興味があるのですが……。

イカフライを口に運び、ビールを一口啜ると、ラモナは、姿勢を変えて話し始めた。

「私がまだ36歳の時だったわ。テレビ番組『リネア900』（スペインの人気報道番組）を見ていたら、ラモンが出ていたんです。彼の話し方やその内容に惹かれました。隣町にいると聞いて、すぐに会いに行こうと思ったわ」

ラモナは当時、ツナやムール貝などの魚介類を缶詰にする大手食品会社で、缶詰作業員として働いていた。夜8時から深夜1時までは、地元のラジオ局で、ナレーターを務めた。彼女のラジオ番組のファンだった女性が、サンペドロを紹介するという話に行き着いたのは、1996年6月、テレビ番組が放送されてから一年が過ぎた頃だった。

友人女性に連れられ、サンペドロの自宅に到着すると、彼を長年、介護してきた義姉のマヌエラが、彼の生活する2階の寝室に招き入れてくれた。緊張で体が震えた。急に恥ずかしくなったラモナは、部屋の隅で、サンペドロを眺めることしかできなかった。彼のベッドからは、こちらは死角となっていた。視線は届かない。するとベッドの男性が、声を発した。

「モンチーニャ（ラモナの愛称）、そこにいるのかい？」

突然、モンチーニャと呼ばれ、ラモナの緊張の糸は解けた。彼女は、サンペドロに近づき、この国の挨拶である頬へのキスをしようとしたが、ためらった。握手をしようとも考えたが、彼の手は麻痺していて感じないだろう。笑みを交わして挨拶するだけにした。

その後の会話について、ラモナはあまり記憶にない。だが、初対面のこの日、サンペドロにこう尋ねられたことだけは覚えている。

「私が望んでいることに、君は手を貸してくれるんだよね？」

それが、死を意味していることを、ラモナは承知していた。テレビ番組を通じサンペドロの人間性に惹かれていた彼女は、「死を手伝う用意」などなかった。むしろ、彼を「生かす手伝い」ならば、いくらでもしようと思っていた。

「ラモン、私は、あなたに死んでほしくなんかないわ」

彼女は、この日から、約一年半に亘って、毎日、彼の自宅を訪問することになる。

生きるのは「義務」か

麻痺した手をつねりながら、話しかけるラモナ。知らない振りをしながら、不意に肩を動かして驚かすサンペドロ。二人は、ブランデーやワインを飲んだり、「たくさん吸えば死ねる」と皮肉り、ウィンストンの煙草を昼夜ふかしたりしながら、距離を縮めていった。だが、ラモナは、サンペドロの家族から敬遠されていった。

この事件を語る上では、テレビ記者の既婚女性、ラウラ・パルメス（映画では弁護士役）の存在が外せない。サンペドロの家に住み込み、密着取材を始めた彼女は、彼の自叙伝出版の手伝いもしていた。ラウラも全身の神経が作用しなくなっていく筋萎縮性側索硬化症（ALS）に苦しんでいた。彼女もまた、自らの境遇と重なるサンペドロに好意を寄せていた。後に毎日、訪れるようになったラモナに対し、テレビ記者は次第に嫉妬心を募らせていった。

「テレビ記者が、私を悪者に仕立て上げたのよ。彼女はエリートでお金があって、私みたいな貧乏人は出る幕がなかったの。あの女性は既婚なのに、ラモンに恋していたわ。でも、ラモンの恋人は私よ。映画の中では、彼女とのキスシーンまであってビックリしたわ！」

ところで、彼を「生かす」ことに生き甲斐を感じていたラモナはなぜ、「死を助ける」ことに態度を変えたのか。

「重度の障害を抱えていて、ラモンのように死にたくても死ねない人を助けることは、間違っていないと思うようになったのよ。妊娠中絶だって合法化されたことで恩恵を受けた女性は多いはず。法を利用するかしないかは、自分が決めればいいと思うけど、安楽死に関しては法律が存在しないのよ」

だから、私は彼が死ぬことを助けようと思った——そう聞こえた。ラモナは、安楽死を遂げさせるため、彼を家族から引き離した。サンペドロは、自殺幇助を遂げるまでの2カ月間を、ラモナと共に隣村ボイロで過ごすことになる。ここには、ラモナ側の身内が頻繁に顔を出し、死の1週間前となるサンペドロ最後の誕生日には、杯を傾けて祝った。

1998年1月12日午後7時を回った頃だった。サンペドロが枕元で囁いた。

「オシーニャ（ラモナの別の愛称）、今夜、旅立とうと思う」

29年4カ月の闘病生活に終止符を打つ時が来た。ラモナは、サンペドロによって完璧に編み出された「完全安楽死マニュアル」とでもいうべきものをもとに、シナリオ通りの「犯行」に取りかかる。まずは手袋をはめる。次には、ある友人を通して、手渡されたシアン化カリウムをグラスの中に溶かす。そして、ベッドの前に8ミリビデオカメラを設置し、音を立てないように身を隠した。これからカメラに向かって話すサンペドロには、一切声をかけてはならない。彼が永遠の眠りに就いた直後、決して接吻してはならない。この条件だけは厳守しなくてはならなかった。

〈裁判官、政治家、宗教家の先生方、あなた方にとって、尊厳とは何を意味するのでしょうか。あなた方が、どんな意識を持たれようとも、私にとって、これが尊厳のある生き方だとは思えません。今日、私は、最低でも尊厳を持って死のうと思います。（中略）頭、いわば、意識は、私のもの。ご覧の通り、私の横には、シアン化カリウムの入った1杯の水がありま す。これを飲むと、大事な体が機能を止め、死ぬことになります。生きるというのは権利であって、この私の例のように義務ではないと考えます。義務として生かされてきた29年4カ月と数日間、すべてを天秤にかけてみても、幸せという文字は見当たりません〉

録画中のカメラの前で、長年の苦悩を語り終えた彼は、ベッドの横に置かれたグラスのストローに唇を添える。そして透明の液体を一気に呷る。数秒後、体内で反応が起きる。

「はー、来たぞ。熱い！　うーっ……」

協力者から事前に説明を受けていた致死薬ではあったが、死に至るまでの時間は、約30分。医師が不在の中、簡単に逝くことはできなかった。目の前で苦しむサンペドロを見つめるラモナは、もがく姿を見るに耐えかね、ビデオカメラに自分の姿が映らないように四つん這いになり、トイレに駆け込んだ。便器に腰を下ろしてかがみ込み、両手で耳を覆った。

この状況を思い出すラモナは、突然、両手の指で額の汗を拭うような仕草をし、「ひどかったわ、すごくひどかったわ。すごく長かったのよ」と、虚ろな目をして、私に言った。

「もし、あんな死に方になることを知っていたら、私は引き受けなかったかもしれないわ」

彼女は、自殺を幇助する行為自体には後悔はないが、愛しき恋人の死に際に喘《あえ》ぐ姿だけは、悪い記憶として残ったままだという。サンペドロの苦しむ声が消えると、トイレを出て彼の様子を見に行く。確かに、彼は息を引き取っていた。遺体となったサンペドロをベッドに残し、ラモナは、ビデオカメラや身の回りの携帯品を一つの袋に詰め込んだ。電話をかけ、彼の友人を呼ぶ。これもすべてサンペドロの計画に則《のっと》った、指示通りの行動だった。

「ラモナが処罰されることだけは、絶対に避けてほしい」

サンペドロを支援した友人たちは、彼との約束を守った。ラモナの弁護士となったミゲル・バホは、取り調べや公判において、彼女に黙秘権の行使を命じた。このアリバイ工作が成就し、「証拠不十分」で、ラモナに有罪判決が下されることはなかった。

裁判後、ラモナに元の日常が訪れた。既に、生前のサンペドロがテレビや自伝の出版で、安楽死に対する国民の意識を高めていたこともあり、ラモナを支持する人々もいた。だが、彼の家族はラモナを許そうとせず嫌がらせまで行ったと、彼女は主張する。

「私の車が石で傷つけられていたり、私の家の電気が切られていたり、彼の家族とはもう20

年近く絶縁状態だわ。私は、彼らにとって、殺人者ですからね」

話の真偽は分からない。家族には、家族なりの愛があり、ラモナには、ラモナなりの愛があるということだろう。彼女は続けてこう言う。

「本当にその人を愛するのであれば、その人にとっての幸せを叶えてあげることが最善の愛し方だと思うのよ。そう思えるようになるには時間がかかったわ。あの（最期の）瞬間は辛かったけど、愛する人の希望を叶えた行為に後悔の念はないわ」

安楽死に反対してきた家族は、あなたの処置によって、愛する肉親を失ったことになります。それは家族の悲しみとして刻まれているのではないですか？

ラモナは、さらりと答えた。

「それって、家族のエゴじゃないかしら」

次の言葉を見つけられず、私は、目の前のたこの一切れを楊枝で刺し、口に放り込んだ。

家族でもないのに

ラモナの取材から1週間後、私は、同じくサンティアゴから西に1時間ほど離れた町、シューニョにあるフルナス海岸に来ていた。サンペドロの幼なじみで、同じく船乗りだったペペ・ビラ（71）に案内役を頼んだ。彼は失った大親友と遊びほうけた時代を、今でも思い返すことがあるという。

「20歳から4年間ほど、世界中を船で旅したラモンは、とにかく女好きで、実際にもてていたよ。本当に陽気で、面白い奴だった。将来を約束していた女性もいたんですよ」

そう語った後、しんみりとした声でこう語った。

「実は、あの事故の夜、彼は、（当時付き合っていた）恋人の両親の家に行って、結婚を申し込む予定だった」

ペペは、私を助手席に乗せ、シエイラ村に車を走らせた。田んぼが広がる農道には、車に潰された栗が散乱していた。風情溢れるシエイラ村に、現在も外界との交流を閉ざしているサンペドロの実家があった。

事件当時、彼の自宅には世界中の取材申請が殺到した。一部の新聞やテレビは、家族のことを、安楽死に理解のない人間たちのように報じた。まるで、ラモナとサンペドロの愛を妨げる存在のように扱われ、家族は深く傷ついた。２００４年の映画公開以降、家族は、報道関係者とは完全に縁を切ると決めた。

私は、ラモナが行った自殺幇助を非難するつもりはない。だが、彼女の取材後、自宅で原稿を書きながら、ある疑問が生まれ、家族の見解を何としてでも得たいと思うようになった。

その疑問というのは主に三つ。（1）家族が安楽死に反対した理由、（2）ラモナとサンペドロは本当に恋仲だったのか、（3）家族がラモナと絶交するに至った背景、である。無条件に、私もラモナを英雄視してしまうことを正直、恐れたのだ。

サンペドロ家は、こぢんまりした2階建ての住宅だった。親友ペペ・ビラらの仲介があって、家を訪ねることだけは事前に了承ずみだった。ただ、取材させてくれるかどうかは分からない。この家には現在、サンペドロの兄、ホセ・サンペドロ（80）と、妻のマヌエラ（80）の老夫婦が生活し、週末になると、彼らの息子たちをはじめ親戚・家族が集まっての食事会をするのが習慣だという。ペペが玄関を開けて、中に進むと、スペイン独特のバタ（エプロン）を身に着けたマヌエラがいた。映画に登場するマヌエラと実在の彼女が重なった。奥の台所に招かれると、汚れた紺のTシャツを着たホセが何やらそわそわして立っていた。

「鞄をここに置いて、座りなさい」

ホセが、咄嗟にそう言い、私たち4人は、キッチンテーブルを囲んで座った。卓上には、既に用意してあったコーヒーと、採れたてのイチジクや栗の盛られた皿が置かれていた。ペペが、私の取材趣旨を大まかに話し、私も言葉を選びながら説明していった。

メディアに神経を尖らせる彼らを前に、いきなりラモナの話で始めるわけにはいかないと感じた私は、とりあえず映画の話で場を和ませた。マヌエラは、「映画はとてもよくできていた」と言った。義弟であるサンペドロや自分の話し方、生活ぶりまですべてが、「現実の世界とそっくり」と言い、映画を高く評価した。

映画にはサンペドロの母親は登場しない。実際には事故後の10年間、闘病生活を支えてきたのは、母親だった。その母親が逝去した直後から、彼は弱々しい言葉を吐くようになった。

「母親の世話を何もできなかったのは自分のせいだ。親不幸な息子だ」

この頃から、母親に代わって19年間、義弟を介護し続けてきたのが、私の目の前にいるマヌエラだった。起床時間の9時になると、サンペドロにカフェオレとクッキーの朝食を用意した。当然、マヌエラが彼の口に飲食を運んだ。3時間ごとに彼の体の向きを変え、尿道カテーテルを随時、交換する作業もいとわなかった。夕食もマヌエラが用意し、風呂に入れるのも手伝った。就寝時は、3、4時間に一度起きて、サンペドロが安眠しているか確認した。

唯一動く口に特殊加工した棒を咥えることで、彼が自ら行動することもあった。昼食まで、サンペドロ自身でチリの詩人パブロ・ネルーダの作品集を愛読したり、アイワのステレオラジカセで、ワーグナーのオペラ『タンホイザー』をかけて聴いたりした。

死ぬ直前までマヌエラや甥のルイスの助けを借り、詩や日記の執筆に励んだ。文字は、枕元の横にある彼自身が発明した筆記プロセッサーを、口に咥えた棒を操ることで自ら綴った。

彼女には、すべてが懐かしい思い出として記憶に残っている。苦しいことなどなかったと、うっすら笑みを浮かべて言った。

「彼は、私の息子も同然でした。介護することを、私は、むしろ楽しんでいたのよ」

彼女にしてみれば、義弟は、不自由しているとは思えなかった。そんな義姉に、サンペドロは、一度も安楽死の話をしなかったという。

しかし、兄のホセには、毎日、「死ぬ手伝いをしてくれ」とせがんだという。ホセは障害を抱える弟の気持ちは痛いほど理解していたが、激怒した。

「そんなことが俺にできる訳がないだろ、馬鹿野郎！　生きなきゃダメなんだよ」

長幼《ちょうよう》の序を重んじる、封建的なこの土地では、長男ホセの言葉は絶対的な力を持っていた。

魚の頭が添えられたカリフラワーの煮物を食べながら、ホセは、弟との思い出を振り返った。

「俺が10歳で、弟はまだ3歳の頃だった。壁に立て掛けられていた馬車の荷台が俺の頭に落ちてきて、大けがをしたんだ。ラモンは、何もできずに黙ったままだった。あの野郎、泣きも笑いもせず、ただ見てやがった。それでも、俺は、アイツが可愛かったんだよ。雪の日に、俺たちは、裸足で山道を歩いたことがあったんだ。弟に俺の服を着させ、帽子を被らせてね。……全部、俺が面倒を見てきたんだよ」

魚の骨を口からぷっと吐き出し、「俺が弟を殺せる訳がないだろ」と呟く。当初、頑固で気難しい男と想像していたが、ホセは伝統を重んじる古き良き時代のありふれた男に思えた。

ホセもマヌエラもペペも、少しずつ口数が増えてきた。この辺りから、私は、主題に入っていく。まず、この家に2週間ほど住み込み、サンペドロの願いを世に広めたテレビ記者のラウラとは、どんな存在だったのか。マヌエラが話し出す。

「とっても良い女性でしたね。礼儀正しく、熱心で、ラモンに夢を与えてくれたんです。彼女もALSを患う難病患者だったので、お互いに通じ合うものがあったんじゃないかしら。

彼女に家に泊まるように勧めたのは私です」

それを聞くホセにも、言いたいことがあるようだ。

「彼女がいたおかげで、弟の思いは世に広まったんだ」

3人は、微笑みながら語り、ラウラを懐かしんでいるようだった。ラウラは、2011年6月、ALSとの闘いを終え、この世を去った。どのような最期だったかはわかっていない。

ラモナが私に言った「彼らは恋人ではなかった」という事実関係に誤差が見えてきた。ではラモナは、サンペドロの何だったのか。3人の顔から笑みが消えた。ホセが口を開く。

「カネ目当てだよ。弟がカネを持っていると思っていたんだよ、あの女は。恋をしていたなんて、嘘に決まっている！」

マヌエラも、夫のホセの肩を持つ。顔をしかめて、辛辣な意見を述べる。

「とにかく図々しいんですよ、ラモナ・マネイロは。私たちに挨拶もせずに、勝手に家に入ってきて、義弟の世話をするんですから。彼のひげ剃りは、私の長年の役割だったのに、彼女がその仕事を取るんですもの。家族でもないのに……」

彼ら夫婦は伝統を尊重して生きてきた。家族の空間に闖入《ちんにゅう》してきたラモナを敵視する気持ちは分かる。だが、サンペドロが出していた指示にラモナは従っていただけという可能性も否定できない。真相は分からないが、それでも「私たちは愛し合っていた」というラモナの言葉を、私は信じたい。

想定外の返答

安楽死を認めない国や家族の反対を押し切り、第三者を介して、安楽死を遂げたケースに出会ったのは、取材を開始してから初めてだった。これまでは、安楽死容認国や家族同意のもとで行われたケースばかりである。従って、彼らは悔いを残さず、自らが望む形で安楽死を遂げることができた。

29年に及ぶ家族のサポートを受けてきたサンペドロのケースは、その図式が異なる。あの時、アメリカの医師スティーブンスが説いた「家族のサポートがないことが、安楽死を助長している」という方程式が、ここでは当てはまらない。

サンペドロ事件から何が引き出せるのか。私は、ラモナと家族両サイドの取材を通して、安楽死の理解をさらに深めたかった。私は、マヌエラとホセの気持ちや苦しみも理解できる。自分の肉親が、肉親以外の手によって死に至ること（たとえそれが本人の望みだとしても）は、生涯耐えられない痛みとして記憶に刻まれるのは間違いない。

しかし、「生かすことが愛」と信じる老夫婦は、死を望み続けた一人の人間の意志を軽視していなかっただろうか。安楽死などという概念さえ存在しなかった昔ならともかく、90年代には欧米諸国で安楽死が行われ始めていた。老夫婦と一世代違うラモナは、サンペドロと交流するにつれて「死を援助することが愛だ」と、考え直していったのではないだろうか。
私は、事件から20年弱経った今もラモナを犯罪者扱いすることには、やはり違和感を覚える。

マヌエラとホセに改めて訊いた。

今でも、ラモナを怨んでいますか？

ホセが、大声を出して言う。

「記憶は、もちろん、徐々に薄れていく。だがあれは犯罪なんだ！」

マヌエラも、眉間に皺を寄せて言う。

「彼女がここに来なければ、ラモンはまだ生きているはずよ」

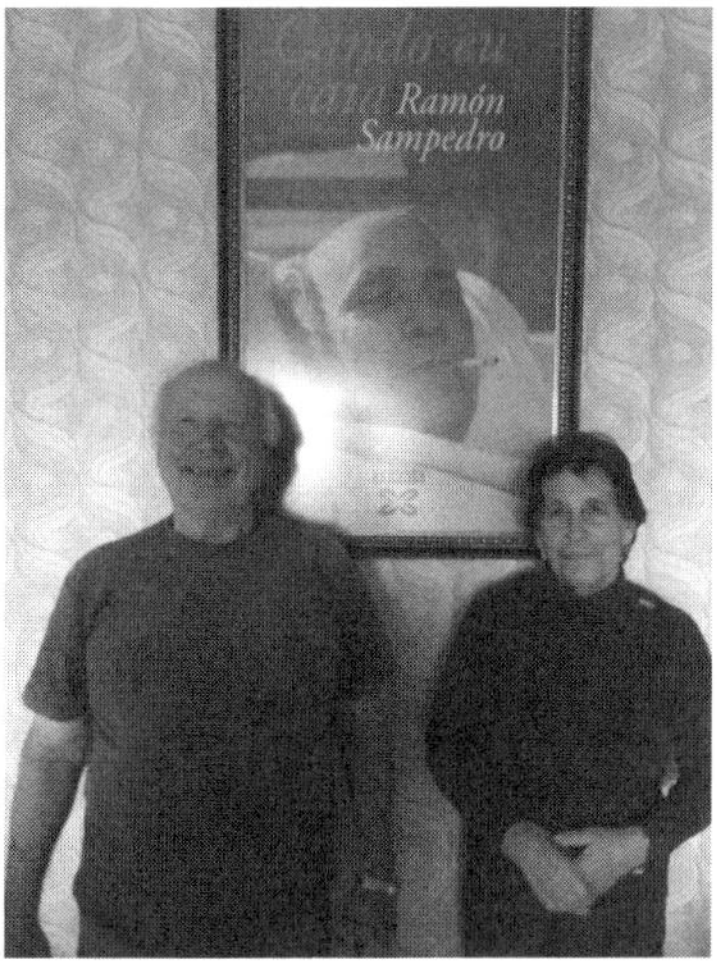

笑顔を見せるホセ(左)とマヌエラ。壁には弟の書籍のポスターが貼られている。

ここで、私は、視点を変えた質問をしてみる。

あなたがもし、寝たきりで、死にたいのに死ねないのであれば、どうしますか？

一瞬、沈黙が流れる。ホセが数秒後に口を開く。

「俺は安楽死を選ぶ」

その意味が、一瞬、私には分からなかった。安楽死は良いというのか。ラモナを犯罪者扱いしたホセが、安楽死を選ぶというのか。ホセが、また怒声を上げて叫んだ。

「俺はいいんだよ。だけど、ダメなんだ。家族だけはダメなんだよ！」

矛盾を自ら告白している。しかし、私の心にはまっすぐに刺さってきた。頑固な兄として、時には、中傷を浴びてきたホセという男の、いかにも人間臭い言葉だった。

死をロジカルに捉えることは難しい。サンペドロの願いは別として、ただただ伝統的な家族観を守ろうとするホセの感情論に、私は吸い込まれた。オランダやベルギーでは、「個人の死」を概念的に尊重して、肉親の死を許してきた人々と何度も会ってきたが、彼らこそ非人間的に思えてくる。ホセからは、不思議と日本人の「何か」に通ずるものを感じた。

ホセは、食事を終え、言いたいことをすべて言うと、居間のソファにゆったりと腰掛け、サッカー中継を見始めた。私たちは、2階に上がり、サンペドロが過ごした寝室に入った。

ところで、あのビデオは、なぜ流出したんですか？

ラモナが撮影したサンペドロの自死のビデオは、殺人ではないことを主張する弁護側の証拠になった。その後、ガリシア地裁の判事の手に渡った。

公判後のある日、ホセとマヌエラは、民放テレビ「アンテナ3」のニュース番組に驚くことになる。サンペドロの安楽死の瞬間が映っていたのだ。

親友のペペによると、そのビデオは、当時の150万ペセタ（約120万円）で売却されたという。ペペらは、それを売り払った人物は判事であると睨んでいる。

ペペは、3人の子供を残して世を去った長女と、4カ月周期で家に戻る船乗りの義理の息子の代わりに、「父親役」を任されている。孫たちを学校やサッカースクールに送り、家では彼らに勉強を教える日々を過ごしているという。帰り際、ペペに訊いた。

あなたは、ラモナの取った行為をどう思いますか？

サンペドロを失ってから、家族とラモナの仲介役となってきたペペは、細い農道を見事なハンドルさばきで抜けながら、言った。

「私は、間違っていないと思いますよ。彼の長年の夢だったのですから……」

ペペの声が震えているような気がしたので、車窓を眺めた。

このガリシア地方は何度も訪ねているが、都会と違って、温もりを感じる。時間の流れが遅く、私のようにせかせかと歩いている人たちを見かけることがほとんどない。家族の絆は、小さな村に行くほど感じ取ることができ、日本のような共同体意識も、間違いなくある。

そこから10分ほど運転し、事故現場の海岸に向かった。5メートルほど下にある浅瀬の海水を見下ろす。海を熟知しているはずのサンペドロは、およそ半世紀前、ここに勢いよく飛び込んだ。

「それが、海で犯した、彼の最初で最後のミスだったんです……」

小雨の滴る鈍色《にびいろ》の空に、ペペの呟きは虚《むな》しく吸い込まれていった。

12歳の娘の死を選んだ夫婦

私は、肉体・精神両面において、様々な病気を持つ人々に巡り会ってきた。だが、どのケースも、自らの死について、「自己決定」を下せる大人たちの選択であった。しかし、この段階まで触れてこなかった世界がまだ一つある。未成年者たちの安楽死だ。

私がまさに安楽死取材に取りかかり始めた2015年10月、スペインで、新聞やテレビのトップニュースとして扱われていた事件があった。「ラ・ニニャ・アンドレア（少女アンドレアちゃん）」の見出しに飾られ、サンティアゴ大学病院前に立つ少女の両親が、毎日、マイクを前に姿を現し、不安げな表情を浮かべていたのを思い出す。

当時12歳のアンドレア・ラゴ・オルドニェスは、神経変性疾患を幼児期に患い、死亡する4カ月前に容態のさらなる悪化で同大学病院に緊急入院した。その後、後述する騒動を経て、少女に取り付けられていた胃瘻《いろう》が外され、セデーションを施されて死に至った。

さらに彼女の場合、特別なのは、成人した人間や老人に行われる処置とは異なり、自らの意思で死を決定できなかったということである。

2015年10月9日、アンドレアの死亡報道を耳にした私は、心の奥に情報をしまい込んでいた。それから一年を経て新聞の切り抜きをもう一度、読み返してみた。少女の死が、一体何を意味していたのか。当時とは異なった意味を持って、頭の中を駆け巡る。

アンドレアが罹患していた神経変性疾患とは、壊れたタンパク質が神経細胞の中に溜まってしまう病の総称だ。代表的なものとしてアルツハイマー病やパーキンソン病があるが、アンドレアのケースは、脊髄小脳変性症（SCD）と推測される。

歩行時のふらつきや手の震えに始まり、ひどくなると、身体の全機能が停止に向かう。SCDについては、日本では、後に映画化された『1リットルの涙　難病と闘い続ける少女亜也の日記』（木藤亜也著、エフエー出版）の主人公、亜也が抱える病といえば、ピンと来るかもしれない。幼少時に罹患したアンドレアは、他者とのコミュニケーションが困難だった。つまり、安楽死への希望を他者に伝えることはできない。親の意向で、子供を安楽死させてしまってよいのかというのが、問題の核心である。

サンペドロの取材を終え、早速、準備を始めた。これは単なる偶然だが、アンドレアが生まれ育ったノイア村は、サンペドロが暮らしてきたシエイラ村から、わずか30キロしか離れていなかった。同じガリシア地方の隣人といっても過言ではない。

少女の両親は、あれだけ毎日メディアに登場していたにもかかわらず、娘の死後、突然、姿を消した。唯一、コメントを公表したのが、地方紙「ボス・デ・ガリシア」（16年10月3日付）で、一周忌に差し掛かる数日前だった。

私は、ラモナに会った当日、この新聞記事をボイロの喫茶店で見つけた。目を通すと、両親は、娘の死後に離婚しているようだった。その理由については述べられてはいない。難病を持つ子供の12年間に亘る介護の日々、そして、娘の代理人となって死を決定した責任は、口では言い表せない精神的苦痛を伴ったに違いない。果たして、両親に会えるかどうか。

関係者を訪ね回って入手できたのが、アンドレアの父親、アントニオ・ラゴ（35）の電話番号だった。早速、彼の携帯電話に連絡するが返事がない。しばらくして「ワッツアップ」にメッセージを送ると、翌朝、次のような答えが返ってきた。

〈新聞記者たちは、いつも昔の出来事を持ち出そうとしますが、あなた方の要求は、とても辛い過去を私に語らせることだと理解してください。その報道が、私に当時の苦しかった日々、眠れなかった日々を思い出させるのです〉

娘を失った痛みがひしひしと私の胸に伝わってきた。しかし、私は、あのような形で娘を亡くし、夫婦離ればなれに生活している現状を憶測で書きたくなかった。既に離婚を経験している私には、彼らが離婚したことを責めるつもりなど毛頭ない。むしろ、そこに至るまでの過程に、人間の体温と匂いを感じる。もちろん、安楽死がもたらす遺族への心理的影響も、取材する必要がある。

アンドレアの母親、エステラ・オルドニェス（33）の行方も依然分からなかった。途方に暮れていた私は、切り抜いてあった週刊誌の独占インタビュー記事を思い出した。スペイン最多購読者数を誇る「インテルビウ」で、この週刊誌と私は、15年以上の付き合いになる。

「ヨーイチサン！ しばらく電話をくれなかったじゃないか。今日は何の用だい？」

電話の向こうで、いきなりフェルナンデス編集長にそう叫ばれた。私を唯一、日本語の「サン付け」で呼ぶのは、スペイン人では彼しかいない。マドリードに来たら必ず電話をかけろと言われたまま、疎《おろそ》かにしていた。少し気まずい雰囲気のまま、慎重に用件を話した。

「分かった。じゃあすぐに記者から電話させる。その代わりいいかい？ 今度、マドリードに来たら、電話をくれ。いまだに、コシード（マドリードの伝統煮物料理）を食べに行ってないからな」

30分後、ベテラン記者のニエベスから電話が入る。

「携帯番号、あるわよ。でも、勝手に教える前に、エステラに一言断りを入れておいたほうがいいと思う。どんな仕事をしているのか、簡単に説明文を書いて、私に送ってくれる？」

スペイン語でじっくりと説明文を書いて送信した。待つこと数十分。ワッツアップの着信音が鳴る。ニエベスが、エステラから受け取ったメッセージを、転送してくれた。

〈いいわよ、彼に私の電話番号を教えてあげてください〉

こうして、エステラへの取材が実現することになった。

「あなたを死ぬまで愛するわ」

2016年11月4日、私は再びガリシア地方に向かった。10月の涼しさから一転して、スペイン全土で25℃を超える暑さがぶり返している。しかし、ガリシアは悪天候で寒かった。サンティアゴから、今回はレンタカーでノイア村に行った。ボイロと同じで閑散としている。

エステラの家は、石造りの3階建てで、1階は入り口と倉庫、2階がエステラの家族、3階には兄家族が住んでいた。玄関には、エプロンを着けた母親と、ピンクのパーカーを着たエステラが、2歳の長男アントンを世話しながら、私の訪問を待っていた。テレビを通して見ていた前年のエステラが、ぽっちゃりとした体型に変わっていた。

2階に上がり、エステラが入り口の戸を開けて、私を家の中に招き入れた。目の前にカウンター付きキッチン、左横にソファとテレビ、その右奥に2台のシングルベッドが置かれた子供部屋、左奥にエステラの寝室があった。大きさにすると全体で40平米もないだろう。

現在、エステラは、8歳の次女クラウディア、アントンの二人と共に生活している。前年までは、ここにアンドレアと、離婚に至ったアントニオの姿もあった。つまり、エステラは、長女と夫をほぼ同時に失ったのだ。

「ごめんなさい、家が小さくて。どこでも、好きなところに腰掛けてください。今日はアントンの体調が悪くて、今、病院から戻ったばかりなんです」

鼻水を垂らし、ゴホゴホと咳をするアントンが、我々の横で、駄々を捏《こ》ねている。まだ言葉がうまく話せない幼児だが、母親の言うことは大体理解しているようだった。

「これからアンドレアのお話をするのよ、アントン。お部屋で遊んで待っていてね」

「アンドレア」と、アントンが母親の言葉を繰り返すと、部屋にとことこと歩いていった。

淹れ立てのハーブティーを私に手渡し、彼女はルイボス茶を持って椅子に座った。私はまず、アンドレアの生い立ちについて、尋ねてみる。

報道では、アンドレアの父親はアントニオではないそうですね？

「実の父親は、私が14歳の頃に知り合った恋人。よくある若気の至りです。19歳で、彼の子を妊娠しましたが、中絶をせがまれたんですよ。私が産むと決めた時から、彼とは連絡が途切れてしまいました」

２００２年12月19日午前6時半、エステラは、妊娠30週目にしてアンドレアを帝王切開で早産する。出血が激しく、エステラは救急処置を受けたため、生まれた娘を見たのは翌日の正午過ぎだった。早産で鼻にチューブを入れられたアンドレアを見ながら、母親は誓った。

「チューブだらけで可愛い顔じゃないけど、あなたを死ぬまで愛するわ……」

早産ではあったが、アンドレアは、その後、8カ月まで健康な子供たちと変わらない成長を遂げた。だが、その頃、ベビーウォーカー（歩行器）に乗っていた彼女の足に力が入らず、首も据わらないことに気がついた。20ヵ月経っても、両手もうまく使えなかった。

「脳検査をした結果、白い影が見つかりました。医師からは、治療法はなく、どんどん悪化して死に至る病気だと言われて。当初、アンドレアの命は3年もつかどうか。それを乗り越えると5年。私たちは、その恐怖を、毎日、背負いながら生きてきたんです」

隣の子供部屋から、アントンが青い箱を手にして歩いてくる。「アンドレア」と言いながら、箱を母親に手渡す。ふたを開けると、亡き少女が幼少期に使っていた玩具が詰まっていた。鈴を鳴らす道具、ひっくり返すと牛の鳴き声を出すもの、簡単な動物パズルがあった。

日ごとに病状が悪化する娘が1歳半になった頃、エステラは、同じノイア村でアントニオと知り合い、恋に落ちた。難病の子供を支えながら生活していくことを、血がつながらない父親となる恋人は、すんなり受け入れたという。

彼らは、当時、娘の命が5年ともたないことを覚悟し、お互いの子供を授かる決意をした。2007年11月には、次女のクラウディアが生まれ、2014年5月には長男のアントンが誕生した。障害を持つ長女がいながら、なぜ、子供を育てようと考えたのか。

「アンドレアが、きょうだいを欲しがっているのではと思ったこと。そして生まれたクラウディアは、姉が死んだら悲しむと思い、もう一人産むことにしました。クラウディアは、アンドレアをよく世話して私を助けてくれました。姉妹は、とても仲が良かったんです」

アンドレアの介護は、想像を絶する苦労があったに違いない。しかし、エステラは、笑みを浮かべ、懐かしむようにその日々を語り始めた。

「娘は、夜9時に寝床に入るのですが、2時間後の11時には汗をたくさんかくので、まずはパジャマの交換です。午前3時頃には体の向きを変えるために、また様子を見に行きます。朝は7時に起きて、朝食を食べさせます。食事は12年間、毎日、同じで、肉、野菜、フルーツ3種類のコンポート食品を牛乳ではなく豆乳に混ぜた180㎖の哺乳瓶で一日3回与えていました。幸運にも、彼女は飲み込むことができたので、胃瘻に頼る必要はありません。あ、それから、トイレも一人ではできないので、私が指を使って便を出していました」

「ほとんど寝る時間がない生活を10年以上も……」

彼女の苦労を想像した私は、そうこぼした。瞬時にエステラが答える。

「熟睡したことはなかったですね。アンドレアが死んだ今でも、私は、夜の2時か3時まで、眠ることができません。朝も早く起きてしまって……。体が覚えてしまったのでしょうね」

両親の力を借りながら子育てに励んでいたエステラは、資格を取ったエステティシャンの仕事を断念し、娘に全身全霊を捧げる。父親となったアントニオは、スペインがバブル経済で潤っていたことに加え、家族を養う必要もあり、帰宅が深夜に及ぶことも多かった。

「家で娘の世話をすることはほぼなかったのですが、病院に連れて行くのは必ず彼でした」

元夫について、不満もこぼしていたエステラだが、難病を患うアンドレアを「血の繋がった親以上に愛していたと思う」と語った。こうした生活が、この小さな町で、何年も何年も続いていった。アンドレアが10歳を超えたこと自体、奇跡だった。時には、「このまま何十年も生きられるのではないか」という期待さえ抱いた。だが、運命は非情だった。

拷問が始まった

15年6月、久しぶりに映画を観に行った夜に起きた出来事で、エステラはソファでうつらうつらしていた。午前3時に体の向きを変えようと、エステラは娘の寝室を覗き込んだ。思わず息をのんだ。真っ赤な血が、シーツ全体をびっしょりと染めていた。

「アンドレア、アンドレア！」

いつもより疲労が溜まっていて体が重く、うまく目が覚めなかったという。万が一、寝過ごしていたら、娘がそのまま死に至っていたのは間違いないと、エステラは語る。

「あの時、病院に運びさえしなかったら、自宅のベッドで死ねたでしょう。私は後に、ソファで眠りほうけていたほうが良かったのではないかと後悔するようになりました」

その言葉は、私を当惑させた。

娘を救わなかったほうが良かった、と？

「ええ、アンドレアは、その年の10月ではなくて、6月に死んだほうがましだったんです。なぜなら、病院で、アンドレアへの拷問が始まったからです」

エステラは、病院の対応や治療を「トルトゥラ（拷問）」と呼んだ。一般的にこのスペイン語は、独裁国家で行われる残忍な行為や、強制労働などを揶揄する際に使われるのが普通である。しかし、彼女はその言葉が正当であることを証明するため、娘が入院してからの4カ月の日々を、声のトーンを上げ、早口で語り出した。

「あなたの娘さん、どうしていつも泣いているの？　あなたが来てもそうじゃない」

娘の病室に入ると、エステラは、看護師にそう言われた。難病を患う少女の表現を理解できない看護師に、「泣いてなんかいないわ、普通に話をしているのよ！」と、母親は怒鳴りつけた。医師や看護師は、生え始めてきた陰毛を強引に剃ったり、「アーアー」と嫌がる少女の体に無理やり注射を刺したりした、と彼女は苛立った。

「アンドレアがアーアーと言っていたのは、痛くて泣いていたからなんです。娘がこんなふうに泣いていたのは、生まれて初めてでした」

出血多量による輸血、腎不全による人工透析、入院後に取り付けた胃瘻と、これまで経験したことのない恐怖を少女は味わった。一時は、基準値が13万〜35万／μℓの血小板が4・3万／μℓまで低下し、体力が急速に衰えた。

この取材から3日後の話になるが、私は、バルセロナにあるスペイン屈指の小児総合病院「サンジョアン・ダ・デウ」に足を運んだ。この国には、1万5000人の小児難病患者がいて、そのうちの1万人が緩和ケアを必要とするが、実際にケアを受けているのは10％に満たない。毎年、未成年者3300人が、この世を去るという。ここに勤める小児緩和ケア専門医のセルジ・ナバロ・ビラルビ医師（33）に、アンドレアの入院時の状況について訊いてみた。別病院なので、正確には分からないと断った後、彼なりの考えを述べた。

「母親は、娘が苦しかったと言っていますが、本当に肉体的に苦しんでいたかは不明です。苦しんでいたのは、娘さんよりも親ではなかったかと思います。医師や看護師とのすれ違いや衝突は、難病を持つ子供の両親には、しばしば起こります」

環境変化は、患者はもちろんのこと両親にも影響を与える。難病を患う娘を、10年以上自ら介護していたエステラには、なおさらストレスが大きかったと思われる。

専門医師の見解はよく分かる。だが、エステラの話を聞く限りは、彼女の言い分が正しいと思った。彼女は取材中、何度も携帯電話を取り出して、メディアには公開しなかった数本の動画を私に見せた。そこには入院直後から死亡する前日までの体調変化が映されていた。

「はー、はっはっはっは！」

祖父が、転ぶふりをしながらアンドレアの病室に入ると、彼女は、大きく口を開いて笑い転げていた。入院したばかりの頃の動画だった。傾けたリクライニングベッドで上半身を起こし、目線は人間の動く方向を追っている。退院間近と言われても信じるだろう。

ところが、2カ月後の8月になると、体力の衰えが顕著になった。少女は、病室の戸の開け閉めの音に体がビクッと反応し、手はぶるぶると震えている。眼球も左右に動き続け、視点が定まらない。体力の消耗が明確に表れている。

「娘は、医師や看護師に治療されることを恐れていました。私にはよく分かるんです」

身体中に合併症が出てきた10月3日、もはや声も出せず、目の動きはさらに朦朧《もうろう》としてきた。熱は40℃。母親の声にわずかながら反応してはいるようだ。ビデオに映る少女の口からは、胃瘻による食物の黄色い液体が逆流し、ゴホゴホとうまく吐き出せずに苦しんでいる様子が窺えた。母親は、「アンドレア、エチャロ・パフエラ（全部出しちゃいなさい）。いいのよ出して」と、娘の耳元で囁いている。

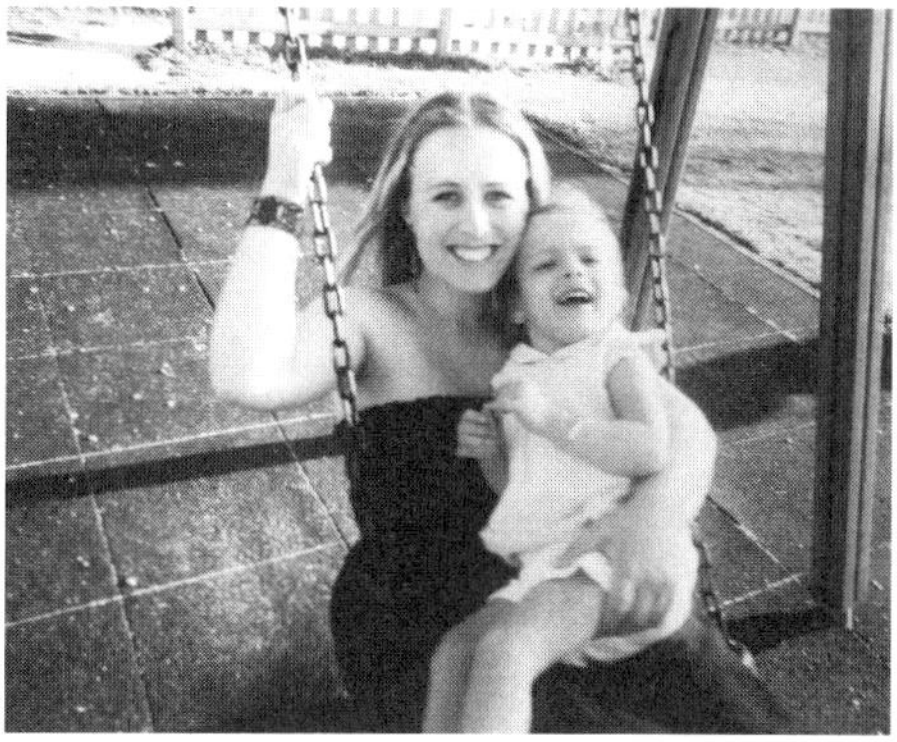
母は娘にすべての愛を捧げた。　「interviú」提供

なぜ、同時にビデオ撮影をしているのかといえば、エステラは、この「延命治療」に苦しむ娘の姿をガリシア裁判所に提示し、セデーションの許可をすぐにも得たかったからである。

エステラとアントニオは子供が決定できない死に向かう選択を、親が代理で決定しようとした。その子は難病を患い、自らの意思を示すこともできない。アンドレアに「永遠の眠り」を与えられるのか、否か。まず27人で構成されるガリシア倫理委員会（法的強制力はない）が、両親の要求に合意した。セデーション実行の要求を受けた病院は、それに反対する。患者側と病院側の意見が一致せず、ガリシア裁判所による裁決にもつれ込むという、スペイン初の異例事態に発展した。

裁判所の判事は、医療専門家の判断を通じ、少女に対するセデーションを無罪行為とした。この決断がなされた背景には、政治的な流れもかかわっている。アンドレアが入院した直後の6月26日、患者に尊厳を与えることを目的とした「末期患者の権利と保障法」が、ガリシア地方議会で可決された。スペインは、連邦制のアメリカ合衆国のように自治州で構成され、各自治州が独自の法制度を敷く。同法では、安楽死こそ認めなかったが、終末期のセデーションを容認した。この法を後押ししたのが、既に書いたサンペドロ事件である。同州は、スペイン国内でも特に、安楽死への理解が深まっていた。

子供を死に導く重大な決定を親が下すことについて、エステラには、何の迷いもなかったのだろうか。この質問に対し、彼女は自信満々の表情で、力強く答えた。

「私の声は、娘の声です。私が誰よりも、アンドレアのことを理解していました。とにかく、彼女を苦しみから、いち早く解放してあげたかったんです」

12年間、娘を介護してきた母親は、死に際にいる愛娘の感情をも代弁できるというのだった。

10月7日、アンドレアへのセデーションを開始する。患者を昏睡状態に陥らせ、数日後に自然死を迎えさせるという、「間接的安楽死」とも呼ばれる行為だ。少女はセデーションから2日目に息を引き取った。10月9日午前9時半のことだった。

ついに痛みから解放された娘を前に、母親はある光景を思い出したという。まだ症状が本格化する前、娘を公園に連れて行き、よく一緒にブランコに乗ったものだった。介護は辛かったが、記憶に残るのは幸せそうな表情を浮かべるアンドレアだった。生まれた時に誓った「死ぬまで愛す」ことを全うした母親は、アンドレアを抱きかかえ、心の中で呟いた。

「あなたをこんなに愛していたなんて。今、本当にそう思う。ありがとう、アンドレア」

痛みとともに生きていく

翌朝、バルセロナに戻った私は、その足で午後4時、フランス南西部の町・ペルピニャンに車で向かった。この町は、バルセロナの取材拠点とは別に私の現住所がある地だ。

これも偶然なのだが、アンドレアの父親となったアントニオ・ラゴが、エステラとの離婚後、16年6月から暮らしていることが分かった。きつい文面のメッセージを受け取りはしたが、その後、何度かメールのやり取りを経て、取材の了解を得ていた。

ブルージーンズに灰色トレーナー姿のアントニオが、アパート入り口の戸を開けた。私が前年にテレビで目にした本人とは、体格から顔の輪郭まで異なる。2015年1月から、体重が21キロも減ったのだという。

「昨年一年間を通し、私には、あまりにも多くの悲劇が訪れました」

アールグレイ紅茶を淹れ、テーブルに置いて座ったアントニオが、まず私にそう述べた。

彼が住んでいるアパートは、エステラのそれとは、広さ、清潔感、匂いまでもが異なった。

悪天候で村社会のガリシアから、フランスで最も日照時間が長いペルピニャンに引っ越してからは、開放的な生活をしていると、私は勝手に思い込んでいた。しかし、彼は、地元から遠く離れたこの隣国の地で、もがき、苦しみ、愁嘆《しゅうたん》していた。

「エステラとの離婚、経営していたアイリッシュパブの閉鎖、それにアンドレアの死……。最悪な出来事の連続でしたね。こんなに苦しい思いは人生で初めてです。娘が死んでから、今年の4月まで、不眠症が続き、死にたくなるほど辛かった」

大きなリビングルームには、2匹の猫がソファの上に座って、私たちを見つめている。アントニオは紅茶を一口啜り、続ける。

「あのこと（娘の死）は、できるだけ考えないようにしています。考えると悲しみに襲われてしまう。でも、それが現実です。その痛みとともに私は生きていかなければならない」

アンドレアが1歳半の時、彼はエステラと知り合い、血の繋がらない娘の父親として生きてきた。切ない表情を浮かべ、アントニオが言った。

「いつか死ぬと言われている子供を持ち、親として何もできないのが、とても悔しかったですね。私は、彼女に何もしてあげられなかった……」

いきなり難病を持つ娘の父親となるのは、大きな困難が予想される。だが、エステラは

「すばらしい父親になってくれた」と、感謝の言葉を口にしていた。彼と離婚した理由について彼女は、「良き母親にはなれたけれど、良き妻ではなかったのかもしれない」と言った。彼らの間に、すれ違いがあったことは何となく予想できた。

経済危機の影響を受けていたアイリッシュパブで、経営者として働いていたアントニオは、閉鎖までの数年間、家計を支えることが第一の義務だった。ろくに休日もとらず、朝は7時に出勤し、夜は12時に帰宅する生活を繰り返し、一日16時間労働はざらにあったと説明する。

アンドレアに会う時間はほとんどなかった。唯一、祝日や有給休暇が取れた際には、障害を持つ娘を抱える父親として、思う存分、娘に尽くしたという。

「遊ぶといっても、娘にとっての生活は、家の中が中心でした。散歩に連れ出しても、他の子供たちと遊ぶことなどできません。娘は、私が早く家に帰ってくる時の階段の音が分かり、いつも興奮していました。背中を向けているアンドレアは、私に背後から『ワー』と脅かされるのが大好きでした。その瞬間に大笑いする彼女の声が、今でも耳から離れなくて」

エステラは、私に彼女の肉体的疲弊を語っていたが、アントニオは、むしろ精神的な苦労を重ねていたようだ。ピンと伸ばした姿勢をまったく変えず、テーブルの上で両手の指を固く組んでいるアントニオが、当時の記憶を振り返った。

「小学校の校長先生に、『娘さんは何も分からないのに、なぜ算数を教えなければならないのかね』と言われた時は、ショックでしたね。娘が学校全体の問題児だと言うのです」

世間一般では、障害者を助けようという意識があるものの、一部の障害者支援団体以外、教育機関も医療機関も、手を差し伸べてくれない現実に、彼は憔悴《しょうすい》していた。中でも、偽善的な人々が耐えられなかったという。引き続き彼が、私に何か言うのだが、突然、声が小さくなり、聞こえなくなった。眼鏡の下に指を入れ、俯いていた。

「ごめんなさい。思い出していたら、悲しくなってしまって……」

「大丈夫ですよ。思い出させてしまって、申し訳ない」

一度、鍵をかけた記憶を、無理矢理引き出させたのだから、本当に申し訳ないと思っていた。それでも涙でしゃがれる声を落ち着かせ、アントニオは力なく語った。

「妹のクラウディアや周りの友達が思い切り走って遊んでいる中で、車椅子に乗ったアンドレアが、私の顔を見てにっこり笑うんですよ。『彼らのように遊べないのに、なぜ笑顔を見せるんだ』って……。すごく辛かったですね」

声を詰まらせたアントニオは、再び「ごめんなさい」と謝り、大きく深呼吸をした。実の父親ではないが、アンドレアを心から愛していたことが、痛いほど伝わってきた。

——これほど愛していた娘の死期を早める決断を下したのは、苦しみから解放してあげたいという愛であったはずだ。その決断に対し、私が反対する理由は見つからない。

その行為は、あのサンペドロの死に手を貸したラモナ・マネイロの愛に通じるものがある。愛する人の苦しみを消し去ってあげるために、自分の「生かしたい」というエゴよりも、相手の「死にたい」という願いを尊重してあげたということだろう。

少女がそう思っていたかどうかは実のところ分からない。彼女に会っていない以上、彼女がどこまで判断能力があったのかは疑問の余地がある。母親は娘が死を願っていたと主張するが、それを鵜呑みにするつもりはない。

ただし、アンドレアの命は、いずれにしても、もって数ヵ月とされていた。痛み苦しむ娘を安らかにしてあげたいとの気持ちに至った親心は、彼らにしか分からないのだと思う。

サンティアゴの病院でも、アントニオは医師や看護師の対応に落胆した。それは、ちょうどアンドレアが臨死状態に陥った10月初めの頃で、いよいよ法的な過程を経て、セデーションが行われようとしている時だった。担当医が両親に向かい、突然、こう言ったのだという。

「そろそろ、アンドレアは退院できますよ。家に戻って構いません」

医師の言葉に、アントニオは自らの耳を疑った。峠を迎えている娘に退院を求めたのだ。メディアも騒いでいた。病院側が厄介な問題に巻き込まれたくないという思惑が見え隠れしていた。この時期からアンドレアがセデーションを

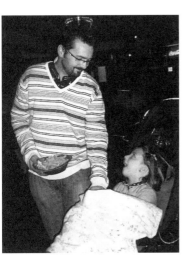

アントニオ(左)とアンドレア。「interviú」提供

開始するまでの数日間、同大学病院内では、責任のなすり付け合いが繰り広げられた。処分された人間も何人かいたという。

アントニオは、先ほどの泣き顔から一変し、今度は苛立ちげに語気を強めた。

「なぜ死が迫った子を退院させようとするんですか？　自分の保身しか考えていないんですよ、医者は。しかも、彼らは、自分たちが神様だと勘違いしている。患者たちによって医療費が賄われているというのに、私たちのことなど、本当はちっとも気にしていない！」

これについて、前出のビラルビ医師は、「子供の難病を専門とする病院ではなかったことも問題だった」と発言した。スペインでは、子供にセデーションを行って、終末期の苦痛から解放させる措置は、一部の都市で行われることもあるが、法的措置に至ったことはないという。

愛娘が死去して約一年。アントニオは、別の人生を選んだ。なぜフランスまで来たのか、本当の理由はよく分からない。エステラからは、いくつか離婚に至った出来事を聞いたが、それはアンドレアの生い立ちや死と、結局は無関係だった。だから、その因果関係について、ここでは述べない。私はただ、彼らが娘の死を心に留めつつも、いち早く立ち直って新しい人生を謳歌してくれることを願って止まない。

そう言えば、エステラと話を終えた後にこんな出来事があった。8歳の次女クラウディアがサンドイッチを食べながら家に戻ってきた。すぐに私の存在に気がつき、少女は鋭い視線を向けた。母親の説明で気持ちが和らいだようなので、3人で近場のレストランに行った。

「ピエドラ・パペル・ティヘラ（じゃんけん）で遊ぼう！　はっはっは。あ、そのソース、私も食べてみたい！」

少しずつ、私に慣れてきたクラウディアは、人差し指に一滴のタバスコを付け、恐る恐る舐めて微笑んだ。私は、タバスコのボトルをそのまま口に入れて飲むふりをすると、さらにはしゃぎ出した。そんな彼女に、私は一つ訊きたいことがあった。

ねえ、クラウディア、お母さんが言っていたんだけど、あの日、病室で何をしていたの？

アンドレアが死亡する数日前、クラウディアがある行動を取ったと聞いていた。「10分だけ、お姉ちゃんとの時間をちょうだい」と言って、医師や両親の退室を求めたのだ。

レストランのテーブルの上で、玩具のスクーターを指でこねこねと動かしながら、クラウディアが淡々と説明する。

「画用紙にね、お姉ちゃんが好きだったピエロの絵を描いたの。それから、その下にテキエロ（大好き）って書いたの。お姉ちゃんのこと大好きだったんだもん……」

クラウディアは、その画用紙をアンドレアの胸の上にそっと置き、靴を脱いだ。10分が既に経過していた。病室の外に待機していた両親が「クラウディア」と呼んで、入室する。

すると、クラウディアが、意識朦朧とする姉に添い寝し、ベッドの中で体を震わせていた。

家族に見守られ、天国に向かっていくアンドレアは、この愛を感じ取ることができたのだろうか。薬物を投入されていた少女の思いを知ることは不可能だが、少なくとも、苦しまずに最期を迎えたのだろうと、私は思いたい。

半年後の再会

スペインで取材した二つのケースで、遺族や関係者が口々に語っていた言葉がある。「愛」である。安楽死が禁じられた国で、それを決行するに至った動機として、あまりに情緒的な言葉を挙げる。

私はこうした言葉を聞いて安堵を得ていたのも事実である。人が生きるか死ぬかが、理屈や正当性だけで判断されていいはずはない。安楽死を希望する本人以外にも家族や恋人の判断が、時には大事だと思うようになっていた。

その意味でも再会したい人間がいた。スイスで交わした「あの約束」を忘れていなかった。

2016年9月28日、スペインのガリシア地方で行っていた取材の合間を縫って、スペイン南部のアンダルシア地方に向かった。膵臓癌を患っていたスウェーデン人女性、ヨーレル・ブンヌがライフサークル代表プライシックのもとで自死してから、半年が経った。彼女の夫、アンデルス・ユーブリンクと約束した「6カ月後の再会」が、ちょうどこの頃だった。

妻が下した安楽死という選択について現在、どう考えているのだろうか。後悔はないか。独り身になってからの生き方についても知りたかった。

ユーブリンクとブンヌは、アンダルシア地方の高級リゾート地であるマルベージャにリゾートマンションを保有していた。あの時、スイスに旅立つ前日まで、夫婦は、このマンションで最後の数週間を過ごした。私が訪れたその家の中には、ブンヌが末期の膵臓癌で苦しんでいたことを物語る痕跡が残されていた。

なるほど、こんなにたくさんの薬を服用していたのですね？

「そこに置かれているのは、ほんの一部の薬ですよ」

ユーブリンクは、そう言って、キッチンの戸棚から鎮痛剤「オキシコドン」や抗癌剤による吐き気を抑える「オンダンセトロン」を取り出し、寝室からも疼痛緩和の「フェンタニル」などを持ってきて、私に見せた。その数は9箱に及んだ。

「彼女が死んでから、私はスウェーデンに戻り、しばらく旅をしていました。ここに戻ってきたのは数日前で、スイスに出発した日以来なんです。だから、薬も彼女の化粧品も、あの時の状態のままで片付けが終わっていないんですよ」

ユーブリンクは、平然と語った。キッチンの前には、マンションの共同プールが眺められるテラスがあった。ここで夫婦は、毎朝、朝食をとり、様々な議論を交わした。二人は生命倫理の話題を好んだという。

やっぱり、寂しいですか？

テラスの椅子に腰掛けた彼に、背後からそう尋ねた。

「とても不思議ではありますね。だって、前回までは、この横の椅子に妻が一緒に座っていたんですから。彼女を忘れることはできません。でも、私は、この半年間、苦しみから懸命に逃れて、新しい一歩を踏み出す努力をしてきたんです」

彼はその半年の出来事をじっくり話そうと、近場のインド料理店に私を招いた。

「スイスで、あなたと朝食を食べた後、私は放心状態でした。力が急に抜けて、それから何をしてよいか分からなくなった。プライシック先生からは、バーゼル市内の観光を勧められたんですが、気力がなかった。しかし、思ったよりも精神状態は安定していましたね」

ユーブリンクは、妻を看取った翌日、バーゼルの空港からスウェーデンのマルメに帰宅した。妻を失った日は、「悲しくならなかった」と語る彼だが、家の玄関を開けた途端、眼下に並ぶブンヌの靴を見て、喪失感に苛まれた。その後、数日間、妻のいなくなった家の中をむやみに歩きまわり、公園を散歩し、泣きじゃくった。火葬したブンヌの灰は後に、スウェーデンとデンマークに挟まれたエーレ海峡で身内10人を集め、船の上から海に撒いた。

「孤独感に襲われ、このままではダメだと思い、友達のいるタイのプーケットに出かけたんです。楽しく過ごせましたね」

悲しみから立ち直り始めたユーブリンクは、スウェーデン南東部のノルヒェーピングで、16年の初夏、医学生時代の恋人と再会し、親しくするようになった。

ある日、この女性が交通事故により救急病院に搬送される。元医師である彼は、車椅子生活を強いられた彼女の看病やリハビリに付き添い、さらには家事と、多くを引き受けることになった。そんな生活がしばらく続くと、ユーブリンクは、彼女からこう告げられる。

「あなたともう一度、一緒になってみたい」

だが、彼は、よりを戻す気にはなれなかった。彼女は今も美しかったが生活を共にする相手として考えることは難しかった。彼女と暮らした時間は、4カ月で終わった。

実は、この頃、ユーブリンクは、別の女性に関心を持ち始めていた。4年前、ここスペインの住宅地に住むドイツ人女性と知り合い、ブンヌとも親しい関係にあった女性だった。普段はロンドンで働いているため、顔を合わせる機会がなかったが、この9月に再会した。

「とても気の合う女性で、妻とも仲が良かった。数日前に、私はここに来て、彼女と親密な関係を結ぶことになりました。心の空白を埋めたいというわけではなかった。ただ、感情の自然な成り行きに任せた結果だと思うのです」

チキンマドラスカレーを食べながら話すユーブリンクを見ながら、私は、ブンヌが安楽死を遂げる前日の顔を思い浮かべていた。彼女は、生前、夫の将来を想像できただろうか。こうして新しい恋人ができた彼のことを素直に祝福するだろうか。その問いに答えはない。

ところで、ブンヌがスイスに渡る前、スウェーデンで別れを告げた子供たち（ブンヌの連れ子）は、その後、どうしているのだろうか。

「妻は、自分が死んだら『遺産の半分を長男と長女に与えるように』と言い残しました。そして、『もう半分は、あなた（ユーブリンク）に』と。ですが、妻は、子供たちと仲が良くなかった。それもあって、もし彼らが問題を起こすようなことがあれば、その半分を子供たちにではなく、インド人女性たちの社会運動に寄付するようにと言われています」

ブンヌには、生前、約200万ユーロ（約2億6400万円）の貯金があったという。そんな女性だからこそ、スイスに渡航して自殺幇助を受けることも可能だったのか。いや、そうとも言えない。ユーブリンクが続ける。

「自殺幇助にかかった合計金額は、1万ユーロ（約132万円）で、渡航費やホテル代も含めると1万5000ユーロ（約198万円）でした」

逆に言えば、約200万円の予算があり、医師側からの許可が下りれば、スイスでの自殺幇助は可能ということになる。ブンヌの貯蓄からすれば微々たる額だったであろう。

夕食後、ユーブリンクと私は、腹ごなしの意味合いもあって、彼のマンションまで、ゆっくりと歩きながら私は尋ねた。

膵臓癌発覚から短期間で、自殺幇助という手段で別れたことに対し、後悔はないのか。

「私の決断ではない。彼女の死は、彼女自身が決めたことですから。私はただ、彼女の考えに同意するだけでした」

欧米人は、自己決定や個人の死を、どうしてこうも易々《やすやす》と肯定するのだろうか。安楽死に対する葛藤や、心の叫びが、私に聞こえてこないのはなぜなのか。半年間、様々な出来事が、彼には起きた。しかしこの時、ユーブリンクに悲しみの色を感じなかった。

きっと彼なりの幸せを見つけたのだろう。

「今は、一緒になった女性に満足しています。私の心を満たしてくれます」

果たして、ユーブリンクは、苦しむ姿で自然死するブンヌを見送ったとしたら、その後、今のような幸せを手にすることはなかったのだろうか。予期された安らかな死であったからこそ手にできたメリットなのか……。そのあたりは、夫婦の領域でもあるだろうし、私に関与できない。とにかく、生きている彼を見てホッとした。

ユーブリンクと再会したこともあって、そろそろまたプライシックのもとを訪ねたいと思うようになった。スイス、オランダ、ベルギー、アメリカ、スペインを訪ね、自分なりの考えが定まってきた。見たままの光景にただ言葉を失うしかなかった一年前とは違う。

補章II プライシックとの対話［スイス］

スイスの医師・プライシックとの出会いをきっかけに、安楽死を巡る取材が幕を開けた。初めて安楽死の現場に立ち会った瞬間、私の死生観は大きく揺らいだ。英国人老婦のドリスが安楽死前日に語った言葉が、今でも私の脳裏に焼き付いている。

「せっかく良き人生だったものが、体の衰弱によって失われてしまう。それだけは避けたいの」

あれから、既に一年が経とうとしている。

プライシックは、私に「私の考えをあなたに押し付けるつもりはない。いろいろな人を取材し、様々な考えに触れなさい」と言った。私は、この間、各国の患者、医師、遺族たちを追いかけてきた。彼らの選択には、その国の背景や価値観が大きな影響を及ぼしていた。個別事情が絡んでいることもあって、私の取材経験が一般化できないことも理解している。

振り返ると後味の悪い話もなかったわけではない。医師が法律によって免責されているからといって、患者の息の根を止める資格がその人にあるのか。その患者の人生を、医師はどれだけ知っているのか。一方で、安楽死法が整備されていない国で起こる騒動も知った。

様々な思いを抱えながら、２０１６年12月６日、スイスのバーゼルに再び足を運んだ。この地でまた一人、安楽死を遂げることになっている片麻痺のドイツ人女性に会う約束をしていたのだ。その時、私はプライシックの行為を全面的に支持できるのか。彼女の目をしっかりと見つめて、前のように話ができるのか。正直、自信が、なくなっていた。

翌朝７時、気温マイナス５℃で、濃霧が立ち込めるバーゼル市内の喫茶店で熱いコーヒーを飲み終え、彼女が住む郊外に向かう路面電車に乗った。彼女は、数日前にスキーで滑落し、車を運転できないとのこと。以前のように停車駅まで迎えに来るのは無理だった。記憶を辿って、彼女の自宅まで歩いてみた。目印となる林を抜けると、住宅街が見えてきた。

「ヨーイチ、久しぶりね！」

松葉杖をついて階段を下りてくるプライシックは、いつものように私を笑顔で歓待した。居間には、彼女の夫の両親がソファに腰掛けて、外を眺めていた。彼女は、早速、仕事場のある３階まで私を連れて行く。彼女は謝ることから話を始めた。

「実は、あなたに話していた患者なんですが、どうも明日の自殺幇助の日に、あなたに居合わせてほしくないようなんです。彼女は、とても気がめいっていて、診察の間もずっと泣いていました。とりあえず午後、彼女のいるホテルに行って話だけはしてみてください」

私と会うことはそのまま了解しているらしい。患者に同伴している男性も、私の訪問を待っているとのことだった。待ち合わせは午後5時。バーゼル市内の某ホテルだった。

プライシックの電話は、ひっきりなしに鳴り続けていた。携帯画面には、隣国フランスを示す国番号が表示されている。「誰かしら」と言ってから、彼女は電話を取った。言語をフランス語に切り替え、相手に質問を始めていた。

「ご夫人の容態は？　……それなら早い処置が必要かもしれないですね。ちょうど12月19日に空きが出たのですが、いかがでしょうか。それでは、2日前にこちらに来てください」

また一人、患者の追加ですか？

「ええ、また末期癌の患者です。世界中からこうして、毎日、連絡があるんですが、あまりにも世界には癌患者が多くて。これを続けていたら、私の体だってもたないわ」

彼女は、2016年だけで、80人の患者に自殺幇助を施したと言った。だが、申請者の数は200人を超え、待機リストに連なる人たちが多く、18年の3月末まで予約で一杯だと明かした。

「ヨーイチ、今からマーカスの家に一緒に付いてきてくれませんか。足が痛くて車も運転できないのよ」

この頃になると、彼女は私のことを友人のように扱うようになった。マーカスとは、彼女の自殺幇助を希望する患者の一人だ。スイス人で、胃癌の末期だという。

車庫に行ってフォルクスワーゲン・ゴルフに乗り込み、霧で視界が危うい草原沿いの道を、ゆっくりと車を走らせた。この国はフランス、ドイツ、イタリアと国境を接している。無人の国境を渡ってフランスに入ったかと思えば、またすぐにスイスに戻るといった具合だ。その一瞬の間に入ったフランスの土地には、何軒もの家屋がある。だが、そこに住むフランス人たちには、安楽死が認められていないのだ。日本人には想像し難い陸続きの世界である。

マーカスの家に到着し車を止めると、本人が玄関から出てこちらに歩み寄ってきた。彼の体の至るところに癌が転移していると聞いていた。青白い顔をした75歳の白髪男性と挨拶を交わす。華奢な体で、声もかすれ、末期の症状が現れてきているようだった。

なぜ、プライシックは、私をここに連れてきたのか。それは、これまで私に紹介してきた外国人の自殺幇助とは、状況が異なることを示したかったからだろう。スイス人であるマーカスは、「自宅で死を迎えることができる」ということだ。この特権は、外国人にはない。

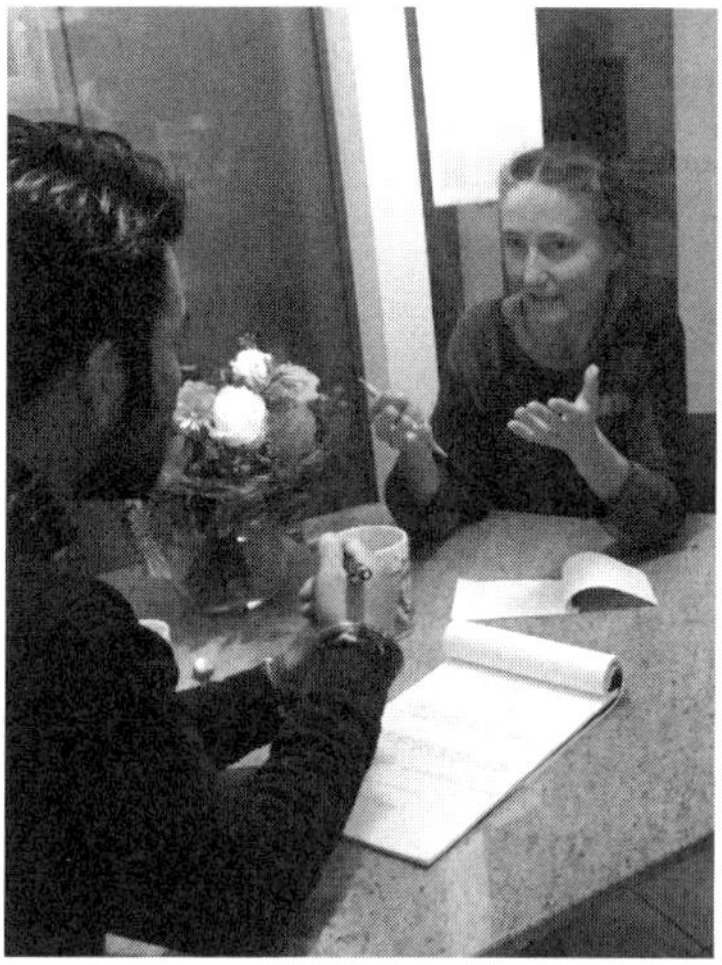

プライシックと筆者(左)。

山小屋風の彼の家の中には、イノシシとキジの剥製が飾られ、暖炉の前には、ゆったりと足を伸ばせる白いカウチソファが置かれていた。このソファで最期を迎えたいと彼は言う。

「この前、食道癌の友人がホスピスで亡くなった。死期を選べなかった。私は、そんな死に方はしたくないんだ。病院にいると死に追いやられてしまう。私は、自分で死にたいんだよ」

プライシックは、いつ彼の自殺を幇助できるのか、携帯電話の予定表を眺めていた。12月25日のクリスマス――。この候補日に、マーカスは頷いた。

しかし、滅多に集まることのない家族が揃う日に逝かせるのもどうかという話になり、結局、決行日は28日に落ち着いた。

「もしその前に、転んだりして体調が急変したら、すぐに電話をくださいね。駆けつけて、すぐに（自殺幇助を）行いますから」

彼女がそう言い聞かせると、マーカスは苦笑いを見せた。その彼が、私を見て呟いた。

「75歳なんて、まだ死ぬ年齢じゃないんだがね。本当は、分からないんだ。その日に、自殺幇助を受ける勇気が湧くかどうかってね」

それを耳にした私は、彼に「それなのになぜですか？」と尋ねる。

「生きていたいって思うことがあるからなんです。妻と一緒に月に1回、昔の懐かしい音楽を聴きにコンサートに出かける時、そう思ってしまうんですよ」

なら、生きればいいじゃないですか！　思わず私の口から飛び出していた。数カ月前までは、冷静に相手の意思を尊重し、理解しようと努めていたというのに、一体どうしてだろう。

「いや、この病気に敵うものなんて、今の世の中には存在しないんだ。もっても数週間か数カ月の命だろう。できるのなら、思い描いたような最期を迎えたいんだ」

それに対する言葉は、私には見つからなかった。

帰り道の車内で、プライシックは、彼の病状やかすれ声から判断し、私にこう囁いた。

「マーカス……、12月28日までもたないかもしれないわ。家族に囲まれての最期という彼の望みが叶えられるか、ちょっと心配だわ」

22年間のベッド暮らし

午後5時を回った頃だった。サビナ・ツェリカス（53）が、日の落ちたホテルの426号室で、絶望した表情を見せて言った。

「世界を旅したくて、キャビンアテンダント（CA）になったの。でも、結婚して2年後に、脳幹梗塞で倒れ、22年間、ベッド暮らしを余儀なくされました」

この場にプライシックはいない。彼女を送り届けた後、一人でホテルに向かった。

取材はすべて任せてくれていた。もちろん、忙しすぎて取材に付き合っていられないという事情もあるだろう。

車椅子に座るサビナの表情は、15時間後に何が起ころうとしているのかを物語っていた。

プライシックによると、このドイツ人女性の病状は脳幹梗塞による片麻痺だった。

部屋のドアを開けた瞬間、目に映った彼女の姿は、想像とは少し異なった。上半身の自由が利かず車椅子になんとか腰を下ろしているようだったが、ぶら下がった右手を私のほうに差し伸べてきた。「はじめまして。お会いできて光栄です」と言って、私は彼女の唯一動く手をしっかりと握った。彼女が、小さく「はじめまして」と言ったのが分かった。

1994年の31歳当時、ルフトハンザのCAとして、世界中を飛び回っていたサビナは、晴れやかな気持ちで満たされていた。「やっと世界中の旅ができるようになったんですもの」と、サビナは言う。92年に結婚し、男の子も授かったばかりだった。

だが、不運が彼女を襲う。睡眠中に脳幹梗塞を起こしたのだ。気がついた時には、病院のベッドの上で、既に3週間もの時間が流れていた。

「見ること、聞くこと、理解することはできたのよ。でも、身体が動かず、話すことができなかった。怖くて、苦しくて、監獄にいるようだったわ……」

人生を恨み続けた思いが、その一言に凝縮されていた。94年といえば、私がちょうど海外生活を始めた頃だった。その後の22年間は、世界中を巡り歩いて多くを学んだ歳月だった。その間、彼女はベッドの上で生きてきたのだ。

翌朝、致死薬を体内に注入することを拒まない限り、彼女の人生は53年で終わる。その彼女には、この時、10年前に知り合ったブルーノ・ヘルマンが同行していた。彼とは、10年間、休むことなくパソコンのキーボードを使って、メールのやり取りを続けていたという。

サビナは、ヘルマンを必要とすると同時に、ヘルマンはサビナに思慕《しぼ》の念を抱いた。彼に出会うまで、なに一つ罪を犯すことのなかった彼女は、夫と息子を手放す決断をした。

「治る見込みもなく、また倒れるかもしれない。まったく違う人間になってしまったんですよ。4年後、私から別居を申し出て、後に離婚しました。母親としての役割を果たすことができないと知り、息子を前夫に託しました。前夫は今、新しい女性と暮らしています」

「24歳になった息子さんに会うことはあるのですか」と訊くと、彼女は「もう8年ほど会っていない」と呟いた。息子は現在、ミリタリースクールに通っているという。これを知り、オレゴンで会ったジャネット・ホールの話を思い出し、瞬時に次の質問をしていた。

息子さんには、明日のことを話してあるのですか？

その事実だけは伝えてあることを期待したが、答えは逆だった。ヘルマンが横で、「知っているのは、私ともう一人の友人女性だけです」と言った。父親は他界しているが、78歳の母親はまだ生きている。そして、妹（51）と弟（48）にも、このことを知らせていない。

「家族全員に手紙を書きました。その手紙は、私が死んでから渡してもらいます。『どうか、私を逝かせてください』と書いてあります」

不安な気持ちが湧いてきた。以前なら発せられなかった言葉が、次々と出てくる。

息子さんが、本当のことを知ったら、あなたを助けて介護してくれるんじゃないですか？

サビナは、それは違うという素振りを見せ、こう言った。

「私がそれを望みません。息子にも母にも、障害を持つ私の世話をしてほしくありません」

私は、もう一度、別の表現を使って聞いてみる。

家族のサポートがあれば、あなたは別の選択をしていたんじゃないですか？

「ありえません。なぜなら私自身がもうこの障害に耐えられないから。もう疲れたんです」

すぐに、ヘルマンが口を挟む。

「彼女に十分なサポートがなかったわけではありません。考えてみてください。22年ですよ。彼女は、22年間、この状態で生きてきたのですよ」

頭を上下に揺らしながらサビナは、さらにため息まじりの声で、こう話す。

「24時間態勢の在宅ケアには、莫大なお金がかかります。でもそれは、ただ私を生かし続けるためのケアでしかありません」

片麻痺の彼女は、世界標準からすると、安楽死には値しない。末期症状を持たず、精神的な痛みは別としても肉体的に耐え難い痛みを伴っていないからだ。敢えて、条件として揃っているのは、回復の見込みがないことと、本人の意思があることだ。

家族のサポートの有る無しにかかわらず、彼女は死を選ぶのだろう。だが、家族に伝える前に取った行動は正しいのかどうか。

まるで、スペインでラモナがサンペドロを連れ出して、死に至らせた話とそっくりだ。ヘルマンが、この先、サビナの家族と衝突することも考えられる。

一方で、ラモナが私に言った言葉も頭に浮かんでくる。

「(死なせないのは)家族のエゴだと思う」

どちらの選択が正しいのか、私の思考が支離滅裂になっていく。

「愛は失わない」

ベッドの中で、毎日、サビナは雲を見つめ、旅する自分を思い浮かべた。病気になって叶えられなかった夢がたくさんあった。

「タイと南アフリカに行きたかったんです。知らない人たちにたくさん会いたかったわ」

しかし、その夢が現実にならないことを知ったサビナは、10年ほど前から別の夢を抱くようになる。安楽死の遂行だ。彼女もサンペドロと同じように、ドイツ国内での自死を考えたという。だが、致死薬を入手した相手を事件に巻き込んでしまうことを懸念した。

私が、サビナにサンペドロの話を聞かせると、共感する表情を浮かべた。

「20年以上もベッドの上で生きて、外出時には、周りの人から励まされ、体を触られる。私は、ずっと下から上を見て彼らに接触している。そんな生活に尊厳なんてないのよ」

私は、彼女の苦悩を肌で感じ取ることはできない。重い病を抱えたことのない私が、本当はサビナに生きていてほしいという願望を抱くこと自体が、エゴイズムなのだろうか。

２０１６年4月、サビナはプライシックのライフサークルに辿り着く。

そして8ヵ月後、サビナはバーゼルにやって来る。自殺幇助を15時間後、いや、もう14時間後に控え、どんな心境なのか。

「これで、すべてが終わります。私が望んだことですが、不思議な感じもあります。なぜなら、これは私にとっては未知の経験で、死後にどうなるのか分からないのですから。でも、迷いはありません。私が決めたことなんですもの」

最後にサビナに訊く。

あなたが死んで、残されるヘルマンに何を期待しますか？

「期待することはありません。希望を抱いて生きてほしいと思います」

その言葉を聞いたヘルマンは涙をこらえているように見えた。それでも、サビナの顔をしっかりと見つめ、次には彼がそっと語りかける。

「君を愛している。君を失いはするが、愛は失わない」

その瞬間、サビナの張りつめていた感情が一気に溢れ出た。あーっと泣き崩れ、涙で真っ赤になった目を、わずかに動く右手でティッシュを取って拭った。

「明日、頑張ってください」と、唯一、浮かんだ言葉をサビナに投げかける。そして、腰を屈め、私は彼女の体をぐっと抱擁した。

外は、さらに冷え込んでいた。すぐに暖房の効いた路面電車に乗り込み、ダウンコートのファスナーを首まで閉めたが、体の震えはしばらく止まなかった。

医師の違法行為

サビナが死去した翌日の午後3時、私は近郊の駅から歩いてプライシック邸を再度、訪問した。この日は快晴で、甘さを感じるような柔らかな空気が広がっていた。

プライシックは、スキーで痛めた右足のレントゲン検査を終え、早めに帰宅していた。彼女の義母が入り口の戸を開けると、私は、キッチンに向かって椅子に腰掛けた。そう言えば、秋田犬の姿が見当たらない。16年間生きたアキータは、数カ月前に死を迎えたらしい。

プライシックが3階から足を引きずって階段を下りてくる。コーヒーと紅茶をお互いのカップに注ぎ、初めて彼女と会話したこの場所で、私はゆっくりと語り始めた。

「ここで、あなたに会ってから一年。各国を巡り歩き、私なりの考えが明確になりつつあります。今日は、あなたと私の間に隔たりがあることも含めて、話をしたいと思います」

こう切り出し、私は彼女が行う自殺幇助が、オランダで行われる積極的安楽死よりは正しい行為ではないかとの考えを述べた。その理由は、最期の選択の決定者が医師ではなく、患者本人だからだ。責任はやはり、患者自身がとることが適切だと思う。

一方、一部の国で施される安楽死を、世界のスタンダードにするための社会運動には反対であると指摘した。その理由は、国によって宗教、歴史、文化が異なる上、人それぞれの死生観も異なるからだ。既に安楽死が認められている国々に廃止論をぶつつもりはないが、一律に合法化を促す運動はリスクをはらんでいると感じる。

プライシックは、「なぜ合法化が良くないと思うのか」と訊いた。その問いに対し、私が「法が乱用され得るからだ」と断言すると、彼女は次のように言った。

「乱用は、私も恐れています。だから、積極的安楽死には反対なの。オランダやルクセンブルクやベルギーでは、患者自身が（致死薬を体内に注入したり飲んだりして）死ぬのではなく、医師が手を下す。ビデオ撮影もない。本当に患者の意思によるものかが曖昧になるの。私の自殺幇助（のやり方）の場合、医師による法の乱用がなされると思う？」

プライシックは、法制化されないことの危険性について、持論を展開した。妊娠中絶が合法化されていなかった当時、世界では、妊婦の違法中絶が広がり、事故が起きるケースが絶えなかった。その結果、条件付きで妊娠中絶を合法化する風潮が起きた。

「自殺幇助も条件付きで行われるのであれば良いと思うわ。そうしなければ、医師の中には、違法行為に手を染めてでも、患者を死に至らせるものが必ず出てくるのよ」

事実、自殺幇助が容認されているスイスでさえ、監視の目が行き届かないところでは、患者を積極的安楽死に導く行為が、日々、行われているという。なぜなら、「医師が、自殺幇助による警察の取り調べや事務的作業を嫌うためです」と、彼女はそっと明かした。これは、最近、医師35人のワークショップで交わされた内容で、公になれば実行した医師は全員検挙されるのは間違いない。彼女は、こうした現実を嘆いていた。

だが、その主張には内心疑問もあった。自殺幇助が容認されれば、そのプロセスや死因は当局に厳しくチェックされることになる。そうすれば、違法行為に手を染める人間が減ると主張しておきながら、それでも闇の行為に手を染める人間がいるという。ならば、どこまで規制すればよいのか。堂々巡りになるので、私は、話題を変えた。

たとえ、厳格なルールに則った自殺幇助であろうと、末期症状を持たない患者への処置は、正しいと思えません……。

医学が発展し、延命治療は避けて通れない。回復の望みがないまま生かされることに「人間の尊厳がない」と考える人々がいることは理解できる。しかし、まだ生の望みがある患者が本人の強い希望や医師の判断によって、死の世界に導かれるのは間違っていると思う。

そのとき私は、前日に取材したサビナのことを思い浮かべていた。プライシックは、まだ生きることができる状態の彼女を、この日の朝、死に導いた。その行為に疑問を抱いていた。

「ヨーイチは、彼女の人生が尊厳のあるものだったと思うの？　いいですか、もし私が、彼女と同じ人生を送っているとしたら、生き続けようとは思わない。トイレにも一人で行けず、おむつを着けて生きるのよ」

以前は、彼女の死生観が正しく、美しくも聞こえたが、この時の私は違った。重い病を抱える人間が、人生に不幸を感じ、死にたいと思うことがあるのも事実だろうが、十分に幸せを感じながら生きている闘病者がいることも私は知っている。病や障害との向き合い方は人それぞれで、一括りで語るべきものではない。そこで、私は彼女に問い直してみる。

考えてみてください。あなたは、サビナの人生の最期を決めたのですよ。彼女の長い人生の背景について、どこまで知っていたのですか？

プライシックから、返ってきた答えは期待外れのものとなった。

「私はよく、『人は自らの死を選び、他人は人の死とともに生きる』と説明します」

つまりは、彼女が死を決めた以上、プライシックを含めた「他人」はそれを受け入れることしかできないということだろう。その台詞こそが、私の考える死生観と異なるのだと、彼女に言いたかった。

「死は個人のものなのか」、それとも、「死は集団や社会のものなのか」という問いがあるとする。18歳まで日本で育った私は、後者——いわば、一人の人間の「死」には家族や恋人、そして地域など様々な要素が結びついていると思って生きてきた。

欧米生活を始めてから、死ぬ権利は個人の権利だという考えを「頭では」理解するようになっていた。しかし、安楽死取材を通じて、欧米の考え方に対し、違和感を持たずにはいられなかった。

橋田壽賀子の連絡先を求めた

人間は、自らの生死を自らの判断だけで決定できるほど、強い生き物ではない。だが、欧米人に日本人的死生観を伝えるのは難しいだろう。私は、ひとまず引き下がった。

プライシックは、「人は自らの死を選ぶ権利を持つ」という考え方に基づき、近々、ある自殺幇助を行うと教えてくれた。そのアメリカ人女性（36）は、父親の反対を押し切って、行方を告げないままスイスに滞在中で、自殺幇助に臨むという。

プライシックは、「父親に報告しなければ、幇助はしません」とその女性に告げた。とは言うものの、報告さえ済ませれば、たとえ父親が反対のままでも遂行するという。私には、この方針が、まったく分からなかった。

父親が反対している限り、あなたは彼女の最期に手を下すべきじゃないと思うのです。あなたは、父親とその娘の関係を、一体どこまで理解しているのですか？

思わず、声に力が入る。プライシックは、平静を崩さず、こう返答した。

「もし父親が同意しない場合、私が彼に電話を入れ、彼の娘が今の状態のままだったら、どんな事態になるのかをきちんと説明するわ。こうした説明をこれまで多くの家族と交わし、最終的に同意しなかった人たちはいないの。彼らはもう成人なのだから」

それは本当だろうか。その最後のフレーズ「成人なのだから」という言葉も引っかかる。成人であれば、自己決定の名のもと、家族の意思を無視してもいいのか。そこで私は言った。

あなたは、その家族の歴史における最後の責任者になるのですよ。その家族の感情を、あなたがどう処理できるというのですか？

「とにかく、説明することが大事なのよ。もし反対を押し通すのであれば、娘さんは自殺をする可能性があることも伝えるわ」

この「自殺仮説」をプライシックは、これまでに何度か私に言い聞かせてきた。彼女がそれを繰り返すのは、彼女の父親が末期癌で自殺未遂を図ったことがあるからだ。

しかし、患者が最後の最後になって、本当に自殺を図るかどうかは分からないし、それを防ぐために医師が幇助することは道理に反するのではないか、と私は考えるようになった。

具体的に想像してみる。父か母が、回復の見込みのない末期状態で、私の反対意見に耳を貸さず、自殺幇助による安楽死に踏み切る。「自殺する可能性がある」と、医師が「想像」で判断し、私の感情はどうあれ独断で自殺幇助を行う。そんなことをされたら、私は怒り狂うに違いない。

自殺幇助が必ずしも間違った行為であると、言っているのではない。価値観の違う世界からやって来る末期に当たらない外国人を、医師の価値観で幇助することが間違っていると言いたいのである。

彼女は、それでも最後に致死薬のストッパーを開けて死ぬのは、患者本人だということを主張する。そこで、アメリカのスティーブンスから学んだ「洗脳」について、彼女に訊いてみた。

尊厳死法が認められているオレゴン州では、医師によって、患者の死期が早められてしまうこともあるようです。医師が、自殺幇助の存在を患者に知らせること自体が、洗脳にあたるように思うのです……。

この問いかけに対し、プライシックは、「私たちは最大限に生を全うしてもらいたいと思っている」という漠然とした返答をした。その証拠にといって、彼女が例示したのは、自殺幇助を希望するALS患者へのライフサークルの対応だった。彼女が以前、在籍したディグニタスとは異なるという。

「ALS患者は、ケアが行われていれば死に至る病ではないわ。ライフサークルは、その患者の条件を判断し、できる限り生かす努力をする。いつかALSの特効薬が開発されるといわれているから。だけどディグニタスは、患者の希望だけで死に至らせることがある。私は6年間、ディグニタスで働きましたが、この方針にどうしても付いていけなかったのよ」

だが、ライフサークルでも患者の条件や病状悪化によって、末期でなくとも自殺幇助を行うことがある。プライシックの言う両団体の違いがよく分からない。それをいえば、すべての病気にいつか特効薬が開発される可能性があるではないか。現に、エイズだって、いまや不治の病ではなくなっている。

私は、スティーブンスが説いた「4W」についても、訊いてみた。私が「白人、富裕層、高学歴、心配性」の四つを挙げると、彼女はキッチンから一枚の紙を取ってきて、メモを取り始めた。「とても興味深いわね」と言って、こちらを向き、彼女なりの見解を示した。

「高学歴というのは、確かにそうだと思う。ここに来る半数がそうで、人生を思い通り生きてきた会社の幹部が多いわ。彼らは人に指示されることを嫌う傾向があり、死に際を自分で決めたがる。白人も正しいでしょう。私の知る限り、アジア人と黒人はまずいない」

「心配性」とは、将来の病や痛みを予期し、心配しすぎることであるが、彼女は、紙に簡単なグラフを描き出した。人間の年齢が85歳になるまでは、健康状態が平坦な横線を描いていくが、85～95歳の間になると、それが一気に右上に跳ね上がる。つまり、85歳以上になると、様々な老齢期の疾病が増し、心配性になるのだという解説だ。

「心配性で自殺幇助を求める患者は、老人以外は受け付けないようにしているの。85歳以下が心配性になるのは、軽い精神疾患の可能性も考えられ、治せるかもしれないから」

当時91歳だった脚本家・橋田壽賀子が２０１６年、「日本は安楽死を容認すべき」と、『文藝春秋』（16年12月号）の中で公言した。

〈ボケたまま生きることだけが恐怖なのです。（中略）いま病院は、認知症の人をいつまでも預かってくれません。悪い言い方をすれば、病院から追い出してしまう。追い出すくらいなら、希望する人は死なせてあげたらいいではないですか。（中略）私は、日本でもスイスのように安楽死を認める法律を早く整備すべきだと思っています〉

橋田は安楽死を実現できる場所として、具体的にディグニタスの名前を挙げていた。実は、この話を、スイスに来る数週間前、プライシックにメールで知らせていた。その際、私は、彼女から橋田の連絡先を尋ねられた（もちろん教えていないし、そもそも橋田の連絡先を知らない）。なぜプライシックは興味を抱いたのか。

「彼女が90歳を超えているのであれば、いくら今は健康とはいえ、突然、体調を崩すことが考えられます。関節、視聴、疲労などの問題が生じ、生活が苦しくなるわ。なぜスイスで死のうと思うのか、その理由を書いてもらいたいと思ったからよ。それによって、心筋梗塞などで体調が悪化した場合でも、ここを訪れる可能性は与えられるでしょう。しかし、意思表示ができなくなったら、手遅れよ。もしスイスに住めば、万が一、意識を失ったとしても、私がセデーションを施すことができるけど……」

ここで私が、意表を突いてみる。

それはあなたが彼女（橋田）を間接的に洗脳していることにならないですか？

「いいえ、私は、ディグニタスに行ってほしくないの。ライフサークルであれば、死ぬ寸前まで、最大限生き延びる方法を探ることができるはずよ」

橋田が自らの意思でスイスへの渡航を考えているなら、強制的に招かれていることにはならない。けれど、彼女は橋田の連絡先を求めた。そこで、もう一度、尋ねる。あなたが招待したなら、死を誘導する行為に当たると思うのですが？

「招待する考えはないわ。洗脳することは嫌いよ」

彼女は優しい言葉でそう言った。だが疑問は解消されない。

彼女への幇助は間違い

1時間半が経過していた。これだけ多くの学ぶきっかけを与えてくれた彼女を非難している気にもなり、落ち着かなかった。だが、彼女は、時には笑顔を見せながら、淡々と思いを語っている。それは彼女の仕事に対する自信の現れなのだろうか。ところが、だ。

「ヨーイチ」と、いつものように穏やかな声で私を呼ぶと、彼女がこれまでにない辛そうな表情を見せ、ぼそりと言った。

「私が、この仕事を続けているからと言って、すべての幇助が正しいとは思っていないのよ。時には、罪悪感を持つことだってあるの。そのことは分かってちょうだい」

彼女は、患者のために自殺幇助を実行しても、後に患者の死が果たして彼女の考える死に相応しかったかどうか、そこに疑問が残るというのだ。それはやはり、末期患者以外の患者を幇助した時に味わうのだという。

最も新しい例は、この日の朝、旅立ったサビナ・ツェリカスだった。前日、私が患者本人を前に「まだ生きることができる」と訴えた、まさにその女性である。

「彼女の病気は、片麻痺でしたが、まだ生きることが可能でした。病に倒れてからの最初の2年間は、地獄の生活だったことでしょう。しかし、そこから20年間は、おそらく精神的な安定期に入ったと思うの。彼女は、ドイツの自殺幇助啓発運動に力を入れていたし、頑張ってもらいたかった。彼女が死んだ時、私はヘルマンが泣きわめく姿を目の当たりにした。この段階で幇助するのは間違っていたと、私は思わざるを得なかったわ」

後悔しても死人は帰らない――。後悔の念を抱くくらいなら、私は人を安楽の世界へ導くことなどしたくない。この根本的な出発点が、そもそも私とプライシックの違いなのだと思った。いや、日本人と欧米人の違いなのかもしれない、とこの頃には思うようになっていた。お互いに普段とは違う空気を察しながらも、プライシックは私の主張を否定しなかった。むしろ、「また、あなたが見たことを教えてちょうだい」と言って、微笑んだ。

スイスに始まり、スイスで終わるのも悪くなかったが、どうしてもやるべきことが見つかった。それは日本での取材である。

欧米諸国では、宗教理念との関わりの中で、思想や法律、及び社会生活が成り立っている。「すべては神が決めること」というキリスト教信仰を、どう理解するかによって、安楽死への賛否が定まっているともいえる。

カトリックの反対派は、積極的安楽死を「神の掟に反する」と考え、プロテスタントの賛成派は、苦しむ患者に「憐れみ」を与えることは「神の教えに適う」と解釈し、それを容認する。

もちろん、これまで見てきたように宗派によって安楽死への賛否を一概に括れるわけではなく、その土地や文化それぞれの解釈が導き出されてきた。だが、そこに至るまでには、多くの人々による深い議論がなされ、現在もそれは続いている。

一方、日本では、安楽死への理解が一向に広まってこなかった。物事の判断基準を宗教に求めない日本では、何が妨げとなっているのか。昨今、橋田のような安楽死容認論が話題になるのは、そうした社会状況に変化が見られるということか。

安楽死という視点で日本と欧米を比較することは、前述の「死は個人のものか」「集団や社会のものか」という問いへの答えを探す上での足がかりにもなりそうだ。

すぐに日本行きのチケットを用意した。

第6章 殺人医師と呼ばれた者たち［日本］

刑法違反

一年に満たない期間ではあったが、多くの欧米人の死生観を肌で感じることができた。私は、死の現場に毎日、居合わせるような医師ではない。だからこそ、初めて安楽死の瞬間を目にした時の動揺と無力感は、今でも胸の奥に残っている。

だが、2回目以降になると、不思議と現場に慣れていることに、私は、恐怖さえ覚えたことがあった。あれは、一体、何だったのだろう。思い当たる節がないわけではない。

――欧米人は、個を大切にし、個の人生を謳歌している。日常の生活のありとあらゆる場面で、彼らは、自己責任を持って行動する。「死」もその一つである。ならば、私もその個の生き方に敬意を払うべきではないか。いや、無意識に敬意を払っている自分がどこかにいる……。

ただ、欧米生活に長年、身を置きながらも「日本人の私」が、心の奥底に潜んでいることも事実だ。安楽死の正当性をロジカルに捉え、腑に落ちることがあった時でさえ、私のDNAは、どこかしら拒否反応を示しているようでもあった。その正体を見定めたかった。

日本でも安楽死容認の気運が高まったことがあった。オランダのポストマ事件（1971年）、アメリカのカレン事件（1975年）によって終末期医療のあり方が世界中で議論されていた1970年代、日本安楽死協会が発足した。1976年のことで、医師や弁護士らが参加した。同年には、各国の安楽死協会と連携した安楽死国際会議が東京で開催されている。

日本安楽死協会は当初、積極的安楽死の法制化を目指していたが、終末期医療への理解が深まっておらず、会員内でも意見はバラバラだった。当時は、人の命を一分一秒でも長らえさせようとする医療が全盛である。安楽死を「医療の敗北」と見る向きも多かった。78年には、作家の水上勉や野間宏が「安楽死法制化を阻止する会」を設立するなど、逆風もふいた。

その後、日本安楽死協会は安楽死法制化という方針を変え、83年には、日本尊厳死協会に改称した。日本の尊厳死は、自殺幇助に等しいアメリカ、安楽死全般を含む欧州とは異なる。日本尊厳死協会の方針の影響もあって、「延命治療の手控えや中止」を指すことが多い。そのためのリビング・ウィル普及を、同協会は進めていくようになる。

無用な延命治療の中止行為は法整備こそなされていないが、2007年に厚労省が発表したガイドライン（2015年に改訂）によって、容認されている。ただし、そこには明確に

「積極的安楽死は、本ガイドラインでは対象としない」と書かれている。

そもそも、日本において、なぜ積極的安楽死は違法なのか。

刑法第199条（殺人罪）と第202条（嘱託殺人罪）が、妨げとなる最大の根拠である。積極的安楽死が認められない日本では、患者本人の意思表示の有無にかかわらず、薬物を投与した医師は、第199条の対象となる。すなわち、「人を殺した者は、死刑又は無期若しくは5年以上の懲役に処する」が適用される。

次に第202条は、「人を教唆し若しくは幇助して自殺させ、又は人をその嘱託を受け若《も》しくはその承諾を得て殺した者は、6月以上7年以下の懲役又は禁錮に処する」という条文だ。これには医師による自殺幇助も該当する。患者を苦しみから解放するため、患者や家族の同意のもとで行われた処置であろうとも、医師は殺人者として起訴される。

一本の注射で、患者の息の根を止める行為——安楽死。これを日本では、殺人と呼ぶ。

日本には、患者や家族のためにその行為に及んだことで、人生を暗転させた医師たちがいる。東海大学医学部付属病院（1991年）、国保京北病院（1996年）、川崎協同病院（1998年）で起きた「事件」は、安楽死容認への世論を形成するどころか、それを封じ込める役割を担った。

まず私は、これらの事件の当事者に会いたいと思った。彼らは事件によって大きく人生を狂わせたが、今も医療現場に立っている。安楽死を誇らしげに話す欧米の医師たちの姿が鮮明な記憶として残る中で、日本人医師たちは、どんな表情で私に接するのだろうか。

日本初の「安楽死事件」

「辛くて見ていられません。先生、早く楽にしてあげてください……」

「医師は可能性があれば少しでも治療を続けるのが当然なんです」

断末魔の男性患者に対する医療処置を巡り、医師と患者家族は、日々、葛藤を繰り返していた。1991年4月13日――もう26年も前のことになる。東海大学医学部付属病院で、民事・刑事訴訟に発展した、医師の手による日本初の「安楽死事件」が起きた。国内では過去、1962年の名古屋、1975年の鹿児島などを舞台にして、安楽死が問われた事件があった。しかしこれらは医師の関与がなくすべて伴侶や子供による嘱託殺人として扱われた。

一方、東海大安楽死事件は、現在も、安楽死に関わる判例として参照される。終末期医療において、どこまでが医療行為として認められるのかが明確でなかった時代に、その線を引いた医療史に残る出来事だった。

90年2月、製造部品メーカーの旋盤工として30年以上勤務した桂哲朗（仮名・当時58歳）は、人間ドックで自らの変調に気づいた。テニスやゴルフを趣味とし、体力には自信があり、酒や煙草も嗜まない健康生活を送っていたが、大事をとって4月から入院した。妻は夫の看病のため、運転免許を取得し、自宅から病院に通う日々を過ごした。一旦、桂は退院したが、12月に再入院。病名は多発性骨髄腫と診断された。翌91年4月、桂は、昏睡状態に陥った。

その桂を担当したのが、当時、まだ34歳の助手、青木剛（仮名）だった。同年4月13日、大学病院6階の大部屋から個室に移された桂に対し、青木は、冒頭のように家族から治療の中止を要請される。家族は、青木以外の担当医にも医療行為に注文を出し、その思いに応えられなくなった医師が担当から外れる一幕があった。

その後、青木一人が重圧を受け止めることになった。桂に安らかな死を迎えさせたいとの患者側の願いを何度も峻拒《しゅんきょ》したが、約2週間に及ぶ強い要望に抗しきれなくなり、青木は決断したとされる。点滴を止め、塩化カリウムを静脈注射したのだ。

問題の発覚は、2日後だった。青木の独断を制止した看護師が看護部長を通じ、病院長に報告した。青木は、即日、自宅謹慎処分になり、後に懲戒解雇を受け、この時点を境に医療現場の一線を離れた。

1カ月後、病院関係者からの情報提供を受けて夕刊紙が「医療殺人」と報じたのを契機に、新聞各社が連日、一面で続報を扱うことになる。週刊誌も、彼の生い立ちや人間関係に立ち入った記事を書き立てた。ほどなくして安楽死事件として世間の関心を集めた。

発覚直後の記者会見で、当時の病院長は、「何が安楽死なのかは大変難しい問題で、安楽死という言葉を今回のケースで使っていいかどうか分からない」と、困惑を吐露した。だが、塩化カリウムを患者に大量投与すると心停止になることは、医師の間では「常識」だった。

この事件は私が見てきた欧米のケースと大きく前提が異なっている。昨今、癌告知は主流となってきたが、当時は患者に病名を隠し通す風潮が強かった。妻や長男が告知を拒んだため桂に病名の告知が最後までなされていなかった。

92年9月に横浜地裁で初公判が始まると、安楽死を遂行するために重要な項目が検討され、議論も交わされた。2年半に亘る公判の中で、最重要の論点となったのが「患者本人の意思」だった。主にこの点が欠落していたことで、横浜地裁は、95年3月、青木に懲役2年執行猶予2年の有罪判決を下した。

この事件を機に、横浜地裁は、積極的安楽死に必要な4項目を以下の通りまとめた。

（1）耐え難い肉体的苦痛がある。
（2）死が避けられず、その死期が迫っている。
（3）苦痛を除くための方法を尽くし、代替手段がない。
（4）患者本人が安楽死を望む意思を明らかにしている。

当時としては、世界的にも貴重な判例だった。

桂の長男・隆之（仮名）は、母親と共に、父親がベッドの上で、もがき苦しむ姿を見ていた。「父を早く楽にしてほしい」「早く家に連れて帰りたい」などと、青木に何度も懇願したとも報じられている。青木を罪に問うなら隆之らも殺人教唆罪に当たる可能性もあったが、92年11月に行われた第3回公判で、隆之はこう証言した。

「あの日、青木先生に『父を早く楽にしてください』と言った覚えはありません」

遺族は、青木の医療行為が、死に直結するという認識がなかったと主張した。しかし、検察側の冒頭陳述によると、患者の死を確認した青木が「ご臨終です」と言った際、隆之は「お世話になりました」と言って頭を下げたという。この食い違いは何を意味するのか。はっきりしているのは桂の死亡直後、医師と遺族の間に何の摩擦も起きていなかったことだ。

事件発生から裁判に至るまで、様々な批判を浴び続けたが、医師・青木を守る者は、ついぞ現れなかった。病院側も一部の同僚を除けば、組織防衛に走った印象を抱かせる。マスコミや検察はもちろんのこと、遺族からも突き放された。

いや、唯一の味方は家族だった。事件当初、九州でクリニックを営んでいた青木の父は、朝日新聞（91年5月18日付）の取材に対し、「息子がやったのは、とにかく悪いこと。今となれば、他人の痛みをわかる医者になれ、と言い聞かせたことがアダになった」と、答えている。母は、「人に頼まれると何としてもやってしまう子で……。息子も一生懸命だったことは認めてほしい」と、心を痛めていた。家族のその後も気になる。

ただし、四半世紀前の事件の真相をほじくり返したいと思わなかった。それは欧州をフィールドワークとする私の仕事ではない。この間、おびただしい量の報道がなされ、関連本も出版されている。私が書くべきは、当事者たちがその後をどう過ごし、現在、何を思っているか。また欧米人との視点の違いを見つけることに尽きる。彼らの日本的な心情にこそ、この国で安楽死がタブーとなった背景が隠されていると思った。

「もう帰ってきません」

取材の手始めとして、まずは患者遺族に当たることを決めた。桂哲朗の長男・隆之に、あの時の現場や裁判について、思い返してもらいたかった。「父を早く楽にしてください」の「楽」とは、何を意味していたのか、できることなら知りたかった。

２０１６年11月23日、神奈川県のある町に住む隆之の自宅まで、足を運んだ。あの騒動が発生してから、彼が報道陣の前に姿を現したことはほとんどない。当時の「心の傷」が癒されていないことを、私は十分承知した上で、玄関前のインターホンを押してみる。

「はい？　は？　ちょっとお待ちください」

桂隆之の妻と思われる女性が、そう応えた。要件を手短に話した。25年以上も前に遡る話の取材意図に、戸惑った様子が彼女の声から窺えた。その後、間が空いた。すぐ傍にいたであろう家族（隆之本人か）に意図を伝えたようだ。待つこと十数秒。女性の声が返ってくる。

「大変申し訳ないんですけど、ちょっとコメントしたくないもので、お帰りいただきたいなと。今後もコメントしたくないもので、申し訳ありませんが……」

インターホンの音声が、その説明の後、あっさりと切れた。

結局、この日は、手紙を残し、立ち去ることにした。桂から、私の携帯に電話がかかってくることを期待したが、それは叶わなかった。

ただ、2回目の訪問の際には、インターホン越しに「家にはいません。もう帰ってきませんから」という男性の返答を得た。おそらくだが、本人ではないか。口が重い理由は分かる。

長男が青木に「父の死」を執拗に懇願していたと報道されると、厳しい言葉を彼に浴びせる人間もいた。亡き父と同じ年齢に達した彼もまた、父とともに多くを喪失したのだ。

家族側だけでなく、医師側も沈黙を貫いたことで、この「安楽死事件」が終末期医療に影を落とすことになる。桂哲朗の主治医だった青木には、語ってほしいことがたくさんあった。

なぜ彼は、あの瞬間、患者に塩化カリウムの注射を打ったのか。どんな心境で、安楽死に至る決定を下したのか。そもそも、それが日本では、違法とされる安楽死に繋がるとの認識はあったのか。報道上では、把握しきれない部分を本人から、直接、聞きたかった。

取材許可を得ようと彼に送った手紙に、すぐに返信がきた。

〈……すべてのメディアに対して、取材を受けることも、話を聞きに来ることも断固拒否します。マスコミ、メディアに対しては絶望的な不信感しかありません。（中略）なによりも、

小生は執行猶予付きの有罪判決になった人間です。そんな人間のいうことをいまさら誰が聞きたいと思いますか？〉

思いが凝縮された文面だった。取材は難しいだろう。しかし、彼のもとを訪ねないわけにはいかない。その詳細を語る余裕が彼にはなくとも、彼の「眼」を見ること、「声」を聞くことだけでもいい。そこから感じ取れるものもあるはずだ。

彼の気持ちを国民が少しでも知れば、医療界への問題提起になる。一年に亘る海外の臨終現場の取材を経験し、私には、使命感とでも言うべきものが生まれていた。

小声の怒声

5日後の11月28日、羽田空港から、彼が現在住む九州の地方都市に向かった。日が暮れようとしていた。塾帰りの小中学生たちが歩く長閑《のどか》な住宅地の一角に青木が院長を務めるクリニックがあった。アポは取っていなかった。

受付で、こちらの身分を明かし、待合室のソファに座った。私の両脇には、マスクを付けた数人の患者たちが、テレビを見ながら看護師が診察の呼び出しをするのを待っていた。ふと、視線を感じた。吹き抜けになった2階の廊下を見上げると、青いシャツの上にグレーのセーター、太めの黒ズボンといった私服姿の男性がこちらをジロリと見下ろしている。

――青木だろうか……。

髪は黒くも白くもなく、自然の変色に任せたシルバーグレーだった。彼は、そのまま階段を下り、直接、診察室の中に姿を消していった。

下駄箱に靴を入れ、受付に診察券を手渡した子連れの女性が、私の横に腰を下ろした。すると、その直後、先ほど上にいた男性が、1階の診察室から続く廊下を歩きながら、こちらに向かってくる。私は、その男性を凝視する。彼の目つきが変わったその時だ。

「話すことなんかない。帰ってくれ！」

それは「小声の怒声」だった。何を言ったのか、声量からも瞬時に理解できなかったのだが、表情は、怒りを伝えていた。彼は、すぐに診察室に姿を消した。横に座る順番待ちの患者たちも、怯えた眼をこちらに向けた。

私はその場を立ち去るべきだと思った。一度、ホテルに戻り、ベッドに横になった。とりあえず、別のことに集中したかった。パソコンを開いて、他のテーマについて書きなぐる。が、青木の手紙の内容が、先ほどの肉声を伴って耳に迫ってくる。

〈なによりも、小生は執行猶予付きの有罪判決になった人間です。そんな人間のいうことをいまさら誰が聞きたいと思いますか？〉

その日はなかなか眠ることができなかった。

翌朝8時、クリニック入り口のブラインドが上がるのを待っていた。私は、この取材の罪悪感に苛まれていた。青木の心理状態も気になった。顔を上げると、待合室に明かりが灯る。受付で、青木との面会を頼んだ。しばらくすると2階から、ダークグレーのシャツの上に黒いチョッキを着た本人が下りてくる。患者は誰もいない。今しかない。最後のお願いだ。

「やっていることは一緒だね、結局。何も変わってないじゃないか!」

そう言って私の前に立ち止まった。すぐに診察室に姿を消すかと思われたその時、「スリッパに履き替えて中に来なさい」と、想定外の言葉を与《あずか》った。

短い廊下を抜け、突き当たりの診察室に行く。扉は開けられていた。真向かいの扉も開放されていたが、そこは裏側から別の診察室に行くため、もしくは自宅に繋がる廊下だろうか。パソコンを前にした低いアームチェアに、青木は、深く座っていた。眼鏡の奥の目を覗くだけで、この先の展開は明らかだった。私は、立ったまま、彼の言葉に耳を傾ける。

「どうしてさ、結局、メディアの本質って変わらないんだ。相手の傷口に土足で入ってくるようなことをして。なぜこっちの守秘っていうことを素直に受け入れないんだ。意見を聞くために押しかけてくるのは、メディアの特権か? 結局、あの頃と君らは何も変わっていないじゃないか!」

「バン!」と机を叩いて、青木は、怒り心頭に発したようだった。前日に「帰ってくれ!」と言われた時のように、彼がまとう怒気に比べ、声は小さかった。

おそらく、怒りを大声に出せない性格の持ち主なのかもしれない。あるいは、怒声を聞かれたらまずい誰かがいるのだろうか。

東海大学医学部付属病院に勤務していた元助手の彼は、ここで「あの頃」と言った。25年前の事件が、心の傷を癒せないままでいる嘆きが伝わってきた。あの事件がなければ、この医師は、早々にして、この生まれ故郷で働くことはなかったのだろう。

「じゃあ君はなにか？　また俺に喋らせて、必死で築いたこの生活基盤をゼロにして恥をさらせっていうのか。無責任すぎるよ君は。君は正義感でやっているかもしれないけど、メディアの正義感と一般市民の正義感は、まったく別だからね」

青木は、事件後、大学病院を解雇され、3年間の業務停止処分を受けた。その間、郷里にある妻の実家が経営する病院で、薬価計算などの医療事務に携わった。しかし、このクリニックを開業した実父が、息子の復帰を願い、地元住民の信頼と理解を得ることに躍起になった。青木が医師を継続するために辿り着いた終着駅が、ここだったのだ。その父も他界し、彼はこのクリニックを守っている。

彼は、指を膝下でもそもそと動かしていた。私から質問したいことがあっても、その隙を与えてはくれない。こちらの言い分など、聞きたくないのだろう。青木は、続ける。

「青木が死亡診断書を書いた。またやったんじゃないか。これが君たち（が作り上げたい記事）の本質的な根性だろ？」

この言葉に対し、私は、納得のいかない部分があった。確かに、メディアが面白おかしく記事を仕立て上げたことで、彼は深く傷付いたのだろう。彼のマスコミ批判は、一理ある。だが、彼はいつまで被害者意識を持ち続けるのだろうか。ここで、私が初めて口を挟んだ。

もう少し、真剣な議論をすべきだと、私は……。

私の発言を最後まで聞こうとはせず、青木は、すぐさま反論する。

「したって無理だよ!」

なぜ無理なのでしょうか?

「だいたい、世間は無責任すぎる!」

そう言って、彼は昨今の安楽死法制化への待望論を持ち出した。前述したように橋田壽賀子が提言して以来、週刊誌や月刊誌に有識者が多数登場し、持論を展開していた。

「この前の週刊誌、(安楽死賛成論を述べていた)あいつは当時、俺のことをクソと書いた人物だぞ。なんだこいつはと思ったよ……」

日本で安楽死の議論を広げたい思いで、各国の取材を重ねてきたことを伝えると、青木は、今さらかと言うように、呆れた視線をこちらに向けた。次の言葉には、自らの処罰に対し、正当性を貫こうとするニュアンスがあると、私は感じた。

「俺は言いましたがね。『そういう(安楽死が行われても良い)時期に来ているんじゃないですか』って、裁判でね。あれから何年経っている? 今さら、どうこうしたって、どうしようもないだろ。本来ならば、お役所とか国会で話してもいい時期なんじゃないか。でも俺は一切、喋る気はないけどね。あの時の苦痛を考えたら、メディアなんか信じられないんだ」

青木が傍聴席に立って、安楽死に対する考えを述べたのは公判が佳境を迎えた94年5月12日のことだった。傍聴席からその姿を描いたノンフィクション作家・髙山文彦による『いのちの器』（角川文庫）から抜粋すると、こんな発言だったようだ。

「いまはまだ、安楽死、尊厳死をひとつにして考える傾向にあります。どこまでが安楽死か、どこまでが尊厳死かという基準がありません。今回、私は塩化カリウムを使いました。しかし、患者の痛みがひどくて、モルヒネを使って痛みを止めようとして、そのために患者が亡くなってしまった場合はどうなんでしょうか。（中略）目のまえでおしっこをたれ流している（死期の迫った）患者にたいして、なにもしないでそのままにしていいのかということがあります。オランダでは安楽死法案が成立しましたけど、そのままそれを日本にもってきても、民族性や死にたいする考え方がちがうんです。死をどうやって迎えるか、それをすべての人々がどう考えるかということが大事だと思います」

これに対して髙山は、〈演説でもぶっているような態度からは、地を這うような苦しみの声が聞こえてこない。（中略）尊厳死、安楽死についての彼自身の考えは、まったく聞かれることはなかった〉と述べている。安楽死に対する「一般論」を述べているが、それに関わった当事者の視点が欠けていたということだろう。私が聞きたいのも、まさに当事者としての意見だったのだが、話はそこに行き着かなかった。

スイスやオランダの医師たちは、安楽死について、誇らしげに話していたものだ。同じテーマにもかかわらず、この違いは一体どこから来ているのか。それは、法制度の相違と、社会の浸透性に大きな差があるからに違いない。今も昔も日本では、安楽死が許されない。つまり、青木が違法行為を働いたことは、紛れもない事実である。

こう考える私だが、内心は、法が絶対で、青木にすべての責任があるとは思っていない。日本では、この事件以前まで、安楽死に関する法律やガイドラインは曖昧で、事件を機に定まっていった。だとすれば、これを「安楽死事件」と明言して良いものなのかも分からなくなってくる。

青木は、今の自分が守っていることは二つだけ、として語り出した。

「死の練習に関わらないこと。趣味に走ること。これだけだよ。そうしないと、自分を守れんもん……」

ため息まじりに、そう言った。「自分を守る」――そうやって彼は生きてきたのだ。彼も、少しずつ、落ちつき始めた。怒ること自体が虚しく感じてきたのだろうか。私は、この長きに亘る医師生活の苦悩について、どうしても振り返ってもらいたかった。

先生は、この25年間、どんな思いで医師を続けてこられましたか？

10分前の表情がやや和らいだようにも見える。「ん？」と鼻を鳴らし、私の質問を聞く余裕も出てきたようだ。椅子に座り直し、彼は言った。

「どんな思い？　他に食っていく道がなかっただろ。あとは、地元の人たちに支えてもらっている。それだけだよ。あんな状況の時でも、地元の人たちは、『長男はまだか』と言ってくれた。地元の人だけは、そう思ってくれるのかと思って。その気持ちを大事にしてやってきただけだ。もう目立とうなんていう気持ちもない。だから、探してみな。俺の看板なんか一切ないはずだ。正直、いつたたんでもいいと思っているよ。でもこうやって来てくれる。ただ、感謝するしかないだろ」

怯える老母

何かが起これば、クリニックをたたむ用意があると、彼が断言した矢先のことだった。私の真向かいにある廊下の端から、突然、背の丸まった老婦が横歩きをしながら、恐る恐る顔を覗かせた。だらりと下げた左腕の肘は、右手で支えられていた。一人目の患者だろうか。

私が見つめる先に、人の気配を感じた青木は、椅子をぐるりと背後に回し、声を荒らげた。

「もう、いいから母さん！　何で出てくるの？」

彼の母親だった。このクリニックを開業した亡父の妻だった。びくついた顔が、こちらに向けられる。彼女は、咄嗟の判断で口にする。

「いや、ちょっと気になって。血圧測ってもらいたくって……」

怯える視線からも、血圧測定のために、そこにいたのではないのは明らかだった。いつから、話を聞いていたのかも分からない。私は、この家族の平穏を奪っている。彼女の表情を見ながら、こうした「直撃」の残酷さに唇を噛み締めたが、彼と家族の半生すべてを物語っているこの光景を、私は、世の中に伝えるべきだと思った。たとえ彼に、「メディアの特権」、「無意味な正義」と叩かれようとも……。

しばらく沈黙が続いた。医師は、呆然とした眼差しで一点を見つめ、潤んだ目で呟いた。

「親父、おふくろ、家内に子供。俺はみんなに迷惑かけてしまったとしか思わないよ。それでまた、同じことを繰り返せって言うのか？　君がいくら正義感を持ってやっているとしても、悪い影響力を与えていることを、何も考えていないのか」

続けて青木は、自分以外にも当事者はいるだろう、そちらに聞けばいい、という主旨の台詞を吐いた。私は、無礼を承知で「当時のご遺族と話をされることはないのでしょうか」と訊いた。返事は瞬時に来た。

「ないね。したくないはずだ。だって、あんだけ空気が変わってしまったんだから、裁判で。向こうの証言で、俺が悪者に変わったんだろ？　そんなことを今さら、ほじくり返す必要はないじゃないか。何の音沙汰もないよ。こっちも知る気はないし。でも、俺は幸い、支えてくれる人たちがいた」

私が退室する頃には、入室時にあった青木の怒りは薄れていた。他人を怒鳴りつけることが、得意ではないように思えた。青木は、おそらく、必要以上に優しい人間なのだろう。安楽死を熟知した上で、理念を貫き通したのか、それとも彼の人間性がそうさせたのか。その答えは、彼にしか分からない。25年が経ち、マスコミには現れなかった彼の思いをようやく知ることはできたが、事件の詳細について、彼は触れることはなかった。

この取材から数カ月後、当時、東海大学医学部付属病院で、青木の上司だった元幹部に話を訊くことができた。私には、一点の疑問があった。事件直後から、病院は彼を守ろうという姿勢を見せることがなかった。それはなぜなのか。

「周りの噂によるとですねぇ、どうやら（彼には、他にも問題が）いろいろあるらしい。まあ、出先の病院でも、そういうことがあったというんですね」

ここで私は、突っ込んで訊いてみる。

それが安楽死事件を予兆させる問題だったとしたら、なぜその行為は明るみに出なかったのでしょうか？

「まあ、本人が隠蔽したか、周囲が隠蔽したかでしょうね」

周囲が隠蔽に加わっていたなら、なおさら問題である。

先生は、青木医師のことをよく知っているのですよね？

私がそう尋ねると、元幹部は予想外の反応を示した。

「彼は教え子ですけど、彼のことを実は、よく知りませんでした」

数百名の医師を抱える同病院では、青木は末端の医師に過ぎなかった。よく知らないというのは、事実なのだろう。

また、この元幹部は、青木の裁判の過程で「医師免許の剝奪にはならないように」と語っていたことも、付言しておく。結果的に、この主張の通り、青木は現在も医師を続けている。

ただし、それでも違和感は残る。

青木は九州の小さなクリニックをほそぼそと営み、元幹部は、その後も責任ある立場に居続けた。同じ医師である二人の生涯に、天と地ほどの差があることに、しっくりこなかった。

著名な大学病院で明らかになった安楽死を巡る大事件にもかかわらず、個人の犯行という扱いのまま、議論は終始した。それを組織防衛と言うなら、そうかもしれない。背景には、日本特有の、集団を守り、個を置き去りにする文化がかかわっている気がした。

それは私がこれまで見てきた欧米社会とは、逆の構図だった。

消えた「教祖様」

パタパタパタパタパタパタ……。

「なんや、こんな所に？」

住民たちは、空を見上げた。普段は静寂な町が騒々しい。テレビをつけると、地元の田園風景が上空から映し出されている。人口7400（当時）の深閑《しんかん》とした田舎町に、張りつめた空気が立ち込めたのは、1996年のことだった。

同年4月27日。国保京北病院（現・京都市立京北病院）の山中祥弘《よしひろ》（78）院長が、当時48歳の末期癌患者・多田昭則（仮名）に対し、筋弛緩剤を点滴の中に投与して死亡させた。1カ月後、院内の内部告発から警察が捜査に乗り出し、6月に事件が表面化して報道が過熱。その後、殺人容疑で書類送検されるが、翌年の12月12日、嫌疑不十分で不起訴処分が決まった。

京北町（現・京都市右京区）という小さな町で、あの時、一体何が起きたのか。それは、「安楽死」だったのか、不起訴処分は正しかったのか。そして何よりも、山中元院長を崇めてきた地元民は、この事件をどう捉えたのか。

２０１７年１月下旬。京都駅から国道１６２号線を約１時間、北へ――。私には未知の土地となる京北町に、慣れない右ハンドルの車を走らせた。海外在住が長く、土地勘があるはずもない私は、観光地とは別の京都を知るだけでも好奇心が湧いていた。くねくねした急カーブが連なる周山《しゅうざん》街道は、片側一車線の多い山間道路だった。高雄を越えると、杉の里、中川、笠、三つのトンネルをくぐる。そして、四つ目の京北トンネルを抜けると、そこはかの文豪が描出したあの台詞が思い浮かぶ情景で、雪が山間と集落を銀色に染めていた。

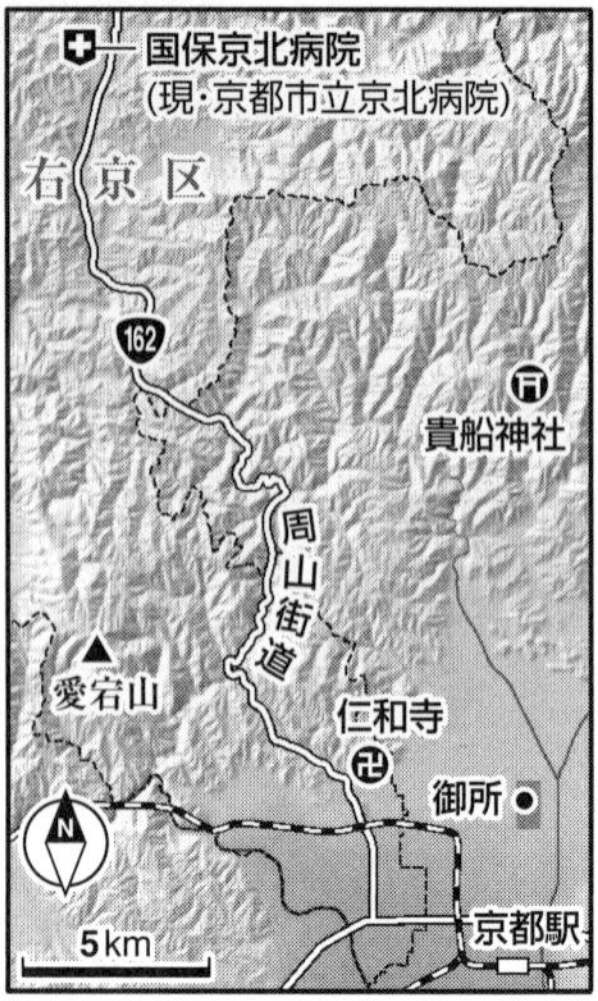

京北町は、１９５５年に、周山町と、細野、宇津、黒田、山国、弓削《ゆげ》の１町５村の合併により誕生した。各々の村が、当時の面影を残したままのような風情だ。北山杉の産地で、林業が栄えただけあり、周りを見渡すと木材が山積みになった工場が目に入る。道の駅、ガソリンスタンド、電気屋、クリーニング店、理髪店、納豆餅を売る名産品店といった商業施設はあれど、どの景色も閑散としている。こうした風景は、私の心を穏やかにした。

そんな集落地帯の弓削地区に、ひっそりと佇《たたず》む建物がある。京都市立京北病院だ。ベージュの壁で囲まれた、この病院は、京北町が２００５年に京都市に編入合併され、右京区になるまで国保京北病院という名称だった。地元民は、地域医療を支えるこの病院こそ、町全体の健康を約束する場所と信じていた。そして、その中心を担ってきたのが、山中だった。

理髪店を経営する40代男性は、「あの先生は、我々にしてみたら教祖様みたいな存在でしたから」と言って、姿を消した元院長の行方を知りたがっていた。また、細野に住む50代女性は、78年から18年間、院長を務めたベテラン医師を懐かしむように、こう話した。

「ええ先生やったね。町の人たちからも物腰の柔らかい先生で有名やった。私の父も何かある度に山中先生、山中先生て言《ゆ》うてはりましたよ」

しかし、私が当時の「事件」に触れると、突然、彼らは険しい目つきに変わり、返答を渋り始めた。悪口は言いたくない、というような態度に見えた。

病院に入り、受付の横にある椅子に腰掛けてみる。人気《ひとけ》をまるで感じない。ここで、あの騒々しい事件が起きたことを想像するのは難しかった。しばらく座ったまま、私は、ここに来る3カ月前の一時帰国中に、山中と京都市内で会ったことを思い出していた。

カルテは語る

山中は、事件の舞台となった京北病院を離れ、1999年から現在に至るまで、京都市左京区にある療養型病院で、医師を続けている。私は、京都駅から叡山電鉄本線に乗り継ぎ、古びた病院の入り口の扉を開いた。

「わざわざ京都までお越しくださって、ありがとうございます。ささっ、こちらへどうぞ」

事件当時58歳だった山中はこの時、78歳。白髪で色白、グレーの背広に洒落た黒いネクタイをきちっと結んでいて、服装に気遣っている老紳士だった。１８０㎝を超す長身で怒り肩、歩く姿は、誰かが天井からピアノ線を垂らして、操り人形のごとく彼を動かしているように見えた。心が若いのか、時には、障害物を軽やかに飛び越える仕草さも見せていた。

招かれた応接室の中は、十分に暖かかったが、山中は、「寒いので暖房を入れてきます」と言って、しばし退室した。その間、私は、直感的に「彼は悪い人間ではない」と、勝手な思いを巡らせていた。彼が部屋に戻ると、まず発した言葉はこうだった。

「いやぁ、本当にあなたがおっしゃる通りですよ」

私が雑誌に寄稿していた安楽死の記事に対する感想を述べたのだ。彼が、どういった部分に感銘を受けたのか、よく分からない。取材対象者からこうして心地良い挨拶を受けるのは、この仕事をしていて初めてではない。ただし、取材者から好感を得ようとする振る舞いには、往々にして罠が潜んでいる。私はむしろ警戒心を強めた。

山中は、机の上に、１９９６年に起きた事件の証拠品ともなる『看護記録Ⅱ』と題された患者のカルテを並べるという先手を取った。まず結論から入ったのだ。一度は京都府警本部から検察に送られたこのカルテは、彼が嫌疑不十分で不起訴になった末に返却された。

その少し黄ばんだカルテを覗き込んでみる。日付は、多田が亡くなる96年4月27日のページだ。午前6時半から、赤色のボールペンで書き出されている。

午前中の段階では、「呼名にてわずかに返答」「おはようと言う」などと記されているが、午後1時以降は、「呼名反応なし」と、容態の変化が窺われる。1時半を過ぎた頃から、「開眼しているも捷毛《しょうもう》反射なし」「四肢冷感強い」「HR（著者注：心拍数）130代」で、「シリンジ（著者注：モルヒネ）3・5」と、いよいよ死に向かう人間の様子がメモに記されている。

午後2時には「シリンジ4・5」に増加、2時半には、「山中医師の指示」によって、抗痙攣《けいれん》剤「フェノバール」を1アンプル投与。2時50分には、「HR DOWN」、「R（呼吸）停止」、「永眠される」と書かれ、カルテの記録はここで終わっている。

このカルテを観察する限り、事件に繋がる痕跡は見当たらない。患者は、まるで自然死を迎えたかのようだ。無論、私はこの段階で、記入されている薬品名すべてを把握しているわけではない。この後の話から、カルテには、死を直接的に誘発した筋弛緩剤「レラキシン」の文字が書き込まれていない事実を知る。このことが当時、様々な憶測を招いた。

三人称から二人称の死へ

地元土建会社で、ミキサー車の運転手をしていた多田は、臨終間際、凄まじい痙攣《けいれん》を起こした。その時、病室では、看護師たちに加え、多田の妻、娘二人、親戚が見守っていた。家族が泣き叫ぶ中、モルヒネを増量しても、痙攣を妨ぐことはできなかったという。そこで、山中が意を固め、看護師に指示を出した。

「レラキシンを持ってきて」

看護師は、院長の指示に疑問を募らせ、筋弛緩剤の投与を拒んだ。最終的に院長自ら点滴を打ったと報じられている。

1カ月後、内部告発という形で、事件が表沙汰になる。さらに、3カ月後には、筋弛緩剤の投与を拒んだ看護師を含む、京北病院に勤務していた30人の職員が「院長が復帰するなら、全員退職する」という主旨の要望書を、病院を管轄する京北町役場に提出した。

『週刊文春』(96年9月12日号)の取材に応じた当時の看護師長は、詰め所にいた右の看護師から筋弛緩剤のことを耳にしたという。看護師長の発言はこうだ。

〈「エー、何でそんなもの使うんやろ」という疑問で頭が真っ白になりました。「レラキシンなんか打ったらすぐに呼吸が止まるのに、人工呼吸の準備もしてへん」とか、「山中院長を止めないといけない」という思いがよぎりましたが、頭がスムーズに回転せず、ただ呆然としていました〉

また、看護師長は、レラキシンの使用とカルテとの関係について、次のように述べている。

〈山中院長はあの時、レラキシンを使ったことを自分でカルテにも書かず、「看護記録にも書くな」と指示しました。安楽死を問うのであれば、堂々と記録すればいい。なぜ、記録できないようなことを私たち看護婦に指示したのかと思うと、不信感ばかりが残りました〉

この報道の信憑性を問うために、私は、山中に「なぜカルテに筋弛緩剤を記入しなかったのか」と尋ねてみた。すると、マスコミは看護師の肩を持ったという考えを示した上で、机に置かれた『看護記録Ⅱ』を指差した。

「僕は言ったんだけれど、彼女たちが書いてないだけです。だけど、彼女たちが書こうと思ったら、いくらでも書けた。みんなが知っていますから。詰め所ではっきり言ったんだ。内緒にしてくれとか言うのは一つもない」

ではなぜ、そのタイミングで投与したのか。筋弛緩剤は、用途次第で、患者を死に至らせることは、医師ならばみな知っているはずだ。投与しなければ、どうなっていたのか。この私の問いかけに対し、山中は、答えた。

「その辺が曖昧なんですよ。曖昧だから、限りなく安楽死に近い病死という形になると思います」

検察が不起訴とした背景には、筋弛緩剤が実際に死に繋がったのか否かを調べた、京都大学の鑑定書がある。鑑定では、投与した致死薬が、多田の息の根を止めたのかは断定できなかった。山中も、当時、

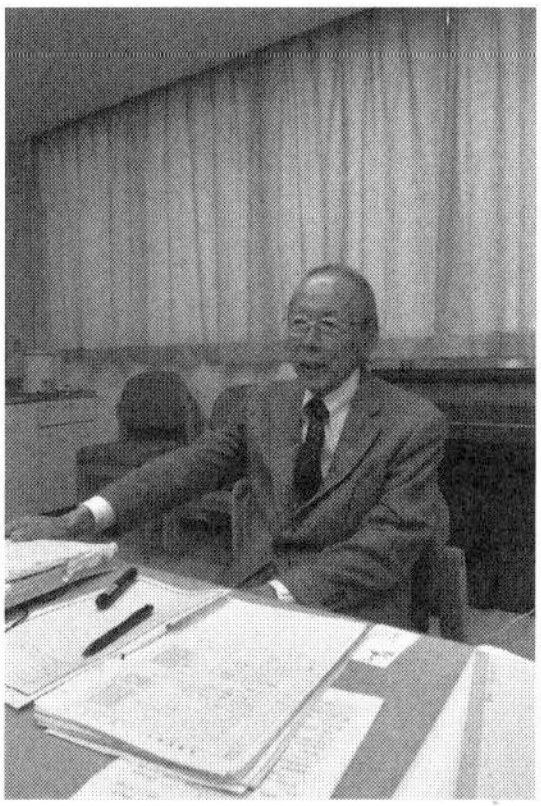
カルテを前に記憶を辿る山中。

覚悟を決めた態度で、検察に挑んでいたことを主張した。

「死が、司法の世界では点であって、その点が（法の枠組みの中で）許されないのであれば、起訴してくださって結構ですと言ったところ、検事さんが鑑定では因果関係が分からないと言ってたんです。そこで検事さんは、起訴すべきでない事例と捉えたんだと思います。我々は、生物学的死であっても、こういう患者さんの場合は、もう線で考えるんです」

この「点」と「線」については、後述する。改めて、山中に、一体どのような思いで、筋弛緩剤の投与を決断したのかを聞いた。その瞬時の思いに、私はむしろ関心を抱いた。

「あの時、なぜ筋弛緩剤がひらめいたかというと、いかに早く患者を穏やかな表情にしてあげられるか、ということに尽きます。死は寸前にある。だけど、1秒でも2秒でも、死を早められるなら（そうしたい）……。それが安楽死になり得るという思いはありました」

山中は、淡々と語っていた。そもそも、モルヒネの大量投入の後、抗痙攣剤を打っていたなら、自然にやって来るはずの死を待てば良かったのではないだろうか。だが、看護師の反対を押し切ってでも、彼はレラキシンの投与を決め、多田の死期を早める行動を選んだ。臨終間際の多田を囲む妻の叫びや、泣きじゃくる娘たちの存在が、彼を動揺させたという。

「あんたもう十分頑張ったじゃないの。もう頑張らんでええんよ！」

多田の妻は、病床で夫の顔を見つめ、そう語りかけたという。その横で、娘たちは、父親の手を握りしめていた。「地域医療というのは、僕にとって家族医療」と話す山中は、この光景を見て、「彼個人の動揺」を和らげる必要性に駆られたのだろう。

机の椅子にも腰掛けず、山中は、立ったまま両手を腰に当て、話を続けた。

「死は、個人の自由という考えがあるのは分かります。だけど、個人だけのものではない。家族のものでもあります。その死に対して強い関係を持つ人たちはやはり家族でしょう。家族の表情というのを、僕らは絶えず大事にします。その時に絶叫があったんですね。これに僕の心が動揺しました。それで三人称の死から、二人称の死になったのです」

つまり、山中自らも医師ではなく、家族の領域に入ったと言いたいのだ。それは地域医療の最前線を担った医師にしか分からない領域なのか。多田は、地元土建会社で働いていた。医師と患者の関係以前に同じ共同体の住人同士という交流を持っていた。

「彼は若い頃、喧嘩っ早くてね。僕が当直の時、血を流している彼の顔の傷をよく縫ったりした。彼とはまさに20年来の友達でした」

私は長年、欧米で暮らしているが、彼の言うところの「死は個人だけのものではない」という日本社会独特の考え方に、私の日本人的なる部分が共感を示した。海外一年間の取材を通して、数々の「個人の死」を目にしながら、「家族は悲しまないのか」という同情にも似た疑念が頭にあったからだ。

「冷静だったらやっていない」

ただ、一つ気になることがあった。彼の話を遮り、質問した。

先生は、「動揺」という言葉を繰り返していますが、冷静な判断だったら、あのような形の死にはなっていなかったと？

ベテラン医師は、その時、おそらく言うべきではない、いや、私としては言ってほしくない言葉をさらりと言った。

「うん、だから冷静だったらね、逆に何もしないかもしれない。何もしないのが一番良かったなと、今、思っています」

エリカ・プライシックが、私に説いた台詞が蘇る。

「この段階で幇助するのは間違っていたと、私は思わざるを得なかったわ」

医師も人間だ。他人に同情したり、憤慨したりすることがあるだろう。しかし、後悔の念を抱くくらいなら、他人を安楽の世界に導かないほうがいい。その考えに変わりはない。

そしてもう一つ、山中の言い分に解せない部分があった。欧米で行われている安楽死の条件の中には、必ず「本人の明確な意思」が、医師側に表示されていなくてはならない。そこでようやく「個人の死」が成立し、家族も納得するのである。それなくして、医師が患者家族という二人称の世界に土足で侵入し、死を手助けすることがあってはならないと、私は思う。多田は、癌告知されていなかった。このことも、大きな欠陥だったのではないか。

山中は、癌告知について、「今でも、僕は（告知を）100％すればいいとは思っていません。すべき人にはする、すべきでない人にはしない」という哲学を持っている。もし彼がそう考えるのであれば、なおさら安楽死に繋がる行為をすべきでなかったと感じてしまう。

怒り肩の医師は、私の横に設置されていたホワイトボードの前に立ち、マジックペンを手に取った。彼は、ボードに一本の長い横線を書き、「これはつまり、限りなく安楽死に近い病死」と言って、「点」か「線」かの解説を具体的な図で説明し始めた。

「時間帯なんですよ。筋弛緩剤を点滴で入れたのは、亡くなる瞬間なんですよ。12時間以上、臨終の時間帯がずっと続いていましたから。痙攣が起こる前から、無呼吸が始まっていた。呼名反応なしで、脳幹反射といわれる捷毛反応がない。もう脳幹が完全に死んでいるわけですね。それが事故だと一過性で、また元に戻る場合だってあり得る。だけど、癌末期の人はね、まったく無理でリターンはないんです」

臨終間近の多田は死んでいたも同然で、いずれ死ぬのであれば、苦しむ姿を家族に見てほしくない。ならば、筋弛緩剤を使って、早く楽にしてあげるべきだ、ということだろう。

右端の「生」から左端の「死」までを表す横線の間に「ミドルワールド」という縦線を引き、これは「臨死状態」を意味するとして、医師は説明を続けた。

「私が赴任した昭和43年（1968年）頃は、京北は僻地で、山林事故が相次ぎました。意識障害に陥り、これはもう危ないという患者を何度も手術した。さあ、どっちに行くかという時に、こちら（右）に戻る人も結構いるんです。だけど、癌末期の人は絶対こっち（左）しかないんです。マスコミの皆さんの一番の欠落部分は、どんな時間帯だったかなんです。（多田の場合は）死のラインを半分またいだ状態でした」

余命については、多くの専門家が言うように、医学的根拠がない。この臨死状態の「ミドルワールド」の中の判断は、山中の経験上の「勘」であるとしか言いようがない。

レラキシン投与が、多田の妻にとって、安楽死に繋がる行為との認識があったのかについては定かではない。人口7400の小さな町で、しかも90年代の日本で、安楽死とはいかなる行為であるのかを理解している人も少なかったはずだ。

事件が露見したのも、看護師たちの内部告発が原因だった。山中は、住民には「教祖様」と崇められる半面、病院内のスタッフに厳しい一面を見せることもあったと聞く。閉ざされた共同体内で募っていった山中への鬱憤は、思わぬ形で発露した。この告発がなければ、その後も山中は、村人たちの「教祖様」であり続けたことだろう。不起訴となったものの、山中は、役場で閑職を強いられ、病院に隣接する保健センター長を務めた後、99年頃から、現在の病院に勤めるようになった。追われるように町を離れたことについて「それは寂しかったです。慕ってくれる人がたくさんいたのでね」と遠くを見つめた。

「死の現場で、ベテラン医師が絶えず冷静さを保てるかというと、そうじゃないんです。あなたが（海外で）見てこられた人々は、極めて冷静。それは法律が確立しているからできることなんでしょうけどね」

山中は、突然、安楽死容認国の制度を羨むようなことを口にした。しかしながら、スイスやオランダでも、本人の意思なしで死が遂げられることはあり得ない。

患者さんが意思表示できない時は、どんな解決策があるのでしょうか？

私が、彼にさりげなく訊くと、答えはこうだった。

「家族との相談がまず大事になってきます。それは、患者さん本人にとって一番大事な分身といいますかね。血縁のない妻であっても分身だと思うし、子供たちはまさに分身です」

多田の妻や娘たちの了解があれば、安楽死があっても良いという意味合いになるが、そもそも患者の多田本人に癌の告知さえなされていなかった。生前、多田が家族と死について、話し合っているはずはない。その意味からも、山中の発言には、不整合が生じてしまう。

その一方で、私個人としては、この血縁的な考えに必ずしも反対はしない。「個人の死」を時には尊重することもある私だが、彼の言う「分身」という考え方にも共感できる。

「私は、亡くなっていく人たちに、『あなたはちょっと早く旅立つけど、我々もやがて旅立つ存在なんだ』と言うのです。その苦しむ姿を見たり、家族に見せたりするのは、ヒューマニスティックではないと思いますね」

この考え方は、スイスやオランダのようである。残される家族に苦しむ姿を見せないためにも、安楽死を認めることが望ましいという論理だ。私は、こうした考え方を、諸外国で学んできたが、山中は、どこでこうした思考に辿り着いたのか。単純に感情論で話しているのではなさそうだった。プライシックやエグジットのソベルは、大切な誰かが、もがき苦しんで死んでいく姿を見た経験から安楽死容認論へと傾いていった。

広島県庄原《しょうばら》市出身の山中は、二人の兄を病気で失っていた。

「1番目の兄貴は戦後、食料事情の悪い東京で、医大に通っていましたが、そこで病気で亡くなりました。2番目の兄貴は、明治大学へ行っていまして、やがて病気で亡くなりました。親父のすぐ上の姉が原爆で亡くなったこともよく覚えています」

若い頃、彼らが長く苦しむ姿を目の当たりにしてきた。だからこそ、彼は、人間の生死に対し、思いが強いのかもしれない。また、彼には髄膜炎《ずいまくえん》の後遺症で障害を抱える次男がいる。こうした存在も医師としての人生を歩む上でなにがしかの影響を与えたのだろう。

山中の価値観に納得させられる部分があったことは確かだ。地域医療を一手に担った「教祖様」が、この町の住民から慕われるのも理解できる気がした。彼の辞任後、地元住民以外にも、日本全国や海外からの支援者ら約10万人が、院長復帰を求める活動に署名した。

先生はなぜ、今になって、私の取材を承諾されたのですか？

私が、そう最後の質問をしたのは、事件以降、「マスコミの怖さを知っていますから、誰にも話していませんでした」と口にしていたからだ。すると、「実はねぇ」と呟き、こう語った。

「今日、私が宮下さんに会おうと思ったのは、ちょうど私の親父が死んだ年齢だったからなんです。いつ死ぬかも分からない。以前のマスコミとは違う人であれば、話をしておきたいと思ったんです」


インタビューから3カ月後、実際に京北町を訪れ、住民の声を拾ってみた。スーパーでの買い物を終えて出てきた50代の男性は、こう語る。

「ここだけの話やけど、私も、当時、おばあさんの体調が悪うて、先生に（安楽死を）お願いしますて考えたことがあります。ほんまに面倒見がええ先生やった。もともとは無医村やったので、助けてもらった方はぎょうさんいると思いますよ。うちの坊主が魚の骨をつっかえた時、取ってもろたんも山中先生やったしね」

同年代の別の女性もこう言う。

「小学校の時やったかな、私も先生に盲腸の手術をしてもろてるんですわ。子供も世話になってるし。頼りがいのある先生やったさかいね、あんなことになると思ってへんかったですね。メディアが騒ぎ過ぎやわ。私は、もう看護婦さんが嫌やったね」

住民全員が、元院長に恩赦を与えているようだった。「誰かも分からんあんたに、先生の話なんかできるか！」とか、「その話は勘弁してください」と冷たい言葉を返す人々もいた。

だが、私は、個人的にこうした共同体、あるいは村社会が嫌ではない。その理由は、村社会よりも個の社会を貫く欧米諸国の殺伐とした空気を、長年、肌で感じてきたからだ。

車を降りて、少し頭を冷やしてみる。

この小さな共同体内には、暗黙のルールが存在している。人間付き合いにしても冠婚葬祭にしても、きっと目に見えない掟《おきて》があるのだろう。おそらく安楽死にしても、そうした何かが適用されたに違いない。そんな彼らに、よそ者の私が口を挟んでいいものか……。

京北町では、医師と看護師の対立によって、それが顕在化した。しかし、目に見えないだけで、日本の他の場所でも、類似の事例が発生していたのかもしれない。

みぞれが細雪に変わりゆく弓削川の景色を眺めながら、そんなことをつらつらと思っていた。京北町を去る前、地元名物の納豆餅を頬張った。おいしかった。ここの店主に、敢えて取材の話はしなかった。遠くから聞こえるトンビの鳴き声が心地良かった。

私がしたことは殺人ですか

「安楽死とか何とか言われても、私はそういう認識ではないので。ご家族の判断だったり、本人がその日に言った言葉だったり、いろいろ違う。だから、あんまり杓子定規にここから安楽死、ここから尊厳死というわけにはいかない。線で切れるようなことではないんです」

横浜市にある大倉山診療所の院長を務める須田セツ子（62）は、「安楽死」という言葉に、まるでアレルギー反応を示すかのように、やるせない表情を浮かべた。この問題を日本人医師にふると、多くは曖昧な表現で言葉を濁す。だが、彼女はそうではない。私は、物事を率直に言う日本人が意外と好きだ。もはや恐れるものなど彼女にはない、とでもいうべきか。

日本の医療界において、安楽死の殺人罪で起訴され、唯一、最高裁まで闘った医師は、彼女一人だった。ヨーロッパから帰国中のある夜、私は、須田の著書を一気に読んだ。読む時は、欧米との体験比較になる。タイトルはこうだ。『私がしたことは殺人ですか？』（２０１０年、青志社）。調査を重ね、その質問の最終的な答えを、私なりに見つけたいと思った。

安楽死容認国で、この手の医療措置は、事件に発展することがまずない。オランダで取材した「死ぬ権利協会世界連合」のロブ・ヨンキエールが「私は安楽死をさせても報告してこなかったが、検察はそのことを知っていた」と、話していたのを思い出す。

日本では、患者本人の意思の有無にかかわらず、終末期の患者を積極的に死に導いた場合、民事訴訟だけでなく、刑事訴訟に発展し、医業停止命令を受ける可能性がある。

なぜこの国では、こんな事態に発展するのか。その背景には、日本独特の慣習や法律が根差している。当時、呼吸器内科部長を務めていた須田セツ子本人の口から、それらが実際の医療現場の常識と、どう乖離しているのかを探りたかった。

　1998年11月16日、事件は、神奈川県川崎市にある川崎協同病院の南病棟228号室で起きた。気管支ぜんそくに罹患していた当時58歳の男性患者、土井孝雄（仮名）が、鎮静剤の後、筋弛緩剤「ミオブロック」を投与され、息を引き取った。その時、主治医だった呼吸器内科のベテラン部長の須田が、「4年後」の2002年12月、殺人罪で起訴された。

　工務店を営んでいた型枠大工の土井は、1984年から川崎公害病患者に認定されていた。京浜工業地帯の中心を担う同市では、多くの健康被害が認められている。その4年前から同病院に勤めていた須田は、外来主治医として、この患者をよく知っていた。普段は無口だった彼が、須田に会うと、時々、言う口癖があった。

「自分はこの仕事をずっとやってきた。この仕事が大事なんです」

　空気の澄んだ他の地域で生活するという選択もあったはずだが、彼はこの地に留まった。14年間、通院を続けた土井は、何よりも仕事を優先した。体を休める週末になると病状が悪化する患者が多いといわれるが、彼もその一人で、ある日曜日に体調が優れなかった。

　翌日の月曜午前、仕事中にぜんそくが悪化した。午後には、重積発作（呼吸困難が継続）を起こし、心肺停止状態となって病院に運び込まれた。心肺蘇生が行われたが、低酸素血症で大脳と脳幹に障害が残り、昏睡状態に陥った。以後、痰を吸引するための気管内チューブを装着された土井は、植物状態だった。

事件当日午後、土井の容態が急変。駆けつけた家族11人が見守る中、須田は、既に相談を受けていた延命措置の中止のため、気管内チューブを抜いた。

しかし、患者が上体をのけぞらせてもがき出すという想定外の反応を見せたため、鎮静剤「ドルミカム」3アンプルを静脈注射した。その後も苦悶が収まらず、同僚医師の助言により筋弛緩剤「ミオブロック」投与を決定した。須田本人が1アンプルを生理食塩水点滴バッグに溶かし、点滴を開始した数分後に土井の呼吸が止まった。

須田は、これらの行為に関して、「鎮静剤使用の延長線上の処置」と語った。後の公判では「安楽死という認識はない」ことを主張している。

彼女はまず①気管内チューブを抜き、鎮静剤を投与し、そして②筋弛緩剤を投与した。①は、消極的安楽死や緩和ケアに該当し、終末期医療で一般的に行われる行為だ。①②の連続性の上で土井は絶命したのであって、②だけをもって、違反行為（積極的安楽死）と見なされることに関して異議を唱えたのである。筋弛緩剤使用に関しても、呼吸筋を弛緩させ、苦しげな表情と喉の力を抜いてあげようと思ったのだと語る。

なぜ最高裁まで争ったか

２０１６年11月25日、東急東横線大倉山駅から徒歩約10分の住宅地の中にある大倉山診療所へ向かった。自転車で子供を乗せてくる母親や、マスクを着けた学生服姿の高校生、そして老人たちが次々と診療所に出入りして、待合室は患者で溢れていた。

「あ、こちらへどうぞ」

受付の係員に声をかけられた後、須田が私を呼んだ。白衣を着た華奢な女性は、そのままそそくさと診察室に消え、私はその後を追った。中は、ごく普通の診察室で、患者の診察ベッドと医師の机が置かれ、仕切りの向こう側には、看護師たちが、カルテを持って話し合っている様子が窺えた。須田は、オフィスチェアに腰掛け、早口で話し始めた。

「なんかバタバタしていて、ごめんなさいね。メールも返さずになんだか……」

この患者の数を見るだけで、彼女が多忙なのは判断できる。私の取材時間は限られているだろう。ただし、少なくとも、事件の本質的な部分についてだけは、知っておきたかった。

川崎協同病院事件のお話なんですが……。須田は、私の質問を最後まで聞かず、早口で返答した。仕事が忙しいからなのか、彼女の性格がそうなのか。私は、むしろ後者であると推測した。質問は遮るが、言いたいことは、とことん言う。それが須田セツ子だと思った。

彼女は、「安楽死の認識はない」と断言した上で、治療中止の曖昧さについて語り始めた。

「心肺停止で運ばれてきた患者を心臓マッサージや吸引をさせたりして蘇生を試みるけれど、それだって10分やる人と1時間やる人がいます。どこまで続けるか、手を離した瞬間が死亡時刻になってしまうんです。どこまでやるか、どこで止めたら延命治療の中止になるのか。

定義というのは、バラバラなんですよ」

私の祖母が交通事故に遭った時、集中治療室では、心肺蘇生が行われていた。なぜか、駆けつけた身内全員を強引に治療室に入れ、血まみれの祖母のマッサージを無理やり見せつけられた。その後、医師が「もういいですかね？」と言って、蘇生を止め、呼吸器を外した。この一連のやり取りの意味が、今の私には理解できる気がする。

須田の話を聞いている最中、スイスのプライシックの顔が、突然、浮かんできた。お互いに年齢も近く、同じ女医である。スイスの女医は、末期患者やそうでない患者に対しても、自死を幇助し、私に仕事の意義を堂々と語る。それに対し、須田は、一人の末期患者を楽にしようと、筋弛緩剤を使用したことで「殺人者」となり、時々慎重な言い回しになる。

日本では筋弛緩剤は、手術の麻酔時に気管内挿管を行う際などに、筋肉を緩めるために使用される。従って、それを用いたことで患者が死亡した場合、安楽死が疑われてしまう。京北病院事件でも、筋弛緩剤が使われ、末期患者が死亡した。山中も、「いかに早く患者を穏やかな表情にしてあげられるか」を考え、患者に投与している。

須田は、次の内容をさらりと吐き、殺害の意図などなかったことを主張した。

「宮下さんが見てこられた安楽死、お薬を使ったり注射したりしてストンというようなね、そんなのは日本ではまずはあり得ないでしょう」

確かに、私が見てきた安楽死の薬は、それをコップに入れて飲むか、点滴の中に投与すれば、すぐに死に至る。目の前にいた私は、その即効性に圧倒された。まさに「あっという間」に、末期でない患者もコロリと逝くのだった。

須田は、土井に投与した薬が、直接の死因ではないと言いたいのだ。実際、安楽死を意図していたのであれば、鎮静剤さえ投与する必要はなかった。時系列を整理するだけで、須田が、患者の命を尊重していたことが分かる。彼女の著書に次のような記述がある。

〈もうじき亡くなるとわかっていながら、患者さんに酸素を与えたり、痰を取り除いてあげたりする。最後の最後まで、やれることはすべてやるというのが医療者なのです。どうせ死ぬのだからそんなことする必要はないじゃないか、というようには考えないのです〉

私に質問の隙を与えず、須田は意見を述べ続けた。

「それはまぁ、薬を使ってストンと逝かせるのは殺人だと思うんです。でもたとえば、鎮静剤を打って、薬が効いていったら息が止まった。それが思わぬ早さだった、ということで殺人になるかというと、それはならないと思います。麻酔なんかもそうで、入れすぎて呼吸が止まることもあります。でも、これは普通、法的には殺人罪にはならないんです」

筋弛緩剤がなければ、彼女は逮捕されることも起訴されることもなかったに違いない。苦痛を和らげ、延命治療中止の延長線上の処置を行い、土井は永眠した。

家族は、須田に「お世話になりました」と挨拶をし、この件は終わったはずだった。だが、4年という年月を経て、この出来事は事件化した。それは、病院内部の事情に詳しい、ある医師がマスコミにリークしたことが発端だった。

組織力に定評があるはずの日本では、漏洩や内部告発が多発する。欧米では、意外と少ない。そこには、職場で積極的な発言をしづらい、日本特有の国民性が関係していることもあろう。溜まった鬱憤が、何らかの拍子で外部に放出されてしまう。これも集団の特性なのか。

リーク情報を受け、朝日、産経、日経の三紙は、「安楽死事件」と名付け、毎日と東京の二紙は「筋弛緩剤投与事件」に留めた。読売は、前者から後者へと定義付けを変更した。週刊誌も「殺人医師」と書き立てた。こうした報道も、国民に誤解を与えたことだろう。

2002年12月26日、横浜地検は殺人罪で起訴した。翌03年の3月27日から、横浜地裁で公判が始まった。最終的に「呼吸筋弛緩に基づく窒息により死亡させて殺害した」として、須田に懲役3年執行猶予5年の有罪判決を言い渡した。

第一審では、須田が臨死期の土井の気管内チューブを外し、想定外の反応を見せたため鎮静剤を打ち、最後に彼女自身が筋弛緩剤を点滴から投与したという事実経過が重要視されなかった。いや、須田も自ら主張しなかった。

当時の弁護士が、須田に口を酸っぱくして言ったからだ。

「被告人なのだから神妙にしていてください。公の前で笑顔を見せたりしないように」

須田は、患者遺族の証言にも矛盾があったと指摘する。

彼女によれば、土井を安らかに眠らせるため、家族とは事前に相談済みだったという。それは、気管内チューブ抜管の承諾だった。だが、裁判官は、当時、須田が家族に「九分九厘、植物状態」と伝えたことに対し、「衝撃的で不正確な説明」「配慮に欠ける対応をして家族らとの意思疎通を欠いた」と押し切った。

実際はどうだったのか。患者が息を引き取る前の午後、須田が土井の妻と交わした会話を、著書をもとに再現しよう。

「この管を外してほしいんです」

「えっ？　これを抜いたら呼吸できなくて生きていけませんよ」

「わかっています」

「早ければ数分で最後になることもあるんです。奥様一人で決められることではないんですよ。みなさん了解してらっしゃるんですか？」

「みんなで考えたことです」

これらを録音していたわけではないため、証拠にはなり得ない。だが、裁判で土井の妻は、この時間帯に病院には行っていないと言い張った。そして抜管は、医師の独断によるものだったという判断が下された。

さらに、須田にとどめを刺したのが現場に居合わせた一人の看護師の証言だった。経験の浅い、その看護師は、筋弛緩剤は自分が静脈に注射し、それを指示したのが主治医の須田だったと供述した。ミオブロックの量も、即死に至る3アンプルで、須田が認識する1アンプルの3倍だった。須田のカルテと看護師の看護記録でも、その食い違いは見られた。須田は、ため息まじりの声を漏らして語った。

「なんで看護師が注射するんですか？　事実と違う。だから私は、最高裁まで争ったんです。そんなことをしたら、本当に殺人なんですよ。彼女が言うようにやったら、それは即死ですからね。医療現場で筋弛緩剤を3本も使うなんて、誰も信じないと思っていたんですけれど、彼女がきっちりと言って。それを他の先生方が曖昧な返事でそうだったと思うとか、そう書いてあったと思うなんて言ったので、事実が歪められてしまったんです」

一審の横浜地裁では、妻の発言に加え、看護師の証言も採用された。しかし、2005年3月からの控訴審の東京裁判では、看護師の証言は変わらず採用されたが、家族側の証言を証拠不十分で取り下げ、求刑も3年から1年に減刑された。

また、看護師の態度が一変し、涙ぐんで証言をする場面もあったと、須田は振り返る。

「一審の時、彼女が私と話をしたいって言ってくれたんです。私は喜んでというところだったのに、弁護士に止められたんです。控訴審に出てきた時は、一審の時とは全然喋り方が違ったので、思うところがあったんでしょうね」

2007年3月、須田は、控訴審判決に対する不服申し立てで上告した。最高裁は事実関係を争う事実審でなく、法令違反の有無を判断する法律審である。「患者の自己決定権」や「医師の治療義務の限界」が主に審議されたが、須田を納得させる議論には、ほど遠かった。

2009年12月、最高裁の判決通知は、「延命治療の中止を行ったことは法律上許されず、殺人罪に該当する」だった。その決め手となったのは、「患者の死期（余命）を判断するための脳波等の検査がなかった」ことが一点。もう一点は、「延命治療の中止は、昏睡状態にあった患者の回復を諦めた家族からの要請によるが、その要請は余命を伝えた上でなされたものでなく、患者の推定的意思に基づかない」という結論だった。

後者に関しては、私も頷かざるを得ない。だが、須田は、安楽死ではなく、延命措置の中止との認識だった。「余命を伝えていない」「本人の意思を確認していない」ことが同じく問題となった京北病院の山中とは、前提条件が違う。彼女が独断で投与を決めていない点も差し引く必要があるように思えた。もちろん、彼女の話を全面的に信じればの話である。

こうして、6年9カ月に亘る公判は幕を閉じた。皮肉にも、土井が他界した直後、医療現場にはぜんそくの特効薬となる吸引ステロイドの新薬が導入された。これにより、ぜんそくの歴史が変わった。「あと少し早ければ、この事件も起きなかった」と、須田は苦笑いした。

遺族の証言

2週間後、私は、土井の子供の一人が働く職場を訪ねた。

入り口の扉を開けると、小柄な男性がこちらに向かってくるのが見えた。私の前で足をぴたりと止めたのは、土井秀夫（仮名）だった。訪問意図を簡単に説明すると、彼は言った。

「あ、親父の話？　あれはもう思い出したくないんだよ」

だが、無理やり追い払う気配はなかった。

その場を立ち去らない私を横目に、彼は、父・孝雄の死後について、渋々と話を始めた。

「絶対に書くな」と彼は言ったが、私は書くことにした。その理由は、須田や遺族を咎《とが》めるためではなく、むしろ本来は当事者なのに、第三者であるかのような対応をした病院の内実を示したいと思ったからだ。

「だからさ、あれが起きてから、俺はもう家族とは疎遠だよ。一切、口もきいてねえし、会ってもいねえよ。すぐそこに住んではいるんだけどね。俺は、あの時、仕事が忙しかったんだけど、急に病院に呼び出されてね。そりゃ、何が起きたのかまったく分かんなかったよ。俺は、お袋たちやきょうだいから、なんも聞かされていなかったから……」

秀夫は、両腕を組み、威圧感を漂わせる口ぶりで、私にそう言った。父が死に至った過程を、息子は一切知らされていなかった。そうした父の死に対する疑念は、4年後、事件化されたことで家族への不信に変わり、家族関係に亀裂を走らせた。

「向こう（疎遠な家族）は、須田先生とは何度も話し合いをしてきたみたいなんですよ。だからなんかあったんだろうなぁ。それで、俺が病院に駆けつけたら、急に管かなんかが外されて、注射を打たれて親父が死んじまってね。何が起こったのか、俺にはまったく分かんなかったんだよ。なんかおかしくねえかって、ずっとあの後も思っていたんだよ。何でこんな死に方をしたんだってさ。俺は、親父が意識がなくても、ちゃんと看病して家で介護するつもりだったんだよ。それがあんなふうに死んじまってさ……」

父親を介護するつもりだったと秀夫は言う。一方で、反対の考えが、彼の母親にあったことは、須田も語っていた。以下、著書の中にある母親の言葉だ。

〈私たちは家族で仕事をしていて、ひとり欠けても大変で、何の保障もありません。私も体が弱くて、ひとりで主人を看護する自信はありません。息子の嫁たちも小さな子供がいて、手伝いをしてもらうのは無理です。かといって、施設に入れるといっても、経済的な余裕もありません〉

こちらが黙って耳をそば立てていると、土井の息子は、口数を増やしていった。

「数年後、突然、うちに病院の関係者が4人来たんだよ。あの件について、どうか伏せていてくれとね。で、金も持ってきたんだけど、俺は『金なんかいらねえんだよ、俺が欲しいのは親父の命なんだよ』ってね。ぶん殴ってやろうかと思いましたよ。それで、俺はこんなだから、口悪いし、短気だからさ、黙ってねえんだよ。あいつらに俺は『あれって安楽死じゃねぇのか』って言ったんだよ。俺は起こったことをそのまま言うぞって言ったら、あいつら自身が病院で会見したんだよ」

前段にマスコミへのリークがあり、病院側は慌てて足を運んだのだろう。病院側は、金銭の補償もちらつかせたという。秀夫は、その行動こそ、父の死を軽視していると捉えた。

２００２年４月19日、院長らが、記者会見を行い、「安楽死（が行われるため）の要件は満たしていない」と発表し、謝罪した。医師の行為に問題があったことを病院自ら認めたのだ。組織防衛を選んだ病院は、須田を見捨てた。責任の矛先は須田一人に向かうことになる。

秀夫は、他の従業員が中に入ってくると、話を打ち切った。

「今日はたまたま従業員がいないからこんなこと話せたけど、もしいたら、あんたを押し倒してでも追い払っていたからな。次はもうないと思ってくれ。来ても話はしねえからな」

一家の大黒柱だった父親を失った彼の思いは、十分に伝わってきた。そして思う。川崎協同病院事件は、本当に安楽死事件として、扱われるべきものだったのか。

須田もまた東海大学事件と似た経過をたどった。今は、大倉山で地元住民相手のクリニックを営む。それはそれで、快活な須田の天職に思えるが、一方で、人の命を預かる医師たちの立場の弱さを感じる。組織は守ってくれない。そして、この国では法律も守ってくれない。

須田はこんなことを最後に言った。

「司法は、死を他人が導いてはいけない、と判断しました。自分で決める死と他人が決める死には、明確な線が引かれるべきだ、と。でも私は、必ずしもそうは思わない。自分のことを一番よく分かってくれている人を側において死ぬことは理想だと思うんです。自分でない他人にすべてを委ねられるって、最高に幸せじゃないですか」

「自分で決める死」を「個人の死」と言い換えてみる。欧米と違い、日本では、「個人」が「家族」という土台の上に存在している。須田の言う「他人」が家族を指す場合、個人とも連なっていることになる。これらを司法で明確に分けることは困難だろう。

日本では、死の議論が未成熟な上、なおかつ「終末期の判断」を医師任せにしている。だから最終的に、家族や医師の間で摩擦を引き起こす。そして訴訟になれば、医師側は無罪を勝ち取れない。これこそ、日本の現状であると思う。

私なりの最終的な答えは出た。須田がしたことは殺人ではない。

ライフサークル日本人会員からの電話

それは2017年1月末、日本滞在中のことだった。スイスのプライシックから、メールが届いた。その中には、こう書かれていた。

〈My Japanese membersに送った手紙を、あなたにも添付するわ〉

一体どういうことだ? My Japanese memberes、つまり、日本人会員? しかも複数?

彼女の口から初めて聞く、誤訳など不可能な英文に、私の目が奪われた。彼女は、ある案件で、日本人会員に意見を問おうとしていたのだった。

それにしても、なぜ日本人会員のことを、これまで私に黙っていたのか。後に、理解するのだが、彼女は、幇助する会員以外の国籍まですべてを把握しているわけではなかった。「会員登録患者」と「幇助患者」の間には、大きな隔たりがあるということなのだ。

若干の震えを感じながらメールを打ち返すと、プライシックから、翌日、返事がきた。

〈彼らはメンバーですが、まだ（自殺幇助の）日程は決まっていません〉

——日本にも、プライシックの幇助を望む患者たちがいる！　日本取材の合間に、突如、新しい事態が発生した。日本人がなぜ、スイスに向かおうとしているのか。なぜ、安楽死でなければダメなのか。日本も、もはや私が知る社会ではないのか。

ただちに、取材に取りかかりたかった。だが、日本人会員にどう連絡をとればよいのか。プライシックに仲介をお願いし、私のメッセージを彼らに転送してもらったが、そこはプライバシーを重視する日本である。そう簡単に私に連絡をしてくるはずがないと思っていた。

ところが、だ。京都取材後の帰り道、突然、私の携帯に「非通知」の文字が光った。なぜ非通知なのかを気にすることなく、すぐに電話を耳に近づけた。もしもし……。電話越しに聞こえる覇気のない話し声が日本人会員だと気づくには、数秒もいらなかった。

「エリカ先生（プライシック）から、宮下さんのことを聞きまして……」

その時、私は、彼女が何を求めているのか分からなかった。会って話をしたいわけでもないようだ。一方的に話しかけ、とりあえず携帯メールで連絡を取り合うことにした。それから1週間後、ようやく彼女の居場所を教えてもらい、中部地方のある都市で落ち合った。

私が先にレストランに入店していると、5分後、黒髪を後ろで束ね、マスクを付けた小柄な女性がやって来た。私のことは、すぐに判別できたようだった。「茶色のマフラーを目印に」と、告げてあったからだ。

30代後半の川原美重子（仮名）は、席に座ると、私と目線を合わせては、すぐに膝元を眺め、テーブルに置いた細い10本の指を第二関節まで重ね合わせた。こちらから質問してくるのを待っているようだった。彼女の後方にある三つのテーブルには、それぞれ二人組の女性客が食後のひとときを楽しんでいた。

ライフサークルに登録したきっかけは何だったのでしょうか？

唐突な質問であることは、承知していた。だが、川原には、前置きなど必要なさそうだと、何となく思ったのだ。すぐにでも答えたいという表情を見せ、大きな声で話し始めた。

「子供の頃から、毎日、死にたいと思ってきたんです。でも、自殺をすると他人に迷惑がかかるので、それだけは避けたくて。過去に一度も自殺未遂の経験はないんですが……」

川原が、ライフサークルに登録したのは2016年9月。オランダでは、外国人が安楽死できないことをネットで学んだようで、スイスに辿り着いたのだという。

「他人に迷惑」というフレーズが私の中で引っかかった。前述した橋田壽賀子も著書『安楽死で死なせて下さい』（文春新書）の中で、この言葉を頻繁に使っている。

〈人に迷惑をかける前に死にたいと思ったら、安楽死しかありません〉

日本社会で生き抜く上で切り離せない道徳的観念なのだろう。けれど、死への動機に「迷惑をかけないため」と語るのは、欧州で長く生活した私からすれば、異質である。

赤く染まったハーブティーをマグカップに注ぎ、川原は、そっと啜った。

現在は、「福祉関係の仕事」に就き、午前9時から6時間休憩なしで働き続ける。経済的には、何とかやりくりしているが、家庭事情が彼女の悩みだった。

「シングルマザーで、息子は10歳、娘は8歳です。息子が発達障害で、自閉症と診断されています。バイト先で知り合った旦那とは、数年前に別れました。DVがひどかったんです」

離婚のきっかけは元夫が、「(当時)4、5歳ぐらいだった息子」の首を絞めたことだった。息子は、次第に登校拒否をするようになり、母親に対しても暴力を振るうようになった。川原は、発達障害に関する書籍を数多く出版する著名な児童精神科医Aに相談するようになった。しかし、このことが彼女にとって、死に対する願望を強める契機になった。

こともあろうに息子の治療中に、母親の川原本人が解離性障害という精神疾患だと診断されたのだ。ある特定の記憶などが失われ、自分自身の思考、記憶、感情といった感覚が分断された症状を指す。多くは、幼少期に起きたストレスやトラウマが影響する。

看護師のいない密室で、川原は息子の主治医であるAに言われる。

「今のままでは、あなたの子供はダメになる」

医師は、さらに追い討ちをかけるように「あなたは、恋愛は絶対にしないほうがいい」とまで言った、と川原は下を向いて声を落とした。彼女は納得がいかず、医師に聞き直した。

「いきなり言われても、理解が追いつきません。もっと詳しく教えてくれますか」

「それだからダメなんだよ、あなたは。あなたには理解できないと思う」

テーブル上のナプキンを一枚抜き取り、川原は目元を拭いながら、私を見ずに続ける。

「そんなことを言われたら、とりつく島もなくなってしまって……」

声の響きからは、わずかな光さえ感じ取れなかった。それでも、思いの詰まった一語一語を聞き逃すまいと、私は、懸命に耳をそば立てた。

「私といるとみんな不幸になるんです。子供も私のせい。不適切な養育しかできないなら、施設に預けたほうがいいのかなとか、私が身を引いたほうがいいのかなと思って……」

川原の声は、徐々に小さくなっていき、聞き難くなることもあった。Aの異動で、新しく迎えたB医師も、彼女に対しては、厳しい態度を取った。

「子供がこうなるのは、あなたのせいよ」

息子の治療のために通院していたはずなのに、混迷は深まるばかりだった。私は、彼女のこうした言葉を信じたいと思うが、解離性障害というものが、具体的にどういった病で、彼女にどういった症状が現れているのか、目の前の様子を見るだけでは判断に苦しむ。

なぜ川原は、「毎日、死にたい」と思うようになったのか。

通院した経験こそないが、20代前半に、一度だけ精神的不調と言われたことがあったという。その時は鬱病と診断されるに留まり、その後、自身の症状の深刻さに気を留めることはなかった。しかし、息子の入院をきっかけに、幼少期の両親の記憶が蘇る。

「母は、朝ご飯を作ってくれなかった。たまに作ってくれたゆで卵を食べない私を見て、卵を投げ付け、私の頭は黄身だらけになることもありました。父は、酒乱で、私が布団の中で寝ていると、ひたすら蹴って叩き起こしました。だから、今でも寝るのが怖いんです」

こうした幼少期の生活が、心的外傷をもたらし、現在の川原を形成しているようだった。

スイス行きのハードル

そして現在、川原はライフサークルに登録し、安楽死という選択肢を発見した。だが、結論から言えば、登録から実行に至るまでには、まだまだハードルは高い。

まず、スイスでは、理論上は精神疾患者も実施可能だが、診断書を作成できる精神科医や神経科医はまずいない。ベルギーとは異なり、倫理的に同意できない医師が多いからだ。外国人は本国の診断書をスイスの公用語（ドイツ、フランス、イタリア語のいずれか）か英語に翻訳する作業も必要だ。万が一、病名や、わずかでも病状の誤訳があれば、却下される。現地医師の診察に対し、正確に答えるための語学力も問われる。

ベルギーのエイミーと違って、目の前の日本人女性は、精神疾患の治療を行ってきていない。日本の診断書さえ持ち合わせていないのだ。あまりにも軽はずみな思いで登録したに過ぎないことを知り、「今後、どうしたいのか」「診断書はあるのか」と、訊いてみる。

不思議にも自信を持った表情とともに、川原は、上を向いて答えた。

「今は考えていないのですけれど、本当に悪くなれば、その時は診断書も出ているんだと思います。毎日、死にたいと思っていますが、今すぐに計画を立てなくてもよいのかなと。とにかく、登録できたことが毎日の支えになっているんです」

支え、つまりは「抑止力」である。安楽死を求める人間がこうした言葉を使うのは、本心では「死にたくない」ことの表れにも思えるが、気持ちは分かる。私は、この言葉を何度も聞いてきた。精神疾患者にとっては、安楽死できると知ることが、生き続ける糧になる。

だが、彼女は、生き抜くための努力はしていないという。母親とは価値観が違い過ぎ、5歳年下の弟は「堅気じゃなくて、あまり深入りしたくないし、されたくもない」という。家族からのサポートは期待できない。日常生活にも、嫌なことが多く、熱中できることもないという彼女は、絶望的な顔で言う。

「より良く生きたい気持ちはないし、人に迷惑をかけたくないので……」

私は、また膝元に目を戻す川原に問いかける。

もう一度、恋愛してみる気はないのですか？

こう尋ねたのは、彼女が結婚後に「もう少し生きてもいいと思った」と語ってもいたからだ。そうしたモチベーションを、彼女自身で模索していくべきかもしれない。

「そんな高望みをしちゃいけないと思うんです」

川原の充血した目から、一滴の涙がこぼれた。誰か、彼女の涙を止めることはできないのか。スイスに行くのはまだ早い。彼女は死ぬべき人間ではないと、私は感じた。けれど、この言葉を放つことは、逆効果を生む。そのことも知っている。何も告げず、この場に来てくれたことに、ただ、感謝の意を示した。

「お役に立てたかどうか。普遍的な話ではないと思うので」

席を立って、ゆっくりと頭を下げると、川原は「ありがとうございました」と言って店を出ていった。伝票が入った透明の筒の横には、５００円玉硬貨が置かれていた。伝票によると、二人が頼んだハーブティーとコーヒーの2杯分だけでは、その金額には届かなかった。

彼女への同情心がどこかにあったのか、置かれた硬貨がとても重く感じた。私は、別の５００円玉硬貨を財布から取り出し、彼女のそれと取り替え、支払いを終えた。

次々と届くメッセージ

この取材を終えた頃から、スイスを目指す他の日本人会員から連絡が届き始めていた。

一人は、統合失調症の30代女性で、年明け早々に会員登録を済ませたという。若い頃から自殺願望を口にし、実際に2016年1月に自殺未遂を経験した。ベルギーのエディット・ビンケのケースに見たように、もし自殺に成功していたら、残された家族に傷跡を残していたことは間違いない。この自殺未遂後、家族も安楽死団体を探すことに協力し、ライフサークルに辿り着いた。本人ではなく、その関係者に面会し、涙ながらにこう語るのを聞いた。

「実際に○○（自殺幇助希望者の名前）が自死できるだろうと分かった時、安堵を感じていたところもありました。生きている限り苦しみと不安が続くように見えましたから」

スイスでは、精神疾患患者への自殺幇助は難しい。現段階では実現しないだろう。

もう一人は、長年、鬱病を患い、2012年にライフサークル会員になった男性だった。彼は、「人の命はさほど重くない。死ぬ時期は自分で決めたらいい」と考える。自殺未遂も何度か経験しているようだ。直接会うことは叶わず具体性のないメールでのやり取りになったので、詳述は避ける。まだ自殺幇助を実際に希望する考えはない。ただ、「会員＝死ぬ」準備が整っていることが心を安定させているようだ。

他にも、私のもとには直筆の手紙やメールが多数、届いていた。「安楽死をする方法を教えてほしい」「日本も安楽死を容認すべき」といった声が多かった。団塊世代も70歳代を迎え、本格的な高齢化社会が訪れようとしている。医療技術の進歩が目覚ましい中、寿命を延ばすことよりも、死ぬ自由に関心を寄せる日本人が少なからずいるというのは、驚きだった。

だが、そこには、前述の「迷惑の文化」が根差しているように私は思った。何らかの理由で病を患った人間が自らの看病や介護を周囲の人間にさせたくない、人の手助けを借りなければ生活できない自らを恥だと思う心理である。終末期の生き方を個人の人権として考える欧米とは違って、日本には最期まで集団意識がつきまとう。

家族からの「そろそろ患者に逝ってほしい」という空気を、患者本人が察して、安楽死を願い出るケースも十分あるだろう。押しつけの死は、そもそも「死の自己決定権」を求めて議論されてきた安楽死の概念とは対極にある。

また、実際に日本国内で安楽死容認に至る法整備がなされるかといえば大いに疑問である。政治家や関係団体に法整備の可能性を尋ねる取材を重ねたが、それ以前の問題だと私は思う。

生命倫理学を専門とし、安楽死には反対の立場をとる鳥取大学医学部准教授・安藤泰至は、そもそも日本には安楽死合法化について議論できる土壌すら整っていない、と語った。

「安楽死は『死は自分の私的な事柄なのだから自分で決めるべきだ』（死の自己決定権）という思想に支えられていますが、日本では自らの生き方すら自分で決められていません」

ここで安藤が例示したのは、会社員が法的権利の有給休暇もとらず、過労死してまで会社に奉仕する現状だった。あらゆる局面で日本人は、権利を主張しようとしない。医療においてもそうだ。「患者の権利」や、医師の説明と患者の同意に基づく「インフォームド・コンセント」といった考え方は唱えられてはいても、実際には浸透していないという。

「また、医師が患者に癌告知をしたとします。『あなたはステージ4です』と告げた際に、患者が泣き崩れたらどう対応するか、憔悴した家族とどう関わるか。医療の場で、人間対人間で付き合える医師は限られています。生きる上で医療がどんな助けを患者に施せるかも確立されていないのに、死ぬ時だけ自己決定が大切というのは、話が逆ではないでしょうか」

この章では、三つの「安楽死事件」を取材してきた。だが、彼らの行為と欧米のそれとは、大きく異なる。まず、日本人医師たちは自覚的に患者の命を絶ったわけではないだろう。たとえば須田セツ子は、最期の苦痛を取り除く医療行為の延長だったと主張する。他の医師たちも、家族の要請や過度な緊張状態のなか致死薬を手にしたものの、その重大性をどこまで把握していたのかは疑問である。

次に、患者の「死ぬ意思」を確認していたか否か、という点だ。私が知る限り、誰一人として死を要請していなかった。スペインで起きたサンペドロ事件を例にとろう。同国で安楽死が認められていないことは共通していても、彼は20年以上に亘って、死への要望を周囲に伝えてきた。彼のような患者であれば、日本でも大きな波紋を広げていたことだろう。

最後に、三つの事件とも「終末期」というよりも、明らかに死が迫っている「臨死期」の事例だった。医師たちが行為に及ばなかったとしても、患者の命は長くはなかっただろう。やはり私が欧米で見てきたものとは状況が異なる。

日本では、安楽死という言葉が報道によって一人歩きした。ここに記したような安楽死の前提条件を問う検証は少なく、結論ありきの空疎な議論が繰り返された。

この国は、死を巡る対話を欠いてきた。患者への癌告知がされるようになったのさえ、そう昔のことではない。スイスを訪ねる各国の患者たちが、必ずしも末期癌患者のように死期が差し迫っていないのも、日々、死を現実に捉えて生活しているからだろう。

では、日本人も死を巡る対話を重ね、理想の死に方を健康なうちに表明しておけばよいのか。昨今、普及しつつあるリビング・ウィルは一つの方法かもしれない。ただし、日本の場合、個人の意思に加え、家族や友人を含めた集団の理解が必要となってくることを繰り返し強調したい。そこには、悲しみやつらささえも分かち合う国民性が見てとれる。

「日本人は（肉親が逝った際などに）悲しむことを、必ずしも避けていない。悲しむからこそ、逝った肉親が自分にとって、いかにかけがえのない存在であったかと改めて気づくのではないでしょうか」

こう語るのは、湘南中央病院・緩和ケア医の奥野滋子だ。欧米では、安楽死の効用に、遺族が心理的ダメージを負わないことを挙げる声を聞いてきた。奥野の意見は対照的だが、理想論ではなく、3000人弱の患者を看取った経験から導き出された言葉のように思えた。

また病を抱える患者の家族など、無償の介護者（ケアラー）への支援を行う一般社団法人日本ケアラー連盟代表理事の児玉真美は「人間の不確かさ」を説く。彼女自身、心身共に障害を抱える娘を持つ。

「気持ちはその時その時で揺れ動くもの。ブリタニー（メイナード）さんに関する一連の報道を見て、あれは彼女がそうせざるを得ない状況に皆が追い詰めちゃったのではないか、と思いました。彼女を批判した医師がいて、それに対して彼女は『私はそんなに弱くない』と発言していた。でも、あの状況下で、意志を貫くことが強さではない。辞めたかったら、辞めると言えることが本当の強さです。自分の強さを証明するために死ぬ必要はないですから」

こうした日本人の視点や意見に接し、欧米と日本の価値観が根本的に違うことを理解した。同時に、私の日本人的なる部分が、欧米社会のどこに違和感を覚えているかも分かった気がした。悲しんだり、弱さを見せたりすることは、決して悪いことではないのだ。

こうした価値観を持つ日本で、周囲との対話を通じて自らの最期の在り方を醸成していくのは、なかなか困難だ。やはり日本で安楽死容認は難しい。私は、そう思っている。

エピローグ

奇妙な体験だった。つい数時間前まで生きていた人間の肉声が再び蘇る。死ぬ前日にインタビューすることも不思議だったが、ICレコーダーから流れる死者の声を聴きながら、原稿を書く作業は何とも居心地の悪いものだった。

帰りの電車や飛行機で録音を聴きながら、この世に亡き彼らが、もう少し長く生きられたのではないかと思うと、時々、虚しくなった。同時に、幸せな死を迎えられたのだと信じようとすれば、嬉しく思えることもあった。この心境を彼らに伝えることは永遠にできない。

この取材を通し、早い段階で実感したことは、世界の医療関係者も安楽死について、意外と知識を持ち合わせていないという事実だった。生きるための医療を進歩させてきた人類史上、死ぬための医療が認められてから、数十年に満たない。

取材開始前の私がそうだったように、安楽死の実態に対して、正しく理解されているとは考え難く、こうした逝き方を一般市民に問い、世論として形成しようとする動きは危険であり、誤解を招く一方だと思える。

確かに、安楽死に懐疑的だった私が、取材を進める中で理解を示せるようになったのも事実だ。なぜなら、世を去るまでの患者たちに怯えを感じなかったことや、その後の大半の遺族に悔いがあるように見えなかったからだ。

個を尊重する国々においては、安楽死は本人のためであるのと同時に、遺された家族のためでもある。終末期や臨死期の患者が、本人の明確な意思と、医師との綿密なカウンセリングによって自死を選ぶのであれば、悪いとは言い切れない。当然、その場合、医師の免責が絶対条件になる。しかし、安楽死が人々の「権利」になることや、合法化されることについては、私は結局、懐疑的なままだ。

もし、日本でも法整備された場合、私が恐れるのは、「滑り坂理論」の現象が起こりうることだ。これは安楽死に限ったことではないが、ある制度を合法化した途端、常習化が進み、当初、掲げた理想が予期せぬ方向に行くことを指す。安楽死が合法化されることで、患者の生の可能性を投げやりにする医師や、法を乱用し、死因を正確に報告しない医師がわずかながらも出てくるかもしれない。

すべてが美化されることはない。世の中の物事には必ず裏と表がある。完璧な国など存在しないことも、私は長年、肌で感じてきた。バランスを失ってはならない。そんなことを欧米取材では、常に頭のどこかで考えていた。

日本での取材は、「自分」を再発見する作業に等しかった。

18歳で日本を離れ、欧米で暮らしてきた私は、現地の言葉や生活習慣など、否が応でも適応することに必死だった。これらすべてにおいて、不自由なく生きられるようになった頃、私には「個」が無意識のうちに確立されていた。それは、すなわち、欧米の弱肉強食社会で生き抜く知恵を持つことだった。

個で生きる人生は、他人への迷惑をあまり気にせず、自由を享受し、解放感に浸ることができる。事実、私はそれを実感しているし、その生き方を謳歌してきた。けれど、年齢を重ねるに従い、「何か」が足りないことを、この数年間、感じ続けてきた。その「何か」を、日本取材中に発見した気がした。

突っ走った23年間、世界中の人々と交流し、やや乱暴であろうとも、後ろを振り向かない人生を送ってきた。明日死のうとも、自己責任である。誰にも振り回されず、自分の最期は自分が決める。その代わり、周りもその生き方を尊重してくれるはず。そう思ってきた。だが、日本取材を経て、欧米で築き上げてきた人生観に今、揺らぎを覚えている。

集団に執着する日本には、日常の息苦しさはあるが、一方で温もりがある。

生かされて、生きる。そう、私は一人ではなかった。周りの支えがあって、生かされている。だから生き抜きたいのだ。長年、見つけられなかった「何か」が、私の心に宿り始めた。この国で安楽死は必要ない。そう思わずにはいられなかった。

グローバル社会によって、今後、日本特有の家族観や共同体意識は希薄になっていくだろうが、私はそこに寂しさを感じてしまう。

家族意識の減退は、死へのハードルを低くするに違いない。周囲のサポートがあれば、つまり守ってくれる人がいれば、「耐え難い痛み」を軽減できることを取材では学んできた。個が死に方を主張するのではなく、周囲と共にどう生きるべきかを考える社会にするほうが健全ではないだろうか。

安楽死とは何なのか、人間にとって、何が幸せな死に方なのか。正直、よく分からないまま取材を終えたような気さえする。

本書では様々な安楽死事例を紹介し、私がどう感じたかも綴っている。しかし、その考えを読者に押しつける気持ちはない。最終的判断は読者に委ねたい。なぜなら、国、文化、宗教など、価値観の差によって、個人の考え方に開きがあるからだ。死に方こそ、その人間の生き方に直結する。己が幸せだと思って死ねることが、生を全うした証《あかし》ではないだろうか。

実は、私の身近でも、ある元経営者が、特異な死を遂げている。肝臓から諸器官に転移した癌と闘った彼は、自らの誕生日に旅立つことを決め、世を去った。安楽死が不可能な日本で、痛みを最大限に抑え、命を絶つこと。それは、「絶食」だった。

夫人は、現在も彼の死から立ち直れていないが、息子をはじめ、家族全員が対話を重ねた上での、納得のいく最期だったという。最愛の人と交わす「死の対話」に委ね、信じることができれば、死に方は、医師にも他人にも、そして法にさえも縛られるものではない。

——死とは、人それぞれの捉え方があり、千差万別なもの。

そんなもののような気がする。


各国の医師、患者、遺族は、多忙の中、私の執拗な取材依頼に応えてくれた。

特に、ライフサークル代表のエリカ・プライシック氏、オランダのNVVE元理事長のロブ・ヨンキエール氏、シャボットあかね氏、「死ぬ権利協会世界連合」欧州理事長のアイケ・スモーク氏、ベルギーの精神科医リーブ・ティンポン氏、米オレゴン州尊厳死顧問のアンヌ・ジャクソン氏、スペインの尊厳死協会関係者には、心から感謝の意を表したい。

本書は、主に安楽死をクローズアップしたが、日本編に至っては、尊厳死にまつわる取材にも力を入れた。しかしながら、尊厳死問題を語りきることはできず、次の患者や専門家から得た豊富な知識と情報については、割愛させていただくことにした。

有馬斉氏（横浜市立大学准教授）、岩尾總一郎氏（日本尊厳死協会理事長）、石飛幸三氏（特別養護老人ホーム「芦花ホーム」医師）、冲永隆子氏（帝京大学准教授）、川口有美子氏（日本ALS協会理事）、酒井ひとみ氏（NPO法人さくら会理事）、橋本みさお氏（同）、山口俊一氏（衆議院議員）、増子輝彦氏（参議院議員）。

職務中の合間を縫って、もしくは闘病中のベッドの上で取材に応じてくれた右記の皆様に、深く感謝したい。また、鳥取大学准教授・安藤泰至氏には、原稿を読んでいただき、医学や生命倫理学に関する用語や記述方法についてアドバイスいただいた。

ただし、ありうべき誤りは、すべて私の責任である。

そして、この企画のために全16回に及ぶ連載の機会を設けてくれた『ＳＡＰＩＯ』の弥久保薫編集長、揺らぎない信頼と知恵を提供してくれた担当編集の柏原航輔氏。彼ら二人のエールなしに、本書は成り立たなかった。心からお礼を申し上げたい。

最後になるが、この作品が世に出ることを願い、死の前日に声を振り絞り、私との対話に臨んでくれた各国の亡き人々にご冥福をお祈りしたい。

２０１７年11月末日

宮下洋一

参考文献

第1章 スイス

神馬幸一, 2012,「医師による自殺幇助」, シリーズ生命倫理学編集委員会編『安楽死・尊厳死』(シリーズ生命倫理学第5巻)丸善出版, pp.163-179.

Preisig, E., 2014, *Dad, you are allowed to die*, Lifecircle.

Sobel, J., and Thévoz, M., 2009, *L'aide au suicide*, Favre.

第2章 オランダ

シャボットあかね, 2014,『安楽死を選ぶ　オランダ・「よき死」の探検家たち』日本評論社

三井美奈, 2003,『安楽死のできる国』新潮新書

盛永審一郎, 2016,『終末期医療を考えるために　検証 オランダの安楽死から』丸善出版

第3章 ベルギー

本田まり, 2016,「ベルギーにおける終末期医療に関する法的状況」,盛永審一郎監修『安楽死法:ベネルクス3国の比較と資料』東信堂, pp.37-55.

Montero, É., 2013, *Rendez-vous avec la mort*, Anthemis.

第4章 アメリカ

土井健司, 2012,「安楽死・尊厳死とキリスト教」, シリーズ生命倫理学編集委員会編『安楽死・尊厳死』(シリーズ生命倫理学第5巻)丸善出版, pp.43-64.

新谷一朗, 2012,「アメリカにおける尊厳死」, シリーズ生命倫理学編集委員会編『安楽死・尊厳死』(シリーズ生命倫理学第5巻)丸善出版, pp.180-196.

第5章 スペイン

Maneiro, R., 2005, *Querido Ramón*, Temas de Hoy.

Sampedro, R., 1998, *Cando eu caia*, Xerais de Galicia.

Sánchez, E. P., 2007, *La muerte digna 10 reflexiones sobre la eutanasia*, Espiral Maior.

Associació Dret a Morir Dignament, 2014, *Una mirada a la historia de la Asociación*, DMD Catalunya.

第6章 日本

入江吉正, 1996,『死への扉　東海大安楽死殺人』新潮社

奥野滋子, 2015,『「お迎え」されて人は逝く　終末期医療と看取りのいま』ポプラ新書

須田セツ子, 2010,『私がしたことは殺人ですか?』青志社

髙山文彦, 2003,『いのちの器　臓器は誰のものか』角川文庫

橋田壽賀子, 2017,『安楽死で死なせて下さい』文春新書

保阪正康, 1993,『安楽死と尊厳死　医療の中の生と死』講談社現代新書

その他

アリシア・ウーレット, 2017,『生命倫理学と障害者の対話　障害者を排除しない生命倫理へ』(安藤泰至・児玉真美訳)生活書院

Deroubaix, M., 2012, *Six mois à vivre*, Le Cherche Midi.

Humbert, V., 2003, *Je vous demande le droit de mourir*, Michel LAFON.

世界の安楽死を巡る動き

海外

1970年代

'71 **オランダ：**フリースラント州のヘルトイダ・ポストマ女医が、脳溢血で半身不随の母親の要請を受け、モルヒネで安楽死させる。73年、地裁判決で、執行猶予付き禁固1週間。患者の苦痛をとるための鎮痛剤投与が条件付きで認められた（ポストマ事件）。

'73 **オランダ：**ポストマ事件の余波を受け、オランダ自発的安楽死協会（NVVE）が設立される。

'75 **アメリカ：**ニュージャージー州のカレン・クインランが、パーティ後、昏睡状態に。父親は人工呼吸器の取り外しを要望。翌76年、同州最高裁判所は、カレンの「死ぬ権利」を条件付きで認めた（カレン事件）。

'76 **アメリカ：**カリフォルニア州で「自然死法」制定。消極的安楽死が合法化。他州もそれに続く。

1980年代

'80 **バチカン市国：**「消極的安楽死を容認」と声明。

'82 **オランダ：**北ホラント州の開業医が95歳患者に対し安楽死を決行。嘱託殺人罪で起訴されるも、翌83年、第一審のアルクマール地裁は、医師に無罪判決。84年の最高裁も一審支持（アルクマール事件）。

'82 **スイス：**世界初の自殺幇助NPO「エグジット」が誕生。

日本国内

'76 安楽死協会設立（83年、日本尊厳死協会と改称）。東京で安楽死国際会議が開かれる。

'78 「安楽死法制化を阻止する会」発足（発起人：野間宏氏、水上勉氏ら）。

'91 東海大学医学部付属病院（神奈川）で、医師が末期患者に塩化カリウムを注射。国内初の安楽死事件に発展（95年に、横浜地裁が殺人罪で有罪判決。懲役2年執行猶予2年）。

1990年代

'94 **アメリカ：** オレゴン州で、自殺幇助を認める「尊厳死法」が可決（その後、他州も続き、現在5州と1都市で施行）。

'95 **オーストラリア：** 北部準州で「終末期患者権利法」が可決。安楽死が認められるも97年に連邦議会が廃止（実際には多くの医師が安楽死を施してきたが、処罰対象になっていない）。

'98 **スペイン：** ガリシア地方で、全身不随の男性が恋人女性の助けを得て、安楽死を遂げる。安楽死を認めていない同国で国民的議論を喚起。映画『海を飛ぶ夢』（２００４年）の題材にもなった。

'96 国保京北病院（京都）で、医師が末期患者に筋弛緩剤投与。捜査を受けるも、不起訴に。

'98 川崎協同病院（神奈川）で、医師が末期患者に筋弛緩剤投与。02年に事件化し、その後、有罪判決。09年の最高裁まで争う。

2000年代

'01 **オランダ：** 世界初の安楽死法が可決。

'02 **ベルギー：** 安楽死法が可決。

'04 **スイス：** 医科学アカデミーがガイドラインで自殺幇助を認める。

'08 **ルクセンブルク：** 安楽死法が可決。

'07 厚労省が「終末期医療の決定プロセスに関するガイドライン」を作成。消極的安楽死については容認の方針。

2010年代

'14 **ベルギー：** 未成年に対する安楽死が容認される。

'14 **アメリカ：** オレゴン州で、ブリタニー・メイナードが自殺幇助で亡くなる。決行前、自らの思いをＹｏｕＴｕｂｅに投稿したことが大きな反響を呼ぶ（15年、米カリフォルニア州で尊厳死法が可決されるなど他州での合法化を促す）。

'16 **カナダ：** 安楽死法が可決。

'11 超党派の国会議員連盟によって尊厳死を規定する法律が提示されるも、法案提出に至らず。

安楽死を遂げるまで

2017年12月18日　初版第一刷発行

著　者　宮下洋一

発行人　飯田昌宏

発行所　株式会社 小学館
〒101-8001 東京都千代田区一ツ橋2-3-1
電話　[編集]03-3230-5801
　　　[販売]03-5281-3555

装　丁　木庭貴信+岩元萌(オクターヴ)

DTP　株式会社 昭和ブライト

印刷所　凸版印刷 株式会社

製本所　株式会社 若林製本工場

図　版　infographics 4REAL
ためのり企画

　ISBN 978-4-09-389775-4